遣方用药特色

全国名中医

刘启泉
论治脾胃病

主编◎刘启泉　张　纨

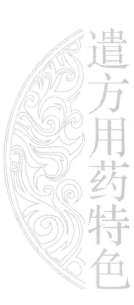

中国健康传媒集团
中国医药科技出版社

内 容 提 要

中医临证中，据理立法是基础，遣方用药是关键。方和药不仅是辨病、辨证、辨症的产物，也是中医医家学术思想和临证经验的载体。作者团队在治疗脾胃病的多年临床经验中总结出"通调五脏安脾胃"的治疗法则，创立了"一降、二调、三结合"的治疗体系，遣方用药灵活多变、颇显特色，巧妙化解脾胃病治疗中诸多矛盾。本书概述了历代医家治疗脾胃病的用药特点，详述了论治脾胃病的方药特色，列举了常见脾胃病证治思路，就病论方，以方议药，对临证常用特色药物分门别类述之，附以医案，结合病证阐述其临证经验和方药特色。

图书在版编目（CIP）数据

刘启泉论治脾胃病 / 刘启泉，张纨主编 . —北京：中国医药科技出版社，2020.12

ISBN 978-7-5214-2112-5

Ⅰ.①刘…　Ⅱ.①刘…②张…　Ⅲ.①脾胃病－中医临床－经验－中国－现代　Ⅳ.① R256.3

中国版本图书馆 CIP 数据核字（2020）第 208895 号

美术编辑　陈君杞
版式设计　南博文化

出版　**中国健康传媒集团** | 中国医药科技出版社
地址　北京市海淀区文慧园北路甲 22 号
邮编　100082
电话　发行：010-62227427　邮购：010-62236938
网址　www.cmstp.com
规格　710×1000mm $^1/_{16}$
印张　22 $^1/_4$
字数　342 千字
版次　2020 年 12 月第 1 版
印次　2020 年 12 月第 1 次印刷
印刷　三河市万龙印装有限公司
经销　全国各地新华书店
书号　ISBN 978-7-5214-2112-5
定价　**65.00 元**

获取新书信息、投稿、为图书纠错，请扫码联系我们。

编 委 会

中医药学源远流长，博大精深，乃华夏文化之精粹，民族智慧之结晶。脾胃乃气血生化之源，后天元气之本，脾胃学说作为中医药学重要组成部分，奠基于《内经》，独树于东垣，发扬于诸医家。纵观历史长河，脾胃大家辈出，著书立说，浩如烟海，脾胃学说历经千秋，传承有序，日臻完善。然中医之道，重在传承，更在创新，后来者当承圣贤之训，合时事之势，传承精华，守正创新，踵事增华。

启泉教授，河间人氏，幼承庭训，性敏好学，孜孜汲汲，少识医理。精研岐黄40余载，长于内科，精于脾胃，秉承经旨，博览约取，学各家之所长；师古不泥，屡有创新，立临证之新说；谦和尔雅，怀瑾握瑜，昭仁心之美德；广树桃李，薪火相传，育业界之新才。启泉教授熟读《内经》《伤寒》之作，精研东垣、叶桂之学而有所阐发，述脏腑衡异之论，提倡脾胃分治之法，明五脏相通之理，主张"通调五脏安脾胃"之则，独创"一降、二调、三结合"治疗体系。临证之中圆机活法，知常达变，方据证组，药随病施，彰显医理，旨趣幽深；组方严谨，君臣有序，善用佐使，运古法而化新奇；用药精专，熟谙药性，精于药量，巧配伍而见新知，沉疴痼疾，每获良效。临床知行并重，业内屡获殊荣，启泉教授系首批"全国优秀中医临床人才"，第五、六批"全国老中医药专家学术经验继承工作指导老师"，于2017年5月荣膺由中华人民共和国人力资源和社会保障部、国家卫生和计划生育委员会、国家中医药管理局联合授予的"全国名中医"称号。

启泉教授传医授道，深入浅出，阐幽表微，门下桃李将其临证精要编纂成集。值《刘启泉论治脾胃病》一书付梓之际，余有幸先睹为快，浏览全书，重在阐方释药；细观全书，宗经旨，述新意，融古今，贯中外，引证旁博，辨证求本，均以效为验。书中多具匠心独运之遣方，通权达变之用药，其析证之切、明理之深、施法之精，实乃岐黄之津梁也，故欣然为之序。

李佃贵

2020 年 10 月

在中医学领域里，理、法、方、药是中医理论体系框架的四大要素。于临证之中，据理立法是基础，遣方用药是关键。明代医家张景岳曾在《景岳全书》中论述"古方八阵""新方八阵"，细究八阵各方，择药构方之理，配伍建制之要，启迪后世之处，尽在其中。清代医家徐大椿在《医学源流论》中专设"用药如用兵论"篇，运用之妙，存乎一心，可见其"用方如布阵，用药如用兵"的思想。方和药不仅是辨病、辨证、辨症的产物，也是历代医家学术思想和临证经验的载体。梳理、整合名家临床方药经验，是传承中医学术的方式，也是提高临床诊疗水平的捷径。

本人以前贤为基，先辈为肩，勤求古训，精研典籍，勤于临床，启《内经》《伤寒》之旨，承东垣、叶桂之论，专脾胃学说之域。集40余年临证经验之精粹，兼教学相长之并蓄，深得脾胃分治之精要，主张"通调五脏安脾胃"之法则，独创"一降、二调、三结合"治疗体系，遣方用药从古至今，由源及流，灵活多变，颇显特色，巧妙化解脾胃病治疗中诸多矛盾。

本书由本人及门下弟子共同编撰，将论治脾胃病方药特色集成文字、整理成册，以承古道、启后生。书中分章而论，各有侧重，概述历代医家治疗脾胃病用药特点，详述本人论治脾胃病方药特色。立足整体观，通调五脏以安脾胃；把握发展观，病程不同方不同，分经按时以用药；融入"和"文化，用药以平为期，"精、轻、灵、准"为则，气血同调、动静相合；融汇新理念，擅用风药，巧用花药，喜用对药，彰显特色。列举常见脾胃病证治思路，就病（证）论方，以方议药，或经方活用，或复法合方，每方必明其法，每法必晓其理。对于临证常用特色药物，分门别类详述之，并附以医案，结合病证阐述其临证经验及方药特色，使理法方药丝丝入扣，望对医道后学和广大读者有所裨益。

鉴于学识有限，时间仓促，疏漏瑕疵在所难免，诚望贤达不吝赐教，批评指正。

刘启泉

2020年6月

历代医家脾胃病治疗特点

自岐黄之始，医家便对脾胃论述良多，《黄帝内经》设有专篇《太阴阳明论》详述，玉楸子在《四圣心源》中言："四象即阴阳之升降，阴阳即中气之浮沉"，中气者，乃阴阳升降之枢轴，所谓土也，即脾胃也。脾胃者土化，载物、运物、化物，功德可见一斑，内伤外感、治病测疾，不离脾胃之气。

从仲景到东垣，由先秦至明清，后世医家不墨守成规，启其机缄，发其肯綮，顺应时代、病谱特点以作发挥，于是有脾胃学说逐步成熟成型，独成一派。刘启泉教授幼承家学，专攻脾胃，阅读、记诵的中医典籍众多，其学术理论思想受张仲景、李东垣、朱丹溪、叶天士等人的影响颇多，而组方用药又从《备急千金要方》《太平惠民和剂局方》中得到诸多启示。本章将以上医家、医书有关脾胃病方面的治疗思想和用药特点加以归纳总结，采精粹，发余蕴，以期追寻刘启泉教授关于脾胃病治疗理论体系的形成历程。

第一节　东汉张仲景开脾胃辨证之先河

《伤寒论》为东汉时期张仲景所著的中医学经典著作。该书运用辨证论治原则和方法，开创了六经辨证体系和理法方药相结合的辨治经验，确立了中医诊治疾病的规范，被后世称作"众方之祖"。

《伤寒论》中虽以六经为主线，但其对疾病进行辨证论治时，突出了重视脾胃的思想。脾胃位居中焦，为后天生化之本，万物生化之源，脾胃失司则生化无源，肢体失于滋养而罹患疾病，故有"有胃气则生，无胃气则死"之说。仲景先师深谙此道，故将顾护脾胃思想渗透于论述伤寒全程。

一、立足脾胃论外感

《伤寒论》中治疗外感病多从脾胃出发，重视顾护脾胃。该书虽是一部阐述外感病治疗规律的专著，但在治疗外感疾病时，多选一些顾护脾胃的药物。如《伤寒论》第12条："太阳中风，阳浮而阴弱。阳浮者，热自发；阴弱者，汗自出。啬啬恶寒，淅淅恶风，翕翕发热，鼻鸣干呕者，桂枝汤主之"，该方中桂枝、芍药、生姜、大枣、甘草合用。金代成无己《伤寒明理论》分析其用意云："桂枝同姜枣，不特专于发散之用，以脾主为胃行其津液，姜枣之用，专行脾之津液，而和荣卫者也。"仲景在太阳中风辨治中未直接从肺调治，而首重脾胃，药后宜忌及调养也不忘顾护脾胃。如"服已须臾，啜热稀粥一升余，以助药力"，以热粥助桂枝发汗，谷入于胃，脾胃之气得充而达于肺，肺至皮毛，汗所从出，粥充胃气以达于肺，而外感自解。无论从外感病治疗还是疾病后期的调养，都凸显出了仲景对脾胃的重视。

二、脾胃分治原则

脾胃虽同属中焦，但仲景在《伤寒论》中却将脾胃分而论之，辨证施治，因脾属太阴、胃归阳明，遂将脾胃病分列于太阴病篇和阳明病篇。

阳明胃为多气多血之腑，其病变多以实证、热证为主，第180条即言："阳明之为病，胃家实是也"。其治法多以通腑降浊、泄热存阴为主，如第213条："阳明病，其人多汗，以津液外出，胃中燥，大便必硬，硬则谵语，小承气汤主之"。又如第233条："阳明病，自汗出，若发汗，小便自利者，此为津液内竭，虽硬不可攻之，当须自欲大便，宜蜜煎导而通之。若土瓜根及与大猪胆汁，皆可为导。"

仲景所列太阴病提纲证如第273条所言："太阴之为病，腹满而吐，食不下，自利益甚，时腹自痛。若下之，必胸下结硬。"太阴病多为脾气虚寒所致，治宜温阳健脾，如第277条："自利、不渴者，属太阴，以其脏有寒故也。当温之，宜服四逆辈"。由此可见，仲景根据疾病临床特点，将脾胃病分脏分腑而论，使理法方药更为精准化，直指病机，是脾胃分治的先河。

三、强调"胃气"对治疗的作用

《伤寒论》中多处强调"胃气"的重要性。如《伤寒论》第71条："太阳病，发汗后，大汗出，胃中干，烦躁不得眠，欲得饮水者，少少与饮之，令胃气和则愈。"第208条："阳明病脉迟，虽汗出……若腹大满不通者，可与小承气汤，微和胃气，勿令大泄下。"并根据患者"胃气"强弱推测病情及疾病愈后，用于指导治疗。如《伤寒论》第280条："太阴为病脉弱，其人续自便利，设当行大黄芍药者，宜减之，以其人胃气弱，易动故也。"又如第332条："伤寒始发热，六日，厥反九日而利。凡厥利者，当不能食，今反能食者，恐为除中，食以索饼，不发热者，知胃气尚在，必愈，恐暴热来出而复去也。"第145条："妇人伤寒发热，经水……此为热入血室。无犯胃气及上二焦，必自愈。"在治疗上，第230条："阳明病，胁下硬满，不大便而呕，舌上白胎者，可与小柴胡汤。上焦得通，津液得下，胃气因和，身濈然而汗出解也"。方中柴胡透半表半里之邪于外，黄芩清半表半里之热于内，生姜、半夏和胃，而加人参、大枣、甘草和胃益气，生津。全方可使邪气得解，少阳得和，上焦得通，津液得下，胃气得和，有汗出热解之功效。同时，仲景在《伤寒论》中也强调了愈后调护胃气的重要性，如第398条："病人脉已解，而日暮微烦，以病新差，人强与谷，脾胃气尚弱，不能消谷，故令微烦，损谷则愈"，是言病邪损伤人体正气，脾胃虚弱，多食则无力运化，所以愈后初期要少食为宜，保护胃气，防止食复。

四、辛开苦降，寒热共调之法

细观《伤寒论》治胃肠病的药物，一个明显的特点是用药讲究整体平衡，配伍善用辛开苦降，特色是寒热并用。如第149条："伤寒五六日，呕而发热者，柴胡汤证具，而以他药下之，柴胡证仍在者，复与柴胡汤。此虽已下之，不为逆，必蒸蒸而振，却发热汗出而解。若心下满而硬痛者，此为结胸也，大陷胸汤主之；但满而不痛者，此为痞，柴胡不中与之，宜半夏泻心汤。"方中半夏、干姜辛开散结，苦降止呕降逆、消痞满；黄芩、黄连味苦性寒，苦降泄热，以调其阳；人参、炙甘草、干姜、大枣温补脾胃以调其阴。诸药相伍，寒温并用，辛苦并进，补泄并施，使其清升浊降、中土得运、阴阳调和、痞满自除。又如第157条："伤寒汗出解之后，胃中不和，心下痞硬，干噫食臭，胁下有水气，腹中雷鸣下利者，生姜泻心汤主之。"该方以生姜、半夏散结开痞，降逆止吐；干姜辛热祛寒；黄芩、黄连苦寒清热；党参、大枣、甘草补益脾胃，党参与半夏相伍，可使脾气升，胃气降，而脾胃调和；白芍、甘草缓急止痛。九药合剂，寒热并用，苦辛并施，以复中焦升降之职，肠胃和，则痞结自除。再如第173条："伤寒胸中有热，胃中有邪气，腹中痛，欲呕吐者，黄连汤主之。"方中黄连苦寒，上清胸中之热；干姜、桂枝辛温，下散胃中之寒，二者合用，辛开苦降，寒热并投，上下并治；更以半夏和胃降逆，人参、甘草、大枣益胃和中。诸药配伍，使寒散热消，中焦得和，阴阳升降复常，痛呕自愈。

五、多用甘缓补益之药

脾主运化，胃主受纳，脾主升清，胃主降浊，升降相因，燥湿相济，共同维持人体受纳、消化吸收、化生气血的作用。若脾胃健运功能失常，无法腐熟水谷，气机不畅，则致百病丛生。张仲景在治疗脾胃病时，慎用大补大泻之药；在组方用药之时，非常重视后天脾胃的作用，强调甘缓温阳，以存津液、补脾胃。《伤寒论》中用来补益中焦脾胃之气的方剂中，性温甘缓的药物出现频率最高，如炙甘草、大枣、干姜、生姜、桂枝等。第100条："伤寒，阳脉涩，阴脉弦，法当腹中急痛者，先与小建中汤。"小建中汤中芍药配甘草，酸甘化阴，缓肝急而止腹痛。生姜温胃，大枣、炙甘草甘平补脾，益气和中，调和诸药，其中饴糖配桂枝，辛甘化阳，温中缓急，使中气强健，气血生化有源。如第276条："太阴病脉浮者，可发汗，宜桂枝汤。"方中用生姜、桂枝温阳，合芍药、甘草和大枣甘平补虚，内调脾胃。辛甘合化以生脾胃之阳气；酸甘合化以生胃中之阴津。

在《伤寒论》中即便应用大黄、黄连、厚朴、黄芩、枳实等泻下药，也注意配伍甘平益胃之药。如第6条："三阳合病，腹满身重，难以转侧，口不仁，面垢，谵语，遗尿。发汗则谵语；下之则额上生汗，手足逆冷。若自汗出者，白虎汤主之。"张仲景以辛甘大寒的石膏和苦寒质润的知母清其热邪，达到清而不伤胃气，寒而不致留邪之目的；又以炙甘草、粳米益气生津、和中养胃，又防石膏、知母寒凉伤胃之弊。又如第248条："太阳病三日，发汗不解，蒸蒸发热者，属胃也，调胃承气汤主之。"调胃承气汤中以炙甘草调和大黄、芒硝攻下泄热之力，使之和缓。

六、重视他脏及相生相克传变

《伤寒论》中始终重视相生相克规律的辨证原则。如《伤寒论》第100条："伤寒，阳脉涩，阴脉弦，法当腹中急痛，先与小建中汤；不差者，小柴胡汤主之。"阳脉涩则阳气内虚；阴脉弦即病在少阳，故有肝木乘土之兆。土虚木盛，腹中急痛，应是中焦虚寒导致脉络凝滞，后又被少阳邪乘所致，故当先与小建中汤，温补中焦，通达脾络，缓急止痛。服小建中汤后，少阳症状仍不差者，说明邪结少阳，木邪乘土，因弦为少阳主脉，后再与小柴胡汤和解少阳，疏达胆胃。又如第108条："伤寒腹满，谵语，寸口脉浮而紧，此肝乘脾也，名曰纵，刺期门。"第109条："伤寒发热，啬啬恶寒，大渴欲饮水，其腹必满，自汗出，小便利，其病欲解，此肝乘肺也，名曰横，刺期门。"提出"观其脉证，知犯何逆，随证治之"的辨证原则，注重传变规律。如第2条："本太阳病不解，转入少阳者，胁下硬满，干呕，不能食，往来寒热，尚未吐下，脉沉紧者，与小柴胡汤。若已吐、下、发汗、温针，谵语，柴胡汤证罢，此为坏病，知犯何逆，以法治之。"第16条："太阳病三日，已发汗，若吐，若下，若温针，仍不解者，此为坏病，桂枝不中与之也。观其脉证，知犯何逆，随证治之。桂枝本为解肌，若其人脉浮紧，发热汗不出者，不可与之也。常须识此，勿令误也。"由此可见，方随法变，药因证异，遣药组方必先谨守病机，五脏通调，注重传变规律，方能应手取效。

《伤寒论》虽为外感立法，然其中蕴含了仲景重视脾胃之思想，这一思想对后世医家产生了深远影响。

（许静茹）

第二节　唐代孙思邈启脏腑内伤治脾胃之思路

《备急千金要方》是中国古代中医学经典著作之一，被誉为中国最早的临床百科全书。该书集唐代以前诊疗经验之精华，并结合个人经验而撰成，对后世医家产生了较为深远的影响。

《备急千金要方》在内科疾病的治疗上提倡以"五脏六腑为纲，寒热虚实为目"，开创了以脏腑分类方剂的先河，在脾胃病的论述治疗中，分卷别列了"脾脏方"共10节、"胃腑方"共8节。孙思邈辨治脾胃疾病善于从调治脾脏和胃腑的功能入手，从脏腑内伤辨治脾胃疾病，尤善于通过调理肝肺气机来调和脾胃气机，其处方用药也独具特色，擅长使用新鲜汁类药物、升散风类药物以及附子、细辛等辛热散寒药物治疗脾胃疾病。

一、通胃腑，降胃气，从肺论治

《备急千金要方·脾劳第三》论曰："凡脾劳病者，补肺气以益之，肺旺则感于脾"，因心、肝属阳，而肺、脾同为阴脏。经云："饮入于胃，游溢精气，上输于脾，脾气散精，上归于肺。"因此孙思邈在治疗脾脏疾病时往往会用到肺家代表药物，如在治疗"脾劳四肢不用，五脏乖反胀满，肩息气急不安"时所用半夏汤（半夏、宿姜、茯苓、白术、杏仁、橘皮、芍药、竹叶、大枣）中的杏仁归属肺经，主胸中气逆喘咳、大便秘塞不通，尤擅降肺气而又力量和缓。

"土得其子，即成为山，金得其母，名曰丘矣"，肺与胃经脉相连，肺胃同降。肺为脏，以收敛为务，以肃降为主；胃为腑，以通为顺，以降为和。肺主肃降，胃主通降，二者的相互协助是全身气机调畅的重要方面，肺气下行可助胃气和降通顺，传送糟粕；胃气和顺通降，可以助肺气下行。孙思邈善于运用肺与胃生理特点的关联性，并将其应用到临床中，在治疗反胃、呕吐哕逆疾病中表现得极为突出。如《备急千金要方·反胃第四》中述："治胃反，食即吐出……又方，淘小芥子曝干为末，酒服方寸匕，日三。"李中梓在《雷公炮制药性解》中解读白芥子言："味辛，性温，无毒，入肺、胃二经"，芥子主下气，色或白或黄，可降肺胃之气，故能治胃反上逆。其后《备急千金要方·呕吐哕逆第五》有："治呕，人参、大麻子、橘皮、枇杷叶"，方中橘皮归脾、肺二经，健脾理气降逆；枇杷叶入肺、胃经，苦能泄气，故能和胃降逆。还有"治气厥呕哕不得息方，豉、半夏、生姜、人参、前胡、桂心、甘草"中淡豆豉归肺、胃经，陶弘景言其可治烦躁满闷、虚劳喘吸；生姜味辛，入肺、脾、胃三经，和中降逆；前胡辛、苦，入肺经，辛散苦降以理气。

从上述方药来看，孙思邈降逆气止哕主要从肺胃两个方面入手，佐金和胃降逆以止呕哕，在治疗脾脏疾病时也善用肺家药以做点睛之笔。孙思邈此法对后世从肺辨治脾胃病有所启迪，后世医家有提到"胃气者，肺之母气也"，通过调理肺胃之气而治疗脾胃和肺系疾病。

二、养胃阴，清胃热，鲜品用汁

《备急千金要方》集唐代以前医学之大成。如在哕病的辨治中，往往能看到《金匮要略》中治哕的"理法方药"思想，但仲景治哕兼顾脾胃之气，而孙思邈治哕独重养胃阴，提出养阴和胃、降逆止哕法。如芦根饮子方，方用生芦根、青竹茹、生姜、粳米，其沿用"橘皮竹茹汤"的思路，用于胃虚有热之哕。区别在于芦根饮子在清热的同时，更加注重顾护胃阴，去掉了辛燥之橘皮，加入清热生津的芦根，滋阴之力强于橘皮竹茹汤。孙思邈重胃阴，又长于养胃阴，他比后世温病学家更早地将汁类鲜品药物应用到临床中，如《胃腑病·呕吐哕逆第五》中："治哕方：煮豉三升，饮汁佳。又方空腹服姜汁一升。又方煮芦根浓汁，饮之"。又如《胃腑病·痼冷积热第八》中："治痼冷风，眩，寒中，手足冷，胃口寒，脐下冷，百病，五劳七伤。第一令人能食，二强盛，三益气，四有子神验方：大豆、生地、乌头"，其中生地以15斤取汁，以鲜生地甘寒，清热凉血、养阴生津之效尤。这种特色在地黄煎中体现得更为突出，方中麦门冬以地黄为使，地黄得麦冬则清热之效尤良，故用地黄汁、麦冬汁相伍以养阴生津清热，鲜骨皮较干品凉血清热之效更佳。药王对汁类药物的应用并不囿于此，在治疗其他热性症状时也加以灵活应用，如《脾脏病·秘塞第六》中："治大便不通神方……一方加冬葵子汁和之亦妙""治大便难方：单用豉清酱，清羊酪、土瓜根汁灌之立"。

三、升脾阳，达气机，风药为将

风药是一类以升、散、透、燥、动为特性的药物，具有疏肝理脾、祛风除湿、升举清阳、调气引经等功效。孙思邈时期的医家已经意识到风类药物的点睛意义。《备急千金药方》中治疗热秘一病中有："主大便不通六七日，腹中有燥屎，寒热烦迫，短气汗出胀满方，濡脏汤。生葛根、猪膏、大黄"，其中葛根味甘、平，主升，与方中大黄相伍一升一降，旋调气机，更具提壶揭盖之妙法，以猪膏润肠燥，使燥屎下，寒热消。《脾脏病·热痢第七》中："治诸热毒下黄汁，赤如烂血，滞如鱼脑，腹痛壮热方，三黄白头翁汤。黄连、黄芩、黄柏、升麻、石榴皮、艾叶、白头翁、桑寄生、当归、牡蛎、犀角、甘草"，方中所用升麻气味轻清，属阳主升，得清阳通达之性，后世李中梓言其能"升阳气于至阴之下"，故以其升阳举陷之力，于痢疾病中逆流挽舟，则清阳可护，病症得解。

后世张元素在《医学启源》中按"药类法象"的理论，将防风、羌活、升麻、柴胡、葛根等20味中药，归为"风升生"一类。自此，后代医家对风药多有发挥，风药之义也是众说纷纭，其临床意义不容小觑。

四、温脾胃，散寒结，不离辛热

《素问·六节脏象论》有言："脾胃大肠小肠三焦膀胱者，仓廪之本，营之居也……其味甘，其色黄，此至阴之类，通于土气"，脾胃为土，土赖火生。孙思邈在《备急千金药方》中关于脾胃病的治疗频繁使用到了辛热之品，诸如肉桂、干姜、附子、蜀椒、吴茱萸、天雄以及细辛等，以达到温中散寒、温阳止痛的功效。如《脾脏病·脾虚实第二》中："治不能食，心意冥然忘食方，干姜散。干姜、法曲、蜀椒、豉、大麦（各一升）"，其中干姜为辛热之品，归脾、胃经，能温散脾胃寒积，开结止痛又能补脾，蜀椒在《长沙药解》中被理解为"辛温下行，暖水土而温中下，消宿食停饮"，作为常用调味品，蜀椒还具有芳香醒脾开胃的功效。

虽然"有是证用是药"，但孙思邈广泛使用的温脾类药物并非草果、豆蔻、藿香、砂仁等性偏温和的一类，往往是大辛大热之品，如附子。脾脏病与胃腑病中涉及附子的方剂多达32首，可以体现孙思邈在《备急千金要方》中对附子运用的重视，书中对附子的使用记录内容丰富、临床应用广泛、用法详实。如《脾脏病·肉极第四》中："治肉极虚寒为脾风阴动伤寒，体重怠惰，四肢不举，关节疼痛，不嗜饮食虚极所致方，大黄芪酒。黄芪、桂心、巴戟天、石斛、柏子仁、泽泻、茯苓、干姜、蜀椒、防风、独活、人参、天雄、芍药、附子、乌头、茵芋、半夏、细辛、栝蒌根、白术、黄芩、山茱萸"，是取附子辛热善走经络、祛寒湿，能补命门衰败之火，以生脾土之功。药王不仅在寒证疾病中使用附子，对于一些热性疾病，同样也有对附子的使用，仅《脾脏病·热痢第六》一节中就有4首方剂含有附子。如"治热毒下黑血，五内绞切痛，日夜百行气绝欲死方：黄连、龙骨、白术、阿胶、干姜、当归、赤石脂、附子"。陶弘景在《本草经集注》一书中解读附子，言其"味辛、甘，温、大热……心腹冷痛，霍乱转筋，下痢赤白，坚肌骨，强阴"，又可回阳救逆。附子味辛善走，能通行诸经，符合孙思邈在《胃腑病·喉咙论第三》提及的"热则开之"思想。因此，在热痢疾病的治疗中，附子仍然占有一席之地。

在方剂组成方面，《备急千金药方》中附子与温里药配伍，增加温里散寒的功效；在附子的毒副问题上，多通过白蜜、甘草、生姜来降低附子的毒性，由此可见孙氏用附子之谨慎。总体来看，孙思邈在前人运用附子的基础上，对其用法、用量、配伍等有了更为精准的认识，没有因其毒而畏惧使用，反而通过适宜的炮制与配伍，扩大了附子的应用范围，为我们提供了很多宝贵的研究资料，其在中医药方面的贡献值得称赞。

（王俞铧）

第三节　宋代《太平惠民和剂局方》
集脾胃方剂之大作

《太平惠民和剂局方》最早又称《太医局方》，1078年左右由宋朝太医局编定初刊，其后《太平惠民和剂局方》（以下简称《局方》）从成型到定型共经过3个阶段和5次增补校订，前后经历了约140多年的修纂，是世界第一部中成药专著，后人有"官府守之以为法，医门传之以为业，病者恃之以立命，世人习之以成俗"的说法，其地位和价值可见一斑。

《局方》作为一部官修方书典籍，较为全面地收录了宋朝以前的经典方剂，并涵盖了时下流传的时方、效方，虽未分门别类，但涵盖范围甚广。书中不乏用以治疗脾胃部疾病的有效方剂，这些方药多在《局方·治一切气》《局方·诸汤》《局方·治泻痢》中，其他部分亦有涉及，如《局方·治伤寒》一卷中的对金饮子以及《局方·治小儿诸疾》一卷中的助胃膏、观音散、高良姜散、人参圆、白豆蔻散等。受时代的影响以及中医药理论知识发展的局限，在《局方》时期，中医尚未将脾胃病的病种详细、准确地划分出来，其对脾胃病的治疗具有辨病与辨证相结合、巧用成方、广泛而灵活得使用香药的特点。

一、病证结合

宋初医学界继承了隋唐以辨病为主的传统，医家热衷于汇集方药的倾向较为明显，例如《局方》的体系就是以病列方，有诸风、伤寒、一切气、痰饮、诸虚、泻痢、积热等，但书中辨病与辨证相结合的思想还是有规可循的。检索《局方》必须明纲寻目，这自然要先辨病名，而在斟酌具体方剂时，又需查阅方剂的适应证候，这既体现了由辨病到辨证的过程，也体现了辨证施治的原则。辨证与辨病相结合是提高疗效的重要途径，《局方》基本体现了这种治疗思路，值得后世医家所借鉴。

以腹痛为例，腹痛是指胃脘以下、耻骨毛际以上部位发生的疼痛。在隋唐时期，腹痛已经作为独立病名出现，《局方》中未将"腹痛"作为一种疾病单独列出来，而是将有关腹痛的内容分述于60多篇，书中有将其作为一种独立疾病看待，也有将其作为一种伴随症状，如在痢疾病中，腹痛即作为伴发症状出现。《局方》中根据辨病与辨证相结合的原则，对脘腹痛多以散邪、消导、理气及补虚为主要治疗方法。在《局方·治痼冷》中"治脾胃冷弱，心腹绞痛，呕吐泄利……腹中雷鸣"的附子理中圆治疗的是寒邪内阻之腹痛；《局方·治一切气》中"治酒食所伤，胸膈不快，腹胁胀满，呕吐酸水，翻胃脾疼，及食积气块，攻刺腹胁，不思饮食，日渐羸瘦"的三棱散治疗的是食积腹痛；《局方·治一切气》中"治脾胃不和，中脘气滞……心腹胀满，呕吐吞酸，脾疼泄泻……"的和气散治疗的是气滞腹痛；《局方·治一切气》中"理中焦不和，脾胃宿冷，心下虚痞，腹中疼痛，胸胁逆满，噎塞不通，呕吐冷痰，饮食不下，噫醋吞酸，口苦失味，怠惰嗜卧，全不思食"的理中圆治疗的是虚寒腹痛。

《局方》在脾胃病的辨证论治过程中有两个显著特点，一是实证比虚证多；二是《局方》脾胃病虚证直指"脾胃"，而不似现代虚证有气、血、阴、阳之分，"不和"包含了太多含义，这可能与《局方》时代证候尚未充分分化有关。

二、巧用成方

宋代官刊方书的一个显著特点是成药居多，便于应用。《局方》作为中成药专籍，全书1070方中（法制熟艾除外）丸剂462方，散剂303方，丹剂、膏剂、锭剂、饮子、饼子等成药亦有诸多。即使是汤剂，实际上也多为煮散或沸水点服的冲剂，也具有中成药的性质。成药居多，一方面与当时战乱较多、交通不便、药材生产运输受到限制有关，更重要的是从便利医者和病家考虑，就连专门著书批评《局方》的朱丹溪也不得不承认："《和剂局方》之为书也，可以据证检方，即方用药，不必求医，不必修制，寻赎见成丸散，疾病便可安痊"，可见《局方》在造福百姓方面是得到一致认可的。

"丸者缓也，汤者荡也"，除了保存时间相对较长、服用方便以外，丸药具有缓慢释放的特点，单顿服用的药物剂量一般较汤药的量少，另外丸剂也易于消化吸收，尤其是对脾胃虚弱者、老年人、儿童，在非急重症时服用丸剂要优于口服汤药剂型。如《局方·治一切气》中的理中圆言其："常服温脾暖胃，消痰逐饮，顺三焦，进饮食，辟风、寒、湿、冷邪气"，又如和胃圆："此药老幼气弱皆可常服，能温和脾胃，调进饮食"。

《局方》一书在成药的使用方法上详尽描述了不同药物的服用剂量、送服汤剂和用药时间。如用来治疗脾胃虚冷、泄泻肠鸣、不思饮食的养脾圆，其服用方法是"每服一圆，细嚼，生姜汤送下，食前服"，以生姜汁有温胃散寒、温中止呕的功效；用以治疗中脘气痞、食积纳呆、大便不调的三棱煎圆，其服用方法为"每服十五圆至二十圆，温米饮下，食后服"，因米精养胃，又可缓和三棱攻伐之力；用来养脾温胃、去冷消痰的二姜圆，其服用方法为"每服十五圆至二十圆，食后，橘皮汤（橘皮四两、生姜半斤）下"，取橘皮汤可以温中止呕、理气化痰之效。其他尚有茶酒送服、大枣生姜煎汤送服、陈皮饮下等。"制药以俟病"乃是中成药的一大特点，中成药有"据证检方，不必求医，不必修制"的优点，在脾胃病的治疗中更是得到广泛应用。

三、习用香药

宋朝时期，香药是重要的进口产品，社会上的香文化也见风日长，随着香文化的发展，中医学对香药的应用较之以前也更为普遍。关于香药的定义，后世争论良多，朱震亨在《局方发挥》中所批判的"香药"，主要是指具有清扬飞窜、燥悍香窜等特性的一类中药材，而并非单纯以是否具有香气来区分香药。

宋代香药之风盛行，集合前贤时医智慧一书的《局方》曾长期被学界认为是好用香药，且是宋代香药滥用之风的源头。《局方》中出现过的香药多达38种，其中用于治疗脾胃系列疾病的就有生姜、干姜、高良姜、肉桂、桂枝、木香、麝香、沉香、檀香、丁香、母丁香、丁香枝、丁香皮、茴香、乳香、没药、肉豆蔻、草豆蔻、白豆蔻、花椒、胡椒、砂仁、香附、紫苏叶、紫苏子、藿香、白芷、菖蒲、白薇、甘松等多种药材。

芳香类药物在治疗脾胃病时发挥着良好的温里驱寒、活血止痛、芳香醒脾、行气化浊的作用。如《局方·治一切气》中"治一切气疾，心腹胀满，胸膈噎塞，噫气吞酸，胃中痰逆呕吐，及宿酒不解，不思饮食"的快气汤，是由缩砂仁、香附、甘草组成，其中砂仁芳香辛温，为行散之剂，有行气温中的功效，香附善入血分，有疏肝、行气、止痛的功效，两药相伍则理气活血兼备而痛止。再如《局方·诸汤》中"治脾胃受寒，胸膈不利，心腹疼痛，呕逆恶心"的胡椒汤，方用红豆、肉桂、胡椒、干姜、桔梗、甘草，方中肉桂辛甘大热，五行属火，甘温之性又与脾家相悦，辛热助阳，故能温通血脉，散寒止痛。《得配本草》言胡椒辛热，归胃、大肠经，善于温中止痛。干姜属于中焦，功善温散脾胃积寒，开结止痛。肉桂、胡椒、干姜皆属于温里药物，而又芳香属脾，常服可以温暖脾胃，去寒顺气。又如《局方·治一切气》中"治……饮食不消，干呕吐逆，胸膈痞满……"的木香分气圆，此方是由诸多香药组成，有木香、丁香皮、香附子、蓬莪术、缩砂仁、甘草、藿香叶、川姜黄、檀香、甘松，又以生姜橘皮汤服下，方中木香辛温行气，李中梓言其可"健脾胃、消食积、定呕逆、下痰壅"。丁香皮芳香而温，暖中扶土，降逆升陷，最止呕哕。藿香甘温，入脾胃以和中，芳香醒脾化浊，最善开胃口、进饮食、止霍乱、除吐逆。檀香芳香疏利，破郁消满，亦治吐胀呕泄之证。甘松归脾、胃经，功能行气止痛，开郁醒脾。诸药合用有养脾益胃、顺气宽中、大进饮食之功。

　　宋代医家好用香药，很可能与香药的大量进口、气候因素、饮食文化有关，《局方》中大量、丰富地使用香药，如频繁使用干姜、高良姜、肉桂、木香、麝香、沉香、檀香、丁香、茴香、肉豆蔻、花椒、胡椒、砂仁、香附、甘松等，却较少使用陈皮、香橼、佛手、预知子等药物，除了是当时社会风气的一种映射外，还可能是受剂型的影响，《局方》中多为中成药，这就在某些方面决定了医家在配方的时候往往会选择一些量小力雄的药物。

（王俞铧）

第四节　金元李东垣创脾胃学说之流派

　　李杲，字明之，号东垣老人，真定（今河北省正定）人，金元四大家之一，在脾胃病论治的历史上有着极其重要的地位。李东垣撰写的《脾胃论》阐发"脾胃为元气之本"，创"内伤脾胃，百病由生"论，立"火与元气不两立"说，创立的补中升阳、甘温除热之法等诸多观点独树一帜，为后来形成的脾胃学说奠定了基础，其创立的"补土派"更成为指导脾胃病治疗的一个重要流派。李东垣撰写的《兰室秘藏》，以病论方，以饮食劳倦为首，以脾胃内生杂病为主，以外妇儿病为辅，详细记述了他的遣方用药特色，进一步补充了脾胃学说，值得后世之人深入研究。

一、创脾胃内伤说

李东垣所处金元朝代更迭、战乱纷争的时代，人民生活困难、食不果腹，导致了当时疾病的产生多由肠胃而发。脾胃元气受损，百病由生，故有了《脾胃论·脾胃盛衰论》中"百病皆由脾胃衰而生"的理论依据。《脾胃论·脾胃虚则九窍不通论》曰："真气又名元气，乃先身生之精气也，非胃气不能滋之。"并于《脾胃论·脾胃胜衰论》言到："夫饮食不节则胃病，胃病则气短精神少而生大热，有时而显火上行，独燎其面""形体劳役则脾病，脾病则怠惰嗜卧，四肢不收，大便泄泻；脾既病，则胃不能独行津液，故亦从而病焉""此因喜怒忧恐，损耗元气，资助心火，火胜则乘其土位，此所以病也""肠胃为市，无物不受，无物不入，若风、寒、暑、湿、燥，一气偏胜，亦能伤脾损胃，观证用药者，宜详审焉"。由此可见，李东垣将脾胃内伤病因概括为饮食不节、劳役所伤、情志过度、外邪侵袭等因素，并指出："皆先由喜怒悲忧恐为五贼所伤，而后胃气不行，劳役饮食不节继之，则元气乃伤"。认为情志因素为先导，多种病因相互作用，综合影响，而致元气内伤。究其病机，东垣有论："悉言人以胃气为本。盖人受水谷之气以生，所谓清气、营气、运气、卫气、春升之气，皆胃气之别称也，……火与元气不两立，一胜一负。……盖阴火上冲，则气高喘而烦热，为头痛，为渴，而脉洪……此皆脾胃之气不足所致也"。强调了元气与脾胃的生理、病理联系，认为脾胃虚弱、元气不足、清阳下陷、阴火上乘是内伤病的主要病机。

在选方用药中，我们可以看到东垣从脾胃内伤入手，立足于脾胃虚弱之证，以益气、升阳、泻火为法，此三者相辅相成，其中益气升阳为主导，泻火属权宜，创制诸多方剂如升阳益胃汤、清暑益气汤、半夏白术天麻汤等，以补、升、泻相合，旨在补脾胃之元气，补脾胃之阳虚，至今仍被广泛应用。

二、重脾胃升降论

东垣云："盖胃为水谷之海，饮食入胃，而精气先输脾归肺，上行春夏之令，以滋养周身，乃清气为天者也；升已而下输膀胱，行秋冬之令，为传化糟粕，转味而出，乃浊阴为地者也"（《脾胃论·天地阴阳生杀之理在升降浮沉之间论》）。东垣合天人整体观念，把握阴阳运动规律，将精气的上升输布比作春夏的升浮长养，糟粕下泄比作秋冬的降沉收藏，并强调唯有脾之升清、胃之降浊，水谷精气才能灌溉四旁，营养周身，排泄糟粕，维护"清阳出上窍，浊阴出下窍；清阳发腠理，浊阴走五脏；清阳实四肢，浊阴归六腑"的正常升降运动，进而推动脏腑精气上下流行，循环化生。东垣将脾胃奉为精气升降运动之枢纽，他指出"损伤脾胃，真气下溜，或下泄而久不能升，是有秋冬而无春夏，乃生长之用，陷于殒杀之气，而百病皆起；或久升而不降，亦病焉"（《脾胃论·天地阴阳生杀之理在升降浮沉之间论》），即降而不升或升而不降两种情况。

李东垣在治疗上善用升清降浊之法，或升清，或降浊，或合而为用。补中益气汤补中气、升清阳，升阳汤补脾胃、泻阴火，均取升清之法；三棱消积丸破血降浊以疗心腹满闷；通幽汤升清降浊并用，养血润燥，活血通幽。然东垣制升降之法更强调生长、升发清阳之气，认为只有谷气上升，脾气升发，元气才能充沛，阴火才能潜藏，而与此相反，若谷气不升，脾气下流，元气将会匮乏和消沉，此时阴火即可因之上冲而产生各种病证。李东垣宗法于张元素《医学启源》，受感于张元素对风药的阐释（"味之薄""风升生""阴中之阳"），将风药运用于脾胃病中。在升阳诸方中升麻、柴胡、防风、羌活等每多必用，重在展其升发疏散之性，升发少阳春生之令。

三、制甘温除热法

李东垣于《脾胃论》中言："夫饮食失节，寒温不适，脾胃乃伤。喜怒忧恐，损耗元气，资助心火。火与元气不两立，火胜则乘其土位，此所以病也。"他力倡火与元气不两立之说，认为脾胃元气衰惫，阴火内生，变证百出。东垣立足脾胃，求本溯源，创甘温除热之法，出补中益气一方，用于治疗脾胃气虚、阴火上乘而见发热之证，将该证概述为"脾证始得，则气高而喘，身热而烦，其脉洪大而头痛，或渴不止，其皮肤不任风寒，而生寒热。盖阴火上冲，则气高喘而烦热，为头痛，为渴，而脉洪。脾胃之气下流，使谷气不得升浮，是春生之令不行，则无阳以护其荣卫，则不任风寒，乃生寒热，此皆脾胃之气不足所致也"（《脾胃论·饮食劳倦所伤始为热中论》）。治疗"惟当以辛甘温之剂，补其中而升其阳，甘寒以泻其火则愈矣"。然以甘温除热非由甘温之品机械堆积，东垣精于辨证，根据阴火所伤脏腑、病因病机之不同，不执成方，灵活配伍，或合用风药，以升清助阳，散火除湿；或并用养血药，阳生阴长，生化不竭；或联用苦寒药，泻火邪而安脏腑。

李东垣在书中记载了许多历经临床检验疗效卓著、至今仍被广泛运用的方剂。在治疗脾胃病的理、法、方、药上，独成体系，为当代治疗脾胃科各种常见疾病的治疗提供了良好的思路与具体方法的指导。

（赵倩文）

第五节　元代朱丹溪丰脾胃学说之内涵

朱丹溪是金元四大家之一，《格致余论》《丹溪心法》《局方发挥》等著作汇聚了他的学术思想，对后世影响深远。丹溪自创新说，成一家之言，创阳有余阴不足论、相火论、六郁论，辨病重气血痰郁，治病倡滋阴降火之法。在脾胃病的论治中，丹溪继承了李东垣《脾胃论》的思想并有所创新，立足脾胃，善从痰论治，实脾土，燥脾湿，以治其本；重视气机升降，创"六郁"学说，斡旋气机，调气畅郁，以复气血冲和；主张清养脾胃，顾护阴津，并强调饮食调摄，治养相合。丹溪的脾胃观极大地充实了中医学脾胃理论，值得后世深思和发掘。

一、从痰治脾，实脾燥湿治其本

丹溪辨治杂病以气、血、痰、郁为纲领，其中又以痰为重。《丹溪心法·痰十三》有载："痰之为物，随气升降，无处不到……凡痰之为患，为喘为咳，为呕为利，为眩为晕，心嘈杂，怔忡、惊悸，为寒热痛肿，为痞膈，为壅塞，……皆痰邪所致。"《丹溪心法》所列病证因痰为病者居多。

如嘈杂之证，丹溪认为"嘈杂是痰因火动，治痰为先"；对于嗳气，丹溪曾言"嗳气，胃中有火有痰"；又如伤食，丹溪指出"伤食恶食者，胸中有物，宜导痰补脾"。丹溪告诫后人"见痰休治痰，而治其本"，治其病而消除成痰之因，便可以达到祛痰的目的。受东垣脾胃内伤学说影响，丹溪认为脾运如常，水液得以输布。脾土既虚，上不能输精养肺，反酿痰于肺；下不能滋养肾水，反寒伤肾阳。"大凡治痰用利药过多，致脾气虚则痰易生而多"，故提出当以"实脾土，燥脾湿"为原则以治其本。

二陈汤为其治痰常用方，该方性质平和，功善燥脾化湿，理气安中，并强调审证求因，随证加减，精当用药。如胃虚有热、痰逆于上之呕吐，加炒山栀、黄连、生姜；如湿痰内郁所致肥人心下痞者，加苍术、半夏、砂仁、茯苓、滑石这一类；伤食、恶食者，胸中有物，宜导痰补脾，加白术、山楂、川芎、苍术服之；对于气虚痰郁诸证，善用人参、黄芪、白术之属补益脾气。

二、重视升降，调气解郁畅气机

朱丹溪在继承《内经》理论的基础上，重视内伤病因，创气、血、痰、湿、食、火六郁学说。《丹溪心法·六郁》有记："气血冲和，万病不生，一有怫郁，诸病生焉。故人身诸病，多生于郁。"气血冲和，有赖于气机升降出入和畅，若气机失畅，易引起化火、涩脉、生湿、酿痰等病理变化，故有"六郁之中，气郁为先"之说。受东垣"脾胃为升降之枢纽"观点的影响，丹溪认为郁之病位在中焦，指出："脾具坤静之体而有乾健之运，故能使心肺之阳降，肝肾之阴升而成天地交泰矣"，中焦气机升降失职则无形之气和有形之质皆郁滞不行而生六郁。

治疗中主张调气以复气机，创制越鞠丸。其中苍术走阳明经，其气辛烈温燥，善开发水谷之气，总解诸郁，香附为血中气药，下气最速，二者相合，一升一降，散郁而平。另苍术、川芎"开提其气以升之"，气升则食自降；配以神曲能消食化滞，健脾和胃；栀子清热泻火，导湿热下行。该方以一方统六郁，辛热温散之剂解郁，寒凉之剂清火，重在调畅中焦气机，脾胃得水谷之气灌输，其他脏腑因胃气之养亦得通，此谓越鞠丸善"解诸郁"意义之所在。又如保和丸为经典疗伤食之名方，《丹溪心法》

有多处应用，如《丹溪心法·痢九》有载："又方，治小儿八岁，下痢纯血，作食积治……上咬咀。水煎，下保和丸"。止痢之后，为保胃气，调和阴阳气血，补之滋阴敛阳之物，故投以保和丸，该方似在和胃消食导积滞，实寓有通畅阴阳、协调气机之大旨，观方中诸药，主以连翘以升，莱菔子以降，中焦得通，气机升降得和，阴阳之道得畅，以致后续补阴敛阳可行，是丹溪独到的升降观之体现。

三、善补脾胃，清和养之护阴津

朱丹溪认为，人身之气，首重脾胃，并在《格致余论·大病不守禁忌论》中指出："夫胃气者，清纯冲和之气，人之所赖以为生者也。人之阴气依胃为养，保养脾胃，化源不绝，阴精方有所本"。又谓："胃为水谷之海，多血多气，清和则能受，脾为消化之气，清和则能运"，脾胃之气当以清养和之，唯有清养，方能益其气而不碍其运，肠胃津润，传化合宜。李东垣认为，阴火因脾胃气虚，下流于肾，不能敛藏阴火，乘其土位而成。丹溪受感并有所发挥，强调阴津与脾胃的密切关系，对于"有余之相火"，治应培补脾胃之气，复中气，充元气，敛阴火而降相火。

临床用药以平和见长，健脾多用白术，认为平胃散之苍术、厚朴性温燥，"亦是决裂耗散之剂，实无补土之和"，故在临证中常常加入甘草甘平濡润以调护胃气。用人参、白术等甘温益气以敛降有余之相火。经典名方大补阴丸寓滋阴津、降相火、补肾水之义，但其并非单一执方，在主治证中明确指出："气虚以补气药下，血虚以补血药下"。治疗血瘀、血虚者往往于"四物汤中倍加白术，佐以陈皮"，以健脾行气，清养脾胃，临证常并入性温质和之姜枣以补养脾胃之气阴，清和养之。

四、治养相合，养生调摄重食养

丹溪治病强调通过摄养饮食，治养相合，以保护脾胃的清和畅达。他在《慈幼论》中说："若稠黏干硬，酸咸甜辣，一切鱼肉、木果、湿面、烧炙煨炒，但是发热难化之物，皆宜禁绝。"《养老论》说："至于好酒、腻肉、湿面、油汁、烧炙、煨炒、辛辣、甜滑，皆在所忌"，所述之意，皆殆在于此。《格致余论·大病不守禁忌论》中阐述一案，周姓患者，患痢善食而易饥，大嚼不择五日，后丹溪责之曰："病中当调补自养，岂可滋味戕贼"，嘱其用熟萝卜吃粥，稍稍调治，半月而安。粳米是丹溪最为推崇的食物，称之为"物之属阴而最补者也，惟可与菜同进"，取其疏通而易化。熟萝卜、粳米皆乃平淡养阴之物，食之可顾护胃气，清养胃阴。故又曾言："天之所赋者，若谷菽菜果自然冲和之味，有食之补阴之功""人之所为者，皆烹饪偏厚之味，有致疾伤命之虞"。强调素食茹淡，以自然冲和之味补养脾胃清纯冲和之气。尤其是老年人，因"内虚脾弱，阴亏性急"，然"内虚胃热则易饥而思食，脾弱难化则食已而再饱，阴虚难降则气郁而成痰"。用药温燥滋腻，反伤正气，而失补土之功。应注意水谷的涵养作用，禁炙煿厚味，肥甘油腻，严防助火伤阴。可见丹溪所论饮食调摄仍是其重脾胃、重阴液思想的体现。

（王雨鸽）

第六节　清代叶天士创脾胃学说之新见

叶桂（1666—1745年），字天士，号香岩，别号南阳先生，清代杰出医家、温病学派代表之一，创立了卫气营血辨证纲领，后世弟子整理其学术思想及临床医案著有《温热论》《幼科要略》《临证指南医案》，比较全面地展现了叶天士在温热时证、各科杂病方面的诊疗经验，同时充分反映了叶天士融汇古今、独创新说的学术特点。且在内伤杂病方面，其对脾胃病证见解尤深，在中医藏象理论中脾、胃互为表里，医家历来将二者并称，但是脾、胃的生理病理和治法方药各不相同。继东垣指出"内伤脾胃，百病由生"，强调脾胃为元气之本，倡立脾胃内伤之说，主张升发脾胃元气之法，脾胃学说日臻完善。叶氏继承东垣学说，并结合自身临床经验，首创脾胃分治之理，认为脾胃虽同位中焦，脏腑之体各殊，生理病理各异，诊治脾胃疾病时进行脾胃分治、阴阳分型。此外，叶氏尤为重视木土之间关系，认为脾升则健，胃降则和，脾胃升降又赖于肝胆疏宣升发，治疗时亦当通调脾胃肝胆，以助气机升降。

一、濡润胃阴，以养为通

叶氏认为胃属戊土，喜润恶燥，对于久病耗伤或燥热灼津所致胃阴不足之证，宜选用甘平甘凉益胃养阴之品，忌用温燥。这类药多质灵濡润，常用药物有沙参、麦冬、天冬、石斛、玉竹、生地、天花粉、生白芍、甘蔗汁、梨汁等。所用药物皆性味平和，益胃而不呆滞，清热而不损胃气。如《临证指南医案·脾胃》："王，数年病伤不复，不饥不纳，九窍不和，都属胃病，阳土喜柔偏恶刚燥，若四君异功等，竟是治脾之药，腑宜通即是补，甘濡润，胃气下行，则有效验。处方：麦冬（一钱）、火麻仁（一钱半炒）、水炙黑小甘草（五分）、生白芍（二钱）。用法临服入青甘蔗浆一杯。"华岫云在《临证指南医案》评注中说："不过甘平，或甘凉濡润，以养胃阴"，故以麦冬、甘蔗浆之甘凉，养胃中津液；火麻仁润滑胃肠，使大便得通，胃气得降。此医案为叶桂养胃阴经典案例之一，该案虽然药味少但切中病机，徐灵胎曾评此案"方极灵妙"。而且药量亦轻，全方总量共五钱，蒲辅周很欣赏叶天士用药量少的特点，说"脾胃已弱，药量宜轻，宁可再剂，不可重剂，用之欲速不达，反伤中气"。叶氏立足通胃腑，降胃气，参"胃为阳明之土，非阴柔不可协和"之理，寓以甘凉濡润之法，投以清凉柔润之药，以养为通，令胃腑自身阴阳相合，功能自复。

二、温通胃阳，以通为补

胃为阳土，阳虚本宜补，然六腑传化物而不藏，以通为用，临床症见恶心、口中多清涎、纳呆等，切不可见阳虚之象，妄投甘温补气之品。叶氏精于辨证，治法以温通胃阳、辛温通散为旨，用药常取温通之用，又恐刚药劫阴，少济柔药以和药性偏颇，引柔用刚，以通为补。如《临证指南医案·噎膈反胃》："朱五二未老形衰，纳谷最少，久有心下忽痛，略进汤饮不安，近来常吐清水，是胃阳日薄，噎膈须防。议用大半夏汤，补腑为宜。胃阳虚，人参、半夏、茯苓、白香粳米、姜汁，河水煎。"本案胃阳虚，失于受纳，故见纳差，胃气上逆，故常吐清水。治以大半夏汤，加茯苓甘淡通补胃阳，生姜汁辛温和胃化湿，加粳米和胃益气，以河水煎亦取其流动运转之义。胃腑以通降为顺，故而叶氏理胃阳多不用白术、甘草、白蜜，以免甘守不利宣通。温通胃阳之法又不限于此，需辨证化裁，对于胃阳虚衰、寒饮上逆、肝寒犯胃之证，当治以温胃降逆，常用吴茱萸汤；对于胃阳虚、阴寒内盛者，治宜辛甘温理胃阳，叶氏习用仲景附子粳米汤治疗。

三、温运脾阳，运化为妙

因脾主运化、主升清，故而脾阳虚则健运失常，易致腹胀、泄泻、水肿诸症。叶氏认为："脾阳宜动则运，温补极是，而守中及腻滞皆非""脾阳式微，不能运布气机，非温运焉能宣达"。叶氏多遵循李东垣治法，补益脾气、升运脾阳，用药常选人参、黄芪、白术、柴胡、升麻、羌活、防风等。对于脾阳虚衰、阴寒内盛者，多症见腹胀、泄泻、腹部畏寒喜暖，当治以温阳散寒，叶氏常用经方理中汤、附子理中汤治疗。如《临证指南医案·脾胃》："周四十，脉象窒塞，能食少运，便溏，当温通脾阳。生白术一钱半、茯苓三钱、益智仁一钱、淡附子一钱、干姜一钱、荜茇一钱。"方中淡附子、干姜温脾阳、复脾运；生白术、茯苓健脾气、助脾运；益智仁、荜茇暖脾散寒，温中止泻，全方共奏温运脾阳以助运化之功。

四、敛养脾阴，甘淡为缓

脾阴损伤，往往迁延日久，难为速愈，叶氏认为"养中焦之营，甘以缓之"，治以补益营血，此时用药应"择其不腻滞者调之"。《临证指南医案·卷三·脾胃》："宣（三五）痛而纳食稍安。病在脾络。因饥饿而得。当养中焦之营。甘以缓之。是其治法。（饥伤）归建中汤。"可见叶氏对于因饮食不节伤及脾之营阴，脾络失于濡养，非用麦冬、石斛、天冬甘凉濡润脾阴，而取当归建中汤，意在以甘淡平和之属，缓缓图之，调和营卫，以求敛养脾阴。又如《临证指南医案·卷六·不寐·脾营虚》："某四二，脉涩，不能充长肌肉，夜寐不适。脾营消索，无以灌溉故耳。"此案为心脾两虚之不寐证，叶氏考虑患者久病体虚或饮食营养不足导致的阴液亏少，治当用归脾汤方，补益心脾，以滋营阴、护脾阴。

五、肝胃并重，调和为要

叶氏在《临证指南医案》中云："盖肝为起病之源，胃为传病之所"，肝为风木之脏，好动多变，性急而暴，脾胃为气机升降之枢，阳明胃土，通降为用，若为木所胜，风木动摇，乘袭土位，胃土失于安和，甚至衰惫。《医案》中属胃病的病案有130多例，诸多治法中，从肝论治十居其七。但从肝论治不等于疏肝，叶氏提出"醒胃必先治肝""治木必先安土""通补阳明，开泄厥阴""制肝木，益胃土"等不同的治疗原则。肝气郁遏、气横乘胃而致"脘痛如束""呕恶嘈杂，吞酸"等，此乃"气逆动怒致此，肝郁冲逆阳明"，治当疏肝安胃，以金铃子散为主方。"胃虚木乘使然""脾阳困顿，木火顺乘，阳明少降使然"，每用异功散为主方，培土以制木。"木火内郁，阳明受戕"，表现为"饥则嘈杂难耐"，方用戊己丸，苦辛降泄，辛散宣通以"泄厥阴，和阳明"。"肝阳亢逆犯胃"，症见胃痛胁胀，呕恶，易怒，药用"川连、姜汁、半夏、牡蛎、川楝子、生白芍"，苦泄酸柔平肝火、柔肝体，以节制阳气，通胃平肝。"胃阴枯槁，经气不疏使然"，症见胃脘隐痛，痛及胁肋，"食不知味，夜不能寐"，叶氏分析"夫胃是阳土，以阴为用，木火无制，都系胃汁之枯"，用以知母、麦冬、川贝、石斛、花粉甘凉益胃，延胡、桃仁疏络和胃，白芍、乌梅、木瓜酸柔养肝。可见叶氏治胃，重在调肝，临证当析肝气、肝火、肝风、肝阴之异，用药当审之，调和为要。

（王沙沙）

结语

脾胃学说源远流长，诸多医家制方立法，颇有建树，堪称师法。如《灵枢经·序》所言："夫为医者，在读医书耳，读而不能为医者有矣，未有不读而能为医者也。不读医书，又非世业，杀人尤毒于梃刃。"熟读经典，受历代脾胃大家之启发，精研脾胃，集多年临证经验之精粹，发煌古义，融会新知，论治脾胃尊古而有阐发，创新别具心裁，理法鞭辟入里，方药彰显特色，自此形成一套较为完备的理法方药体系。

刘启泉脾胃病辨治特点

脾胃理论源远流长，起源于《黄帝内经》，奠基于《伤寒》《金匮》，充实于宋金时期，于临床中日臻完善。历代医家在临床实践中对顾护脾胃这一原则均颇为重视，先师李东垣更是专作《脾胃论》一书，引经据典来详述脾胃病的具体论治，由此可见一斑。刘启泉教授深研国医经典，师古而不泥古，博百家之众长，集典籍之精粹，经过系统总结，创立了"一降、二调、三结合"之法治疗脾胃病，提倡于"病下辨证"基础上谨守病机，再区分类证。刘教授习经典，重临床，明五行之生克，遵五脏之联系，采用脾胃分治和通调五脏之法治疗脾胃病。脾胃病病因繁杂，病机多变，病程较长，在治疗上重在以平为期。遣方用药之时，据病程审时度势，通权达变以遣方；合病证选兵择将，精、轻、灵、准以用药；引六经辨证理论，择经分层以用药；倡病下辨证思路，微观对症以用药。气血通调，动静相合，多擅用风药借其辛散通透之性以畅气机，巧用花药取其芳香轻灵之质以调气血；施对药，遣角药，精妙配伍，灵活组药，颇具匠心。刘教授根据多年临床经验形成了一套完整的理、法、方、药体系，今择其精要总结整理成集，以飨同道。

第一节　通调五脏，以安脾胃

通调五脏的治法来源于《素问·玉机真脏论》中"五脏相关"的理论，文献最早提出"五脏相通，移皆有次"。明代医家张景岳在《景岳全书·妇人规·经脉类》中亦指出："五脏五气，无不相涉，故五脏中皆有心气，皆有肺气，皆有脾气，皆有肝气，皆有肾气。"说明五脏之间相通相移，具有密切的内在联系。脾胃病病位虽在脾胃，但与五脏之间关系密切，五脏是一个内在相通的整体，生理状态下处在阴平阳秘的调和状态，五脏之间通过相互资生、相互制约来体现脏器的相通相移。病理状态下，一旦某个脏腑感受邪气或阴阳失调形成疾病，则该脏疾病的发生发展及传变都与其余脏腑有一定的联系。故临床治疗脾胃病要顾护五脏之间的平衡，重视患病的胃腑与五脏之间的关系及影响。刘教授认为，五脏之间互融互通，互制互生，精微相济，气机相通，脾胃安则五脏和，五脏和则脾胃安，根据"五脏相通"的理论，运用"通调五脏"的方法来治疗脾胃病，可使五脏平衡协调则疾病向愈。

一、健脾和胃调升降

叶天士云："脾宜升则健，胃宜降则和。"邓铁涛先生在"五脏相关学说"提出"五脏相关，脾统四脏"的观点，《素问·太阴阳明论》有"太阴阳明为表里……阳道实，阴道虚"之论，叶天士亦指出"太阴湿土，得阳始运，阳明燥土，得阴自安，以脾喜刚燥，胃喜柔润也"。脾与胃互为表里，同居中焦，一升一降，为气机升降之枢纽，中焦升降平衡，脾胃才能正常运行。

刘教授认为，临床中治疗脾胃病要顺应脾升胃降的生理特点，既要和降胃气，又要升发脾阳，健运脾气。健脾之法包括升脾、运脾、健脾化湿。脾升则清阳得升，胃气得降，纳化正常。临床中脾阳不升所致的头晕目眩、泄泻便溏者，常用黄芪、山药、葛根等升脾助阳，少佐有升发之性的柴胡、防风更可增加脾升清阳之功。次为运脾，脾贵在运而不在补，脾气得运则精微可得布散。脾不健运所致的腹胀、纳呆、不欲饮食等症，刘教授少用纯补脾的药物，以防脾虚不受补，多选用茯苓、党参、白术、薏苡仁、莲子等健脾益气。最后强调健脾，脾健则气机畅达，运化功能正常则湿邪得去，脾胃功能容易恢复。健脾化湿之品，如佩兰、藿香、罗勒、砂仁、白豆蔻等，脾气得运则湿邪易去。

二、疏肝养肝调气机

《素问·宝命全形论》曰"土得木而达"，说明肝与脾胃关系密切。叶天士认为"肝为起病之源，胃为传病之所""凡醒胃必先治肝"，均说明肝与胃关系密切。肝属木，喜条达而主疏泄；胃属土，喜濡润而主受纳。胃的和降功能有赖肝之疏泄，胃病的发生及演变多伴有肝气不疏、土壅木郁的情况。肝主疏泄，调情志，畅气机，促进脾胃的运化。《血证论》言："木之性主于疏泄，食气入胃，全赖肝木之气以疏泄之，而水谷乃化。设肝之清阳不升，则不能疏泄水谷，渗泻中满之证在所不免。"

刘教授认为，调肝之法在于疏肝、柔肝、敛肝。调肝首先疏肝，疏泄功能正常则肝气调畅，脾胃病患者常见的口干口苦、胃脘胀满、两侧胁肋部胀满疼痛等多由于肝气失调、疏泄失常造成。临床可选用郁金、香橼、佛手、香附、九里香等疏肝理气，而疏肝之品多属辛温，调肝时要注意升降润燥，佐以少量清热之品，如蒲公英、薄荷等，苦寒降胃而不伤胃，又可反佐理气药温燥之性。其次为柔肝，肝体阴而用阳，性刚而喜柔，脾胃病患者胃脘及胁肋部疼痛明显者，临床常选用白芍药、乌梅、白梅花等，甘味药与酸味药并用，以达到酸甘化阴的目的。敛肝之法适用于肝胃阴虚的患者，尤其是脾胃病后期虚实交杂，既有土壅木郁，又见胃阴不足之象的患者，临床多见胃中灼热、口干、大便干结等表现，药物多选用白残花、木瓜、八月札等，以不辛燥伤胃、不破气、不滋腻为原则。

三、清热养阴调心神

《灵枢·邪客》曰："心者，五脏六腑之大主也，精神之所舍也。"心主宰着人体的精神情感活动，所以情志内伤，可以导致心神失调，气血不和，母病及子，影响脾的运化功能。《素问·宣明五气篇》曰："五气为病，心为噫……胃为气逆，为哕。"心脾为火土相生的母子关系，心与脾胃关系密切，噫即嗳气，嗳气是脾胃病临床常见的症状之一，说明心与胃经络相通，胃失和降，则见嗳气频作，心经不畅引起气机的郁滞及升降失调。临床中常见脾胃病伴有胃脘灼热、心慌气短、烦躁汗出、心神不定、夜寐不安等症状，均与心和脾胃不调有关。

刘教授认为，调心应从清心火、通心窍、温心阳、养心阴的方面入手，关键在于清心、养心。清心之法适用于临床中患者出现胃脘部疼痛、口苦、舌尖疼、失眠多梦等症状，此因心火旺盛、火郁土滞所致。常用清心降逆之品，有石菖蒲、栀子、连翘、淡竹叶等。养心分为温补心阳与滋补心阴。心阳失养、心气不足之证，常伴有心悸、失眠、头晕、健忘等心脾两虚的表现，多用温阳活血化瘀之品，如姜黄、丹参、郁金、甘松等。调心安神、补益心脾常用合欢皮、首乌藤、炒酸枣仁等养血、解郁、安神之品，使心神得养，神有所归。滋阴降火、益气安神多用合欢皮、合欢花、百合、酸枣仁、石斛等酸甘敛阴之品。

四、宣发肃降调肺气

《素问·经脉别论》曰："饮入于胃，游溢精气，上输于脾，脾气散精，上归于肺，通调水道，下输膀胱，水精四布，五经并行。"脾胃五行从土，土生金，故胃与肺为相生关系。肺与胃位置相近，结构相似，经络相通，气血相关，喜恶相投，纳布相因。此二者关系密切，生理上相互关联，发病上常相兼为之。"肺胃一家，一降俱降"，王孟英提出"肺金清肃不和，升降之机亦窒"，说明肺主宣发肃降，肺的宣发功能可使胃之津液敷布于周身，肺的肃降功能可助胃气和降。

刘教授认为调肺之法在于宣肺、润肺。患者胃脘部胀满不适，鼻塞流涕易感，怕风畏寒，治当宣肺健脾和胃，临证之时多选用清宣肺气之风药，如炒杏仁、荆芥、桑叶、苏叶，使肺气宣发而胃气和降；若肺气日久失宣、郁而化热者可选用冬凌草、半枝莲等清热解毒。润肺之法多用于肺胃阴伤而出现干咳无痰、口干咽干等症者，尤其伴有肺卫气虚而出现后背沉重的患者，多用石斛、白百合根、沙参、天冬、麦冬等，益肺补中，养胃生津。

五、补益肾气调阴阳

"肾安则脾愈安，脾安则肾愈安"，肾为先天之本，脾胃为后天之本，先天后天相互滋养相互影响。肾阳虚衰，先天不能温煦后天，则阳气不足，运化失常；肾阴亏损，则胃腑燥结，胃失和降。

刘教授认为，调肾之法在于通阳、滋阴。脾胃病日久不愈或病情容易反复的患者，多因肾虚失养或先天不足，应治以通阳之法，肾阳不通，阳气亏虚可见纳呆脘闷、腹部不适、腰膝酸软、困乏无力、头晕目眩、大便溏泻等症状，均为疾病日久损伤肾阳所致，治当温肾健脾。选用鹿衔草、山萸肉、肉桂、肉豆蔻、高良姜、补骨脂等益火培土之品。患者症见骨蒸潮热、五心烦热、盗汗、大便干结难下等，此为病久邪气损耗肾阴，肾中有火，应治以滋阴之法，用药常甘寒之中加入咸寒之品，以入肝肾滋补阴液，常选用旱莲草、山萸肉、女贞子等，肾阴充足则全身津液充足，通过填补肾阴以达到滋补胃阴的效果。

"调脾胃安五脏"的思想，突破了传统补土派思想的局限，与气血、阴阳相结合，运用于全身各系统的调节，将脾胃学说的应用范围进一步延伸。

（张乃霖）

第二节　脾胃中州，以平为期

"以平为期"出自《素问·至真要大论篇》中"谨察阴阳所在而调之，以平为期，正者正治，反者反治"。《素问·三部九候论篇》中"必先度其形之肥瘦，以调其气之虚实，实则泻之，虚则补之……无问其病，以平为期"，强调治病以调整阴阳、达到机体平衡为目的。而《素问·六元正纪大论篇》中"天气反时，则可依时……以平为期，而不可过，是谓邪气反胜者"，意在说明治疗要把握"度"，勿使太过或不及，以恢复机体的相对平衡。其后《伤寒论》将这一思想应用到临床，如"宜桂枝汤小和之""令胃气和则愈""下之则和，宜大陷胸丸""以小承气汤，少少与微和之"等，仲景认为人体之健康贵在"平和"，无论外感或内伤疾病，都可用平调之法治之。脾胃系疾病治疗应遵"以平为期"原则，将疾病过程中的多种矛盾通过相互制约、相反相成等遣方用药方式加以缓和。另外，须重视用药"度"的把握，因偏嗜日久或用药过度，将引起机体平衡失调，最终导致生命夭折，即《素问·至真要大论篇》所谓"夫五味入胃，各归所喜……久而增气，物化之常也。气增而久，夭之由也"。

一、平的含义

（一）本义之平

《说文解字》中提到"语平舒也"（引申为安舒之称），这里平的本义是语气平和舒顺的意思，由此引申出不倾斜、没有高低凹凸的地势、使……宁静、使……高低不等、齐一、用武力镇压、公正等含义。《广韵》说："平，正也"，又"平和也"。《左传疏》说："平者，和也"，又"治也"。《中庸》中言："致中和，天地位焉，万物育焉"，是说天地万物的生长和发育，均离不开"平和中正"。现代语理解的"平"，是乐声舒缓、气息舒徐的意思。

中医学里，不管是描述人体的生理还是病理，也无论是养生调摄，还是对于中药的理解和运用，都可以看到"以平为期"思想的运用。《素问·至真要大论》记载："夫子言察阴阳所在而调之，论言人迎与寸口相应，若引绳小大齐等，命曰平。"此时，中医的"平"取相对之义，即不偏不倚，协调适用，没有太过，也没有不及，身和心平，形和神也平，这样的人才不会生病。

中医里的"平"，代表的不仅是中医诊断学追求的最高境界，更是中国传统文化推崇的最高境界。

（二）平人之常

何谓"平人"？《后汉书·皇甫规传》中记载平人为平民百姓，鲁迅《坟·科学史教篇》中"平人"亦为普通人、一般人，在《资治通鉴·后唐明宗天成元年》认为"平人"即为无罪过的人、良民，宋朝苏辙在《书论》中释为地位相等的人，而在中医学中，"平人"指正常的健康人。平人一词，在《内经》全书一共被提到14次，《灵枢·终始》篇云："形肉血气，必相称也，是谓平人"。还有《素问·平人气象论》记录了我国古人以健康人的平静呼吸和脉象作为判别病证的依据之一："人一呼脉再动，一吸脉亦再动，呼吸定息，脉五动，闰以太息，命曰平人。平人者不病也……平人之常气禀于胃，胃者平人之常气也；人无胃气曰逆，逆者死""春胃微弦曰平，弦多胃少曰肝病，但弦无胃曰死；胃而有毛曰秋病，毛甚曰今病"。此外，还有日本丹波元简的《素问识》中提到："《调经论》云：阴阳匀平，以充其形，九候若一，命曰平人。"所以，中医所云平人是指健康之人，阴阳平衡之人，气血平调之人。

（三）不平之异

不平，生活中常用于形容道路的坑洼和不平坦；也常常用来形容当人遇到不公正的事情后恼怒、激动的心情。《诗·小雅·节南山》记载"昊天不平，我王不宁"，《史记·项羽本纪》中说"项羽为天下宰，不平"。这两处分别是不均、不公正的含义，《楚辞·九辩》也说"坎廪兮贫士失职而志不平"，这里就有愤慨和不满的意思。此外，"不平"还指不适，欠安，不和，不睦。

中医学里的"不平"，多指阴阳失调。疾病发生的根本矛盾是阴阳失调。邪正斗争的本身是一个互相转化、互为因果的问题，阴阳失调导致正虚受邪，之后发生正邪相争，疾病的全过程就是正邪斗争的全过程，也就是发生"不平"的过程。

《素问·至真要大论》中言："夫五味入胃，各归所喜，故酸先入肝，苦先入心，甘先入脾……久而增气，物化之常也。气增而久，夭之由也"，认为五味偏嗜日久则致疾，甚至会引起机体平衡的失调而致生命的夭折。目前，一些研究病理生理的学者正逐渐认识到，疾病是机体在内外环境中受到外感六淫、内伤七情和（或）其他致病因素影响，而引起人体气机紊乱、阴阳平衡失调造成的人体"自稳态"被破坏而发生的内环境紊乱和生命活动的障碍，治疗的目的不应是单纯地祛除病邪，也要恢复人体"自稳态"的平衡，这与中医学"以平为期"理论是不谋而合的。"以平为期"治疗理念所提出治疗疾病的重点不止在于"病"，更在于患病的"人"。

二、以平为期之法

"以平为期"的治疗理念是首次在《黄帝内经》里提出的，"阴平阳秘，精神乃治"这表示只有当人体处于一种阴阳相对平衡状态时，人才会产生相应正常的生理活动。人体在不同时期的阴阳表现，包括人体内在运动（脏腑、气血、精气等）的生理运动和人体的外在运动（体力、脑力、体育运动等）能够保持和谐一致，从而维系内外"供销"关系的平衡。

《素问·三部九候论》有："必先度其形之肥瘦，以调其气之虚实，实则泻之，虚则补之，必先去其血脉而后调之，无问其病，以平为期"，其言是说凡是虚者应予补益，凡实者应予泻下，若有瘀血壅塞者，必先去其瘀血，通其路，而后予调虚实方可也。《内经》中"以平为期"的治疗理念把"太过"和"不及"作为诊断疾病的纲领性内容，并由此生出"虚则补之，实则泻之，热者寒之，寒者热之……适事为故"等治疗方法。所以，中医的治病过程是以调节正邪的盛衰、阴阳的虚实等方法来调节人体功能，最终使人体达到一种平和、协调、稳定的状态，这也是中医治病理念中最重要的一环。

《素问·至真要大论》篇有："谨察阴阳所在而调之，以平为期，正者正治，反者反治"，又有"皆随胜气，安其屈伏，无问其数，以平为期，此其道也"。这句话表明，中医治疗疾病的手段在于调理阴阳，也说明中医治疗疾病的最终目标旨在通过促进"阴阳自和"的自我调节机制达到"阴平阳秘"。但是我们需要明白的是，促进阴阳自和，除了"寒者热之""虚则补之"和"壮水之主，以制阳光；益火之源，以消阴翳""治热以寒，温而行之；治寒以热，凉而行之"等方法外，还包括针对气血不畅、脏腑功能紊乱、升降失常等病理变化的调理。

现代医学认为的"内环境稳定学说"与中医学的"以平为期"有很多相似之处。在现代医学中，无论是酸碱平衡理论，还是电解质平衡理论，它们所着眼的"平衡"皆是微观上的调控，而中医学的"以平为期"更在意于宏观上的"平衡"。《素问·阴阳应象大论》说："阴胜则阳病，阳胜则阴病；阳胜则热，阴胜则寒"，已失去平衡的阴阳，必须通过扶正祛邪，才能恢复其原有的平衡，才可使阴平阳秘。补不足，损有余，就是扶正祛邪。无论是补不足，还是损有余，其最终的目的就是"以平为期"。在治疗疾病时，中西医都是将机体不平衡的病理状态恢复到健康的"平衡"状态。

三、以平为期之治

脾胃系疾病的发生常因先天禀赋不足，或素体脾胃虚弱，或饮食不节、情志失调、感受外邪等，导致脏腑功能失常，气机紊乱，湿热内蕴，胃络受损，久而气滞血瘀，寒热错杂。脾胃系统疾病虽病机繁杂易变，但总不离气（气机阻滞）、湿（湿浊中阻）、热（热毒蕴结）、瘀（瘀血停滞）、虚（阴液亏虚）。本病病位在胃腑，但与肝、脾、胃、肺、肠、肾有关。

"治中焦如衡"以中焦是"升降之枢"为其主要理论依据。中焦所属脏腑包括脾、胃、肝、胆，功能包括脾和胃的整个运化功能。中医学认为脾胃一升一降，一纳一化，共同完成消化吸收功能，以化生气血精微。脾胃处于中焦，是人体气机升降之枢，脾以升为和，胃以降为顺，脾胃升降有序，燥湿得宜，中焦才能"泌糟粕，蒸津液"，气血得以化生。脾胃系疾病多为脾胃肝肺气机升降失调所致，肝主疏泄，调畅气机，喜调达而恶抑郁，脾胃运化受纳功能有赖于肝气疏泄，肝气郁结不仅可以导致本身病变，还可横逆犯脾；脾虚气血生化乏源，肝体失阴血濡养则引起虚阳浮亢。故在治疗脾胃疾病时不仅要"通调脾胃"，还要兼顾肝胆之气的条畅，脾胃肝胆功能正常发挥，气血运行正常，则无疾病之忧。所以治疗宜采取调理脏腑气机升降原则，气机"平调"，气血运行流畅，则脏腑生理功能正常运行，自然纳运得降，疾病自消。

此外，脾胃病患者日常大多喜食膏粱厚味、烫食，饮酒无度，从而导致胃气失调，化生湿热，临床以脾胃湿热证多见。治疗时需要温燥升运，又需要甘凉滋润，以顺应"脾喜刚燥，胃喜柔润"的生理特性。刘教授遣方用药以平为期，药味精简轻灵，直达病所，无滋腻脾胃之碍，药少而味轻薄，以芳香辛散之类祛湿清热。

吴瑭在《医医病书·治内伤须辨明阴阳三焦论》中云："补中焦以脾胃之体用各适其性，使阴阳两不相奸为要"，脾胃失调，升降失序则生疾病。治病以常为期，故调补脾胃需顾及气机升降，要寒温相适，营阴兼顾，虚实同理。同时脾胃系疾病与情志的改变也有密切关系，要讲究心理卫生，避免紧张、焦虑、恼怒等不良情绪刺激。分消有度，通降有司，取和有衡，重视保胃气，存津液，调阴阳，和气血，以复中焦脾胃之功，终使脾胃抵于"平和"，将"以平为期调脾胃"的思想贯穿始终。

四、平调五法

（一）善行气，忌辛燥

《素问·举痛论篇》有"百病皆生于气"，《丹溪心法·六郁》认为"气血冲和，万病不生，一有拂郁，诸病生焉，故人身诸病，多生于郁"。脾胃系疾病常因情志不畅、饮食不节，或素体脾胃虚弱兼遇外邪侵袭，导致脾胃升降失调，气机郁滞。刘教授认为气机郁滞是发病之基，治疗离不开行气，但行气药性味多辛苦温而芳香，易伤胃阴，临床遣方用药多避用辛燥，且宜慎用开破之品。对于气滞实证，常选八月札、紫苏梗、陈皮、白梅花、香橼、佛手；若脾虚气滞，可酌以少量黄芪、党参、甘草，达到以通为补之效，但应防止补药过重，以免虚不受补。

（二）化湿浊，运脾气

《素问·经脉别论篇》曰："饮入于胃，游溢精气，上输于脾，脾气散精，上归于肺。"《景岳全书·饮食》有"胃司受纳，脾司运化，一纳一运，化生精气"，强调脾运功能在输布水谷精微过程中至关重要。脾性喜燥而恶湿，湿阻中州则脾气困遏，致脾阳失展，运化无权。因此，化湿浊、运脾气是治疗湿阻的关键环节。"土爱暖而喜芳香"，故刘教授常选用藿香、佩兰、豆蔻、砂仁等芳香化湿运脾之品。此类药物辛温香燥，但用时剂量宜小，且中病即止，以防助热之弊。若脾虚较甚、湿浊中阻者，可用白术、薏苡仁以健脾化湿。湿性黏腻，易阻气机，故应用化湿药常配以陈皮、厚朴等行气之品，使"气化则湿亦化"。

（三）用清热，慎苦寒

对于气机阻滞、日久郁而化热者，常伴见口干口苦、恶心、牙龈肿痛、大便秘结等。此时若妄用黄连、栀子、龙胆等苦寒药物，一则易伤脾胃之阳，致运化失司，阻滞气机，易生变证；再者易耗伤阴液，《温病条辨》提出"举世皆以苦能降火，寒能泄热，坦然用之而无疑，不知苦先入心，其化以燥，服之不应，愈化愈燥"。可见，若纯火无湿者，应用苦寒之药必耗伤阴液。因此，刘教授常选石膏、蒲公英、芦根等甘寒清热生津之品，或金银花、连翘、败酱草、石见穿等苦微寒之药，使热清而胃阴不伤。

（四）养胃阴，防滋腻

对于病程日久化热伤阴，或过服温燥之药损伤胃阴者，常伴见似饥而不欲食、口燥咽干、五心烦热、纳差、大便干结等。刘教授临证遵《临证指南医案》"所谓胃宜降则和者，非用辛开苦降，亦非苦寒下夺，以损胃气，不过甘平，或甘凉濡润，以养胃阴，则津液来复，使之通降而已矣"，选药避免滋腻碍胃，常用沙参、麦冬、天花粉、石斛、玉竹等甘寒柔润之品以滋阴生津，使胃得阴液之濡润而复其通降之性。如肝肾阴虚明显者，遵《素问·水热穴论篇》"肾者胃之关"，加入生地黄、女贞子、墨旱莲、枸杞子等，使肾水得滋而上济于胃。

（五）祛瘀毒，护胃气

《脾胃论》提出"脾胃不足皆为血病"，《临证指南医案》有"病初在经，久病入络""胃痛久而屡发，必有凝痰聚瘀"。久病气虚，血行无力必兼瘀。刘教授治疗气虚血瘀证时注重祛瘀毒。药选冬凌草、藤梨根、半枝莲、白花蛇舌草等清热解毒；当归、三七、赤芍、莪术等活血化瘀。另外，《灵枢·玉机真脏论》有"五脏者，皆禀气于胃；胃者，五脏之本也"，刘教授临证重视顾护胃气，认为胃气之盛衰关系疾病预后及生命存亡。故常于方中加入黄芪、白术、茯苓、甘草等，以促进脾胃之生理功能恢复正常，且祛瘀而不伤正。

五、胃癌术后的以平为期之治

中医学本无胃癌的病名，根据其临床表现可归于"癌病""反胃""癥瘕"等范畴。李中梓提出："积之成者，正气不足，而后邪气踞之"，认为癥积的形成必然与人体正气不足有关，这是发病的前提条件。

中医学认为胃癌是由于脾胃虚弱，加之平时不慎饮食、情志易于变化，失于调控等多因素引起的气滞、痰湿、瘀血、浊毒均蕴结于胃，导致胃失去其固有的生理功能，胃失和降为基本病机的恶性疾病。关于胃癌术后复发转移的中医病因病机，各医家持不同见解。周仲瑛认为"癌毒"增生性、流注性是复发转移的重要原因。魏品康将肿瘤恶痰的构成分为"痰核""痰浊""痰络"，痰络连接痰核，为痰核生长提供营养物质及转移通道。李平的"毒生病络"理论认为"瘀血""痰浊""湿毒"等沿病络增生、游走，致瘤毒复发转移。刘教授认为"脾胃虚弱，癌毒蕴结"乃是贯穿胃癌始终的主病机。具体应用到治疗时，当在"健脾和胃，解毒散结"的基础上，依据病变阶段的不同、正邪主次之异而辨证论治，但因胃癌术后患者脾胃虚弱，不耐攻伐，最终治疗还应"以平为期"，不可"过分"。具体内容分述如下。

（一）抗癌解毒之平

刘教授认为本病虽病位在胃，但是与五脏相关，既是脾胃系的疾病，又是涉及全身的、多系统的疾病。《素问·通评虚实论》中曾提到："五脏不平，六府闭塞之所生也"，脾胃为先天之本，气机升降的枢纽，脾胃生病影响其他脏腑的功能，其他脏腑不利也会影响脾胃的功能。胃癌术后的患者因脾胃虚弱，又外有六淫邪毒入侵，加之内在情志抑郁不畅，故常有五脏功能紊乱，导致气、痰、湿、瘀、热等继而搏积结聚成毒。

《内经》有云："坚者消之，客者除之"，所以在临床用药时，若患者身体素质尚可，刘教授常选用抗癌解毒作用较强的药物治疗癌病术后有疾病反复情况的患者。如以全蝎、蜈蚣、莪术破血通络，散结消积；生牡蛎、煅瓦楞子软坚散结；继予配合藤梨根、野葡萄藤活血散结；香附、佛手、预知子、荔枝核等行气解郁；黄芩、连翘、石膏清热散结；浙贝母、石菖蒲、砂仁、豆蔻化湿祛痰。诸药相合，以祛除残留的癥瘕结聚之余毒，清热、化痰、行气、活血、通络联合并用以达抗癌之功。疾病得消，积毒得除，正气存内，邪不可干，以平阴阳。

（二）养阴扶正之平

经手术根治后的进展期胃癌仍然存在较高的复发转移率，中医治疗的重点在于提升正气，祛除余毒，以期降低复发转移的风险。

绝大多数遭受胃癌手术创伤的患者在术后最早期的主要典型临床表现就是"虚弱"，其因有二：一是由于病位影响，导致患者术前甚至术后存在长期饥饿、不欲饮食的情况，最终气血生化无源；二是患者在术前有癌组织慢性失血的情况，术中创伤和术后渗血等也致气血亏虚，气为血之帅，血为气之母，血盛则气旺，血衰则气少。

刘教授治疗胃癌术后，强调无论是疾病初期、中期还是末期，均要重视调理脾胃气机，滋养气血生化之源，扶助正气。手术后除针对主病机用药外，还要注意补益气血，养阴生津。针对脾胃虚弱者，常以茯苓、麸炒山药和砂仁等以健脾助运，配合麦芽、神曲等辅助运化消胀；毒邪内耗，伤灼津液，导致胃阴亏虚者，每于方中加入麦冬、石斛、沙参、枸杞以养阴生津；气血俱虚者，以当归补血汤益气养血；若虚弱至极，禀"有形之血，不能速生；无形之气，所当急固"的指导，常配伍黄芪、党参、山萸肉、牡蛎等，以收敛固涩、益气生血固脱。

《素问·保命全形论》中言："人生有形，不离阴阳。"《素问·阴阳应象大论》则说："阴胜则阳病，阳胜则阴病。"当阴阳离决时，人的生命就会消亡。所以，在胃癌患者术后，时时强调顾护胃气，养阴益气，扶正以安胃，不仅可有效延长患者的生存期，同时还能提高患者的生活质量，提升患者的幸福指数。

（三）攻补兼施，以平为期

刘教授认为胃癌术后的基本病机为本虚标实，虚实夹杂，正气损耗，余毒留连，属本虚标实之证。治疗中应根据患者正虚、邪实的不同程度决定是以扶正为主，还是以祛邪为主。在扶正的同时应用攻邪药物，以抑制病情发展；在攻邪的同时顾护脾胃，勿损正气。然而大部分患者在接受手术治疗或放化疗后状况极差，既不耐受攻伐，又虚不受补，故重在平调，着眼一个"平"字，以期达到"养正积自除"的目的。

"平调"的内容不外乎中药的用量及配伍。《素问·五常政大论》中所记："大毒治病，十去其六；常毒治病，十去其七……谷肉果菜，食养尽之，无使过之，伤其正也。"治病用药，以适量为优，即使是性味平和的药物，过量亦有偏阴偏阳、偏湿偏燥之弊。所以，在中药的选择应用上，尤其是对胃癌术后的患者来说，不适合应用性味过于辛热之药，也忌讳应用苦寒伤胃之品。这一时期，当标本兼顾，治疗也要缓缓图之，万万不可因疾病反复而过用攻伐之药，应小制其剂，药轻量少而精，"缓中补虚"。故在清热解毒、通络散结时，可选择蒲公英、冬凌草、天花粉、芦根以及白花蛇舌草、半枝莲、石见穿、罗勒、藤梨根等。根据现代药理研究，冬凌草、石见穿、罗勒、藤梨根等中药虽清热解毒散结之功远远不如虫类药物峻猛，但是具有很好的抗肿瘤、提高免疫作用，正适合胃癌术后症状多变、虚实夹杂的患者。

《素问·至真要大论》："必先五胜，疏其血气，令其调达，而致和平"，全面分析、攻补兼施，把握动态，脏腑功能正常发挥，则脾胃自安，疾病自除，最终达到"阴阳自和"的目的，即"以平为期"。

（李　娅）

第三节　通权达变，灵活遣方

脾胃病涉及疾病繁多，且病情多样，病程长短不一。刘教授临证中，常根据疾病之不同及病情需要，在遵循中医辨证论治规律下，通权达变，充分考虑到"病有久新，方有大小"的具体情况，谨遵"大毒治病，十去其六；常毒治病，十去其七；小毒治病，十去其八；无毒治病，十去其九；谷肉果菜，食养尽之，无使过之，伤其正也"（《素问·五常政大论》）之经旨，适当配伍药物，斟酌剂量，合理用药，灵活遣方，治疗不同疾病分大方、小方、急方、缓方。正如清代吴鞠通《温病条辨》所言："或者病其药味太多，不知用药之道，少用独用，则力大而急；多用众用，则功分而缓，古人缓化之方皆然。所谓有制之师不畏多，无制之师少亦乱也。"

一、小方、大方

《素问·至真要大论》："君一臣二，制之小也；君一臣三佐五，制之中也；君一臣三佐九，制之大也。"一般而言，小方药味少，用量重，治疗新病或病情不复杂之病，宜煎剂，取其见效快；大方药味多，用量轻，多用于慢性病、病情复杂者，多用散剂、丸剂，见效慢，宜久服。正如张志聪《黄帝内经素问集注》所言："病之微者，制小其服。病之甚者，制大其服。"小方用于治疗病机比较单纯或轻浅的疾病，大方用于治疗病机较为复杂严重的疾病。方有大小之别，药有峻缓之异，药虽能治病，但药不及病，则无济于事，药力太过，则反伤其正而生他患。正如《素问·五常政大论》言："能毒者以厚药，不胜毒者以薄药"，说明病重者宜用大方厚药，病轻者宜用小方薄药，无毒者宜多，有毒者宜少。

在临床上采用中医治疗的疾病，很多都属慢性疾病，病情复杂，涉及多个脏腑，寒热虚实错杂，必须使用大方多方制之，方能取效。张仲景制方虽以精简著称，但亦不乏大方的使用。张仲景大方的应用全面兼顾了病机，合理配伍，集扶正祛邪于一体，对立统一，成为慢性难治性疾病治疗的典范。《冉雪峰医案·厥冒》言："凡大病须用大药，药量得当力愈大而功愈伟。"对于初病正气尚盛者，或者久病正气尚耐攻伐者，可以适当加重用药力度和剂量，使药物适其至所。而对于久病体虚之人，胃气较弱者，用药宜轻，"缓中补虚"。如李东垣用补中益气汤一副仅三钱三分；叶天士创养胃阴法，各药仅用数克。

二、急方、缓方

名医家岳美中教授曾言："治急性病要有胆有识；治慢性病要有方有守。"慢性难治病由于病因多端，病性错杂，病程迁延，难以速愈，临床要根据疾病的缓急、轻重等情况，适当配伍药物，防止药过伤正。正如《素问·五常政大论》云："无使过之，伤其正也。"因此，治疗慢性病贵在有方守方，不可操之过急。如治疗虚劳的薯蓣丸，张仲景注明一日服一丸，一百丸为剂，一个疗程为百天。

临床上许多慢性难治病如慢性萎缩性胃炎，尤其是伴有肠上皮化生、异型增生者，病程长、病情顽固。刘教授临床强调"化变"，倡导在辨证准确的前提下，一要敢用重剂，攻其必攻，药专力宏，才可以达到化变，只有化变，才能截断病机演变，逆转病势，起沉疴。二要达到一定的治疗时间，尽管患者的临床症状缓解或消失，但其胃镜及病理变化仍未改善，仍需坚持长期服药，直至病情稳定后方可停药。

三、复法合方

《素问·至真要大论》云："奇之不去则偶之，是谓重方。偶之不去，则反佐以取之，所谓寒热温凉，反从其病也。"也就是说，对于复杂病症，单用奇方或偶方不能奏效时，应用重方（即合方）或反佐法治疗。临床所见病证复杂多变者居多，往往几种病机、几种病症同时出现，涉及多个脏腑、经络，或有兼证、变证的出现，此时单用一方恐难胜任，需二方或多方合而攻之。比如柴胡桂枝汤并治邪在太阳和少阳，桂枝麻黄各半汤治疗太阳病八九日热多寒少身痒证，桂枝二麻黄一汤治疗太阳病大汗后表虚重于表郁证，桂枝附子汤治疗伤寒八九日风湿相搏身体疼烦证。复法合方"多维融贯，以法制方"，形成一种系统的、复杂的、非线性的组方理念，复法可使辨证更加全面，合方则能发挥成方配伍得当、药效明确的优势。

（石　芳）

第四节　气血同调，动静结合

气血理论作为中医学基础理论之一，广泛运用并指导着多种疾病的治疗，在脾胃疾病方面，气血既与其发病有关，亦涉及其治疗。脾胃为后天之本，气血生化之源，脾胃健则气血得以化生，脾胃虚则气血无以为源。脾胃为人体气血之本，气血的充养有赖于胃气的充足。若脾胃之气既伤，则气血不得充养而衰少，则人体阴阳失衡，从而导致疾病的发生。刘教授临证治疗脾胃疾病重在气血同调，通过调畅气机、健脾养血、活血通络，以期气血平和。在气血理论指导下，采取动静结合的方法，选药配伍组方，依据药物性味特点，将具有调理气血功能的动药多与有补益气血作用的静药适当配伍，相得益彰，增强疗效。

一、气血同调

《素问·调经论》有记载："人之所有者，血与气耳"，气血是维持人体生命活动和功能的基本物质。气的推动与调控、温煦与凉润、防御、固摄、中介功能及血的濡养功能是机体"正气存内，邪不可干"的基础，而"邪之所凑，其气必虚"，气血失于调和，正不胜邪，则变生他病。

胃为多气多血之腑，脾为气血生化之脏，脾胃同居中焦，脾胃受病易发生气机阻滞、血络失和等病理表现。气为阳，血为阴，阴阳互根：生理状况下，气血相互滋生、相互依存；病理情况下，气血之间往往相互影响，气滞可以导致血瘀；而血瘀内阻，有形之邪阻滞气机，又可造成气滞。脾胃疾病重在气血同调，在理气同时应顾护血分，活血时宜理气。

慢性胃炎之胃痛，临床多见胃痛隐隐，纳差食少，面色萎黄，体倦乏力，心悸，气短，健忘，失眠，舌质淡，苔白薄，脉细缓，胃镜及活检可见腺体萎缩久久不愈。根据其病因及临床特征无疑与气血的关系甚为密切，刘教授常选用四逆散、柴胡疏肝散、香苏散等方加以化裁，临证时常选用预知子、香橼、佛手、香附、陈皮、青皮等疏肝理气药。血不养经，胃失荣养，所以脾胃病的治疗除需要疏肝理气外，还应注意养血，多在理气之时加入当归、郁金、姜黄等药物养血活血，在理气同时顾护血分。

叶天士所言："初病在经，久病入络，以经主气，络主血""阳明胃络气血皆多"，胃病中、后期瘀血阻络，从瘀着手，是这一阶段治疗的重要方法。在这一阶段，即使在辨证中没有血瘀的特征表现，也不能排除在疾病发展过程中兼加瘀血的可能，既要考虑到气血不足的一面，又要注意从瘀着手。瘀血疼痛的特征是痛如针刺，痛处固定，拒按，夜间痛甚，常兼有面色晦暗，肌肤甲错或有瘀点、瘀斑，痛处常触及包块，舌暗或有瘀斑，舌底脉络迂曲，脉涩。叶天士又在《临证指南医案·胃痛》中云："胃痛久而屡发，必有凝痰聚瘀。"故刘教授治疗本病时注重调理气血，在活血化瘀时可酌加一些理气药，常常用川芎、延胡索、白芍、三七等活血药物基础上加枳壳、川楝子、木香、佛手、荔枝核等药物，取"气行则血行"之意。

脾能健运，中焦气盛，则能源源不绝地化生血液，使机体的血脉得以充盈。倘脾胃气虚，生化无源，则血脉亏虚，是以补血首当健脾益气。薛立斋指出："脾胃为气血之本"，归脾汤、当归补血汤、圣愈汤均为补血名方，在方中配伍人参、黄芪等气药，皆取气能生血之义。脾胃疾病往往见到气血同病，故气血同调乃是重要的治则，临证时须时时顾护气血。

二、动静结合

动，指药有行气、活血、疏通等功效；静，指药物有填补精、气、血、阴、阳的功效。动药走而不守，静药守而不走，静药凭动药促行，动药靠静药得守。莫枚士在《研经言》一书中指出："药性有刚柔，刚为阳，柔为阴，故刚药动，柔药静。"在治疗上遵循"脾以守为补，胃以通为补"的原则，以补气养血健脾之药为静药，调气活血之药为动药，在组剂处方中用静药佐以动药，用动药佐以静药，动静结合。

动静相伍中动药宜轻，在于恐过重耗伤人体正气，反悖其意。如《和剂局方》之四物汤是补血基础方，方中当归、白芍、熟地等补血养血之药属方中静药，而川芎气味香窜属方中动药，其静药药量大于动药药量，这就起到了燮理阴阳之妙，多用则反而燥血耗气。清代著名医家王清任在组方中也十分注意这点，《医林改错》以用血药为主，但其中所出方剂，多数养血之静药用量较大，活血之动药用量则小，其动静结合，则新血生瘀血去，从而达到活血化瘀之目的，如桃红四物汤，四物为静药养血，桃仁、红花为动药活血即是明证。又如逐瘀汤类，虽然常用桃仁、香附，但一般也只用到6~10g，作为动药，调气活血总不多用，恐过用耗气伤血。

除了静药量大、动药量小的动静配伍外，也有以动药为主者，适当辅以静药。如《伤寒论》中桂枝汤，具有疏风解肌、调和营卫之功，主治外感风邪，头痛发热，汗出恶风，干呕之表虚证，方中以阳动之药为主，而加入芍药一味阴静之药，以阴制阳，使动中有止，散中有收，故可平衡阴阳，调和营卫。再如治阴疽名方阳和汤，全方立旨以回阳为重，方中虽有麻黄、炮姜、肉桂、鹿角胶、白芥子等众多阳药，但却加入熟地一味柔润阴药，培补气血，其效方显。

刘教授指出所谓动药，即为辛香走窜之品，有理气疏郁的作用，如川芎、枳壳、陈皮、柴胡、香附、砂仁、川朴、木香等，静药多具补益滋润作用，如党参、白术、熟地、山萸肉、黄芪、黄精、玉竹等。在组方用药中要注意动静结合，补剂必加疏药，使补而不滞，通利必加敛药，使散中有收，动静结合，使补益作用增强，动药副作用减少，收到好的效果。

在治疗慢性胃炎时根据药物性味特点，将动药、属阳、多具有调理气血的功能（如川芎、莪术、三棱等）与静药、属阴、具有补益气血的作用（如党参、白术、黄芪等）适当配伍，动静相伍，相得益彰，能增强疗效。一般来讲，静药量宜大，动药量宜小。阴主静，阳主动。阴在内阳之守也，阳在外阴之使也，重用静药，乃是阴为阳之基，无阴则阳无以生；轻用动药，因为阳生则阴长，阴得阳则化。凡补养之静药必重用，方能濡之守之，而疏调之动药虽轻用，亦可煦之走之。如黄芪配三棱，黄芪健脾益气补中，配以活血行气之莪术，二者配合，一动一静，动静结合，对于胃病由于气滞血瘀导致的胃脘疼痛或者腹痛患者均有较好疗效。

治疗消化性溃疡时，刘教授喜用延胡索配伍白芍。延胡索活血、行气、止痛，《本草纲目》言："延胡索，能行血中气滞，气中血滞，故专治一身上下诸痛"，白芍酸甘养阴，柔肝缓急止痛。延胡索得白芍，活血行气不伤阴；白芍得延胡索，养阴止痛不敛邪。一动一静，动静结合，气血同调，对于本病所致的胃脘疼痛有较好疗效。

总之，气血同调、动静相合，其间阴阳相生相化、脏腑气血运行不息，则百脉自通，病无疾焉。故在临证中须留意观察，细心体会，才能知其道理奥妙所在。

（郑晓佳）

第五节　用药配伍，精轻灵准

刘教授治疗脾胃疾病时用药"精、轻、灵、准"。脾胃病用药精准，量轻味淡，力求调气复平，勿使中焦壅滞、寒热温凉，不予偏颇，以使脾胃运化，"用药精准、轻灵"和"顾护脾胃"相辅相成、相互为用。药不贵繁，量不在大，唯取其功，所谓四两拨千斤，"轻可去实"，轻锐御敌，贵在选兵择将和兵将组合得当，用药君、臣、佐、使合理搭配。临证处方遣药必须维护气机运动，不能呆滞气机，宜精准用药，轻灵活泼。

一、精

《说文解字》言："精，择也"，中医学里面的精属于精气神学说，是重要的中医学理论基础。精，是构成人体和维持人体生命活动的基本物质，"人之始生，本乎精血之原；人之既生，由乎水谷之养。非精血，无以充形体之基；非水谷，无以成形体之壮"（《景岳全书·脾胃》），此处引申为选方用药精专、精当。

中药传统功效中多明确指出了中药具有针对性消除症状的作用，即所谓"专病专药"，提示了某些中药具有良好的缓解症状作用，临床当需明记选用，有书为证："用药之妙，如将用兵。兵不在多，独选其能，药不贵繁，惟取其效"（《医学传心录》）。脾胃病的患者大多病程较长，疾病时间较久，脾胃虚弱，选用用药时多根据患者的临床症状选择较贴合患者病情的药物。病情比较单一，比较急，常选小方、经方，如当归芍药散、芍药甘草汤、大黄甘草汤等。病情比较复杂时，多在经方、时方的基础上加减化裁，以更切病机。

脾胃虽虚，但大补反使其气壅滞，临床上许多患者虚不受补，大补其气则化火上炎，出现咽痛、口舌生疮。脾胃有热，苦寒太过反伤胃气。胃炎患者胃镜表现出胃黏膜糜烂、充血以及临床表现为灼热、疼痛等症状，符合中医学对热证的定义，但胃为阳腑，用药不可太过寒凉，寒凉太过则胃下行、受纳、腐熟水谷功能减弱，出现纳呆、痞满之感，治疗时要注意苦寒药的用量，如黄芩、黄连常用10g以下，酌情佐以温药如干姜、清半夏，这正是用药剂量之精当。

二、轻

"轻可去实"，用药当味少量轻，宜轻不宜重。刘教授用药最擅轻灵，其处方以轻灵见长，常用轻灵之方挽逆证，可谓"举重若轻"。

轻指药量轻、药性平，轻扬宣散、质轻味薄之品更易直达病所，利于祛邪外达。轻剂常用轻补、轻清、轻宣、轻化、轻泄、轻开、轻下等法。

吴鞠通言："治上焦如羽，非轻不举"，辛散药味气薄，质轻而浮，能解表透邪，开腠发汗，历来多用于外感六淫、邪在肺卫之证。刘教授用药时常选用质轻的药物，入上焦的药物，如紫苏叶、桑叶、金银花、荷叶、荷梗等药物以宣肺降胃气。

擅用风药。风药质轻，清代徐大椿在《神农百草经百种录》中提出："凡药之质轻而气盛者，皆属风药"，风药味薄气厚、质轻升浮，具有风木之属性，如春气之生发，风性之轻扬，具有升散、升发少阳的药物。刘教授灵活使用风药，将风药创造性运用于治疗胃腑疾病，在辨病辨证治本的基础上配伍风药，巧借其辛、散、温、通、窜、透等多种特性，临床用药时常选用防风、薄荷、荆芥、连翘等药物。

三、灵

灵，不可谓之轻，缘其质非轻浮也。灵，即灵活、灵动、灵透，或喜用花类、慎用滋腻之品，或相互配合克服药性之弊端。

组方、立法灵活。仲景在《伤寒论》第16条提到过："观其脉证，知犯何逆，随证治之。"刘教授常常告诉吾辈，既要遵循古方，而又不拘泥古方。用药轻灵的前提就是辨证施治，用药严谨，始终坚持灵活性与创新性相统一。特别提倡立法的灵活性，紧密结合临床，既要吸取经方的轻灵，又要采纳时方的灵活，结合临床立法组成新方。

灵活用药，依据药物气、味、性、用的特点，使其充分发挥效能，或取其气，或取其味，或取其性，或取其用，或合而用之互为作用，疗效独特而显著。如瘦人多火，补益升发之品不宜多；胖人多湿，理气流动之品不可少，多选用香附、木香等药；老人阴亏阳衰，慎用苦寒清泻，多用山萸肉、黄精、黄芪等药物；壮年气血方刚，不可过于温补。春夏应防升阳助火，秋冬当防苦寒伤阳，大腹皮、栀子等应慎施；长夏湿令用事，阴柔滋腻之品不宜过多。

脾胃居中焦，脾喜燥恶湿，湿热困阻中焦，影响脾胃的运化功能，治疗时常在健脾的药物基础上选用运脾除湿的药物，如白术、砂仁、豆蔻、陈皮等。花类药物能醒脾悦胃，使胃纳渐增，生化之源渐充，同时也增强了脾胃受纳食物的能力。运用花类药物具备的质轻、气味芬芳、升清降浊、作用温和等特点对慢性胃炎的治疗发挥了良好的作用，并且取得了很好的临床疗效。

四、准

准，即辨证准确、辨病准确、抓主症准确。

（一）临证时首重辨证，辨证准确，立法才能严谨

辨证治疗是中医治病的基本原则，它要求依据患者的实际病情采取针对性的一病一方的治疗方法，"有是证，用是方"。脾胃疾病属于慢性病，尤其是胃癌前病变治疗时间久，病机会发生变化，在治疗过程中要动态辨证。《素问·阴阳应象大论》提到"治病必求于本"，"求本"即是寻求引起疾病的病因病机，针对病因病机从根本上治疗疾病，抓住主要矛盾。用药要切中病机，病机的确立要符合临床症状，且药量的多少取决于病情、体质、气候等多种因素。

（二）辨病准确

辨病需要明确诊断。如对慢性萎缩性胃炎的治疗，病理发现肠上皮化生者，常加生薏苡仁、白花蛇舌草、半枝莲清热利湿，取清泻固本之意；临床感染幽门螺杆菌者，将幽门螺杆菌看作广义的毒邪，认为其具有湿、热邪气的性质，故常选用黄芩、黄连、蒲公英、砂仁等药物以清热利湿解毒。

（三）抓准主症

在疾病某一阶段的众多症状中，患者最痛苦、最能反映疾病本质、代表病机特征的症状就是主症。基于《黄帝内经》"司外揣内"的理论，抓准了主症，就为正确辨证求因奠定了基础。如慢性胃炎临床表现为胃痛、胃胀、嗳气、烧心、反酸、胃凉、纳呆、失眠、泄泻、便秘十大主症，常见的症状为胃痛、胃胀、嗳气，依据患者最难受的症状，在治疗症状的同时兼顾其他基础疾病。

用药轻灵的前提就是辨证施治，用药严谨，始终坚持灵活性与准确性

相统一。脾胃病证大都病程长而变化多，需长期服药，若用药不当，容易损伤脾胃，甚则衍生他证，使患者无法坚持治疗。刘教授特别注重培补脾胃，脾胃强盛，气血充实，脾胃虚者药多量大不易吸收，虚不受补，故在药物用量上以轻为上，小剂轻灵活泼，使脾胃有生发之机，往往奏效。在经方、时方的基础上灵活变通，确定主症之后，针对主要病机，结合临床症状立法组方。主要矛盾得到解决，次要矛盾也随之化解。明确有无兼夹，或夹湿热，或夹血瘀，在主方的基础上加用清热化湿或活血化瘀之品。

（郑晓佳）

第六节　循经辨证，分时用药

　　胃病的发生不仅受饮食、情志、气候等因素的影响，且与经络、时辰、季节、病程密切相关，部分胃病患者常有定时发作或定时加重的规律。《灵枢·海论》曰："夫十二经脉者，内属于腑脏，外络于肢节。"《素问·皮部论》言："邪客于皮则腠理开，开则邪入客于络脉，络脉满则注于经脉，经脉满则入舍于脏腑也。"指出了经络与人体的关系以及经络与疾病的相关性。《素问·宝命全形论》云："人以天地之气生，四时之法成"，指出人体与时间季节相关。刘教授认为在治疗脾胃病时，采用分经按时用药的原则，对脾胃系统疾病的防治具有重要的指导意义。现将刘教授临床中分经用药与按时用药的理论依据与经验总结如下。

一、按经络循行用药

　　循经辨证理论是以经络学说和藏象学说共为指导理论，以其生理、病理功能为主要依据的辨证方法。一些脾胃病患者常有定时发作或定时加重的规律，或是某些症状常于某经主时之际发作或加重，故当择经用药，审该病发于何经时，根据十二经脉主时理论，按其发作时间选药，往往事半功倍。

　　针灸学中"子午流注纳子法"便是以时间为主要条件，诸病皆按日按时取穴。十二经脉之气血随时辰的变更循行流注，一昼夜十二时辰，一时辰一主时之经，主时者当令，如寅时（3~5点）为肺经当令，当令者不盛不衰则为常。若经气不足或壅滞，则当令失职，气机不畅。治当针对主时之经，选其入经之药，使本经气机通畅，经脉调和，依此法用药常有奇效。如患者每于午后（15~17点）发生嗳气，此为申时，乃膀胱经当令，因太阳经气盛，影响阳明胃腑升降失序所致，可加入藁本、羌活等品以疏利太阳之气。若脾胃病每于晚餐前后（17~19点）发作，此为酉时，乃肾经当令，缘于肾气不足，主时失职，可加山茱萸、生杜仲等以益肾固气通督脉。胃痛患者若是常于午夜（23~1点）发病，此时恰是足少阳胆经当令，可加入柴胡疏理肝胆，以使经气畅达。具体运用时，应结合病证之特点、主时经脉之虚，在辨证基础上辨时选药。

临床中常见的胃痛胃胀、口苦、反酸烧心、大便干燥、小便黄赤等症，刘教授认为其病在足厥阴肝经，肝经火热亢盛，肝热移胆，少阳胆经热循经上冲，治疗上选用柴胡作引经药，配用龙胆草、黄芩、栀子、茵陈等清肝胆实火。

胃胀胃痛、口中黏腻有异味、脘腹胀满、呕吐泄泻、饮食停滞、舌苔黄厚腻等症，刘教授认为病多在阳明经，与患者平素喜食肥甘辛辣之品有关，而致中焦运化不利、脾胃蕴热，属于阳明湿热，临床多以白芷、石膏作为引经药，配以生山楂、神曲、苍术、厚朴、陈皮、连翘等健脾化湿清热。

胃胀胃痛、喜温喜按、嗳气纳呆、泄泻等症，刘教授认为其病位在太阴，是太阴虚寒，故脾之运化失常，治疗上选用白术作为引经药，配以吴茱萸、干姜、生姜、高良姜等温中补虚。

纳呆脘闷、腹部不适、腰膝酸软、困乏无力、头晕目眩、大便溏泻等症状，刘教授认为病在少阴经，疾病日久少阴不利损伤肾阳，治当温肾健脾，和胃除痞，常选用细辛为引经药，配以鹿衔草、山萸肉、肉桂、肉豆蔻、补骨脂等益火培土之品。

脾胃病患者伴骨蒸潮热、五心烦热、盗汗、大便干结难下等症，此为病久邪气损耗肾阴，肾中有火，用药以知母为引经，配以黄柏、生地黄、制首乌、女贞子、墨旱莲等滋阴降火。

胃脘部胀满不适，嗳气，伴怕风畏寒、鼻塞流涕易感者，刘教授认为其病位在太阴，肺胃失养，气机升发宣降失常，治当宣肺健脾和胃，临证之时多选用白芷为引经药，配以防风、荆芥、苏叶，使肺气宣发而胃气和降。

胃脘部疼痛、口苦舌尖疼、失眠多梦等症状，刘教授认为病位在少阴心经，多因心火旺盛、心郁土滞所致，多以细辛、黄连作为引经药，配以木通、生地黄、淡竹叶、合欢皮、连翘等清心降火。

如遇阳气受抑的诸脏火郁证，刘教授多采用升阳散火汤之法，其中柴胡发少阳之火；升麻、葛根发阳明之火；羌活发太阳之火；独活发少阴之火，起到畅通三焦发越郁热之效，临床疗效显著。

二、按季节用药

天地有寒、热、温、凉的四时气候，自然万物有春生、夏长、秋收、冬藏的变化，中医学天人相应的观点明确肯定了人与自然有着密切的关系，是一个和谐统一的整体。万物不断的运动变化，四时季节的更替，使得自然界的气候呈现出节律性的变化，同时也影响着人体的生理活动和病理改变。《素问·四气调神大论》云："春三月，此为发陈……夏三月，此为蕃秀……秋三月，此为荣平……冬三月，此为闭藏……"，声动地描绘出了四时节气截然不同的景象。四时节气不同，致病结果也有所差异，如《素问·金匮真言论》云："春善病鼽衄，仲夏善病胸胁，长夏善病洞泄寒中，秋善病风疟，冬善病痹厥"。《黄帝内经》根据节气的变化，提出了"春夏养阳，秋冬养阴"的观点。

脾胃疾病与四时关系密切。脾胃乃人体后天之本，气血生化之源，《金匮要略》中言："四季脾旺不受邪"，李东垣在《脾胃论》中亦提出："内伤脾胃，百病由生""脾胃之气既伤，而元气亦不能充，而诸病之所由生也"。李时珍所著《本草纲目》"四时用药例"中说："春月宜加辛温之药，以顺应春气；夏月应加辛热之药，以顺夏凉之气；长夏宜加甘苦辛温之药，以顺化成之气；秋月宜加酸温之药，以顺秋降之气；冬月宜加苦寒之药，以顺冬沉之气。"

刘教授通过多年临床观察及经验总结，发现春分、立夏、秋分、立冬是脾胃疾病容易发生或复发的主要节气，而在此四节气来临之际通过预防性服药或根据节气进行处方调整，能明显减少疾病的发生及复发。因此，春分、立夏、秋分、立冬可以作为二十四节气中防治疾病的关键点。

春分，是协调机体功能、调理阴阳平衡的重要时节。春季风气当令，肝气偏旺，风为百病之长，且肝旺易克脾土，此时，应在顾护体内阳气生发的同时，防止风邪的侵袭以及"土壅木郁"之情况出现。刘教授在临床用药时常用防风、荆芥等风药以顾护卫气，抵御风邪兼夹其他邪气侵犯人体。春季疏肝常用茵陈，茵陈味苦、辛，性微寒，归脾、胃、肝、胆经，能清热化湿，利胆退黄，且有疏肝、清肝之功效，其多采收于春季，用之正是顺应了春季生发的规律。

立夏，是夏季的开始，明代《莲生八戕》一书曰："孟夏之日，天地始交，万物并秀"。立夏之后，气温升高，万物繁茂，人体心气偏旺，易出现心烦、口疮等火象，故常贪凉饮冷，从而损伤脾胃运化及升降之功，出现恶心、呕吐、腹痛、腹泻之症。且立夏之后，湿邪渐生，湿与热合，易壅滞脾胃，导致病情缠绵难愈，故笔者临证常加入香薷、佩兰等解暑化湿、醒脾开胃之品。香薷味辛、性微温，《日华子本草》云香薷能"下气，除烦热，疗呕逆冷气"，《滇南本草》云其"温胃，和中"，故临证用之，既能祛除湿热之邪，又能恢复脾胃运化之功而无损"春夏养阳"之义。

《管子》指出："秋者阴气始下，故万物收"，秋分之后，气候由热转凉，阳气渐收，阴气逐渐生长，燥邪当令，此时人体应顺应自然变化，防燥护阴。且胃喜润恶燥，胃中阴液匮乏，则腐熟水谷之功能失常，从而出现口干、纳呆、便秘等症状，增加胃炎、溃疡发生或复发的风险。故每每至此时节，刘教授在临证用药中常加入沙参、麦冬、桑叶、菊花等养阴润燥。若单用沙参、麦冬等养阴，易有凉遏之弊，而加入桑叶，既能养阴，又能清透，且桑叶亦能止汗，如朱震亨曰："经霜桑叶研末，并米饮服，止盗汗"，从而在养阴润燥的同时保护阴气不至外泄。

立冬节气，是自然界万物闭藏的开始，人体阳气也逐渐潜藏于内，此时，气温骤降，由凉转寒，寒性凝滞、收引，寒邪易伤阳气，导致人体的防御机制下降。而肺脾两脏最易感受寒邪，故在此时节，常见寒邪直中脾胃而致腹痛、腹泻之人或脾胃素虚而致疾病复发者。《素问·生气通天论》云："阳气者，若天与日，失其所则折寿而不彰。"故立冬之时应顺应自然界及人体阴阳的变化，以敛阴护阳为治疗原则。刘教授在临证用药时常配伍旱莲草、杜仲，两者一敛阴一护阳，相辅相成，且杜仲药性温和，李中梓曾云其"虽温而不助火"，故临床用之意在补养阳气的同时，又不违背"胃喜凉润"的特点。

三、按病程用药

按病程时间用药也属于按时用药的一种，在胃病的治疗中，初期、中期、后期三期治则各有所侧重。初期或是新病，或是病机单纯，或是年龄较小者，当以祛邪为先。中期病机较为复杂，常伴见脾虚及肝郁气滞之象，当祛邪与扶正并用。后期多病程较长，症见气阴两虚、气虚与血瘀等虚实互见之候，当以扶正为主，兼以祛邪。还要根据是否兼夹其他病证，具体用药要灵活变通，随时调整处方药味及剂量，以求理法方药丝丝入扣，根据体质之虚实、病邪之轻重、病程之长短、是否兼夹其他疾病等综合考虑，所以，后期的治疗，应攻补兼施，药量不宜过重，方不宜过大、过繁。正如古人所云："药贵合宜，治当应变。"

根据时间防治疾病、调整用药是因时治疗的具体体现，是"治未病"思想的一个方面。临证时，除根据节气的变化调整用药外，还应依照患者体质、所患疾病及证候辨体、辨病、辨证用药，如此，才能更好地达到未病先防、既病防变的目的。

（张乃霖）

第七节　微观辨证，结合药理

随着现代诊断技术迅速发展，先进的检测手段可以作为"望、闻、问、切"四诊的延伸。如内镜检查可清晰看到食管、胃、十二指肠以及结直肠黏膜的病变情况，扩大了四诊信息收集的范围，丰富了微观层面上资料的收集，有助于判断疾病的性质与严重程度以及预后与转归，可见微观辨证在脾胃病中应用是非常重要的。

刘教授倡导微观辨证，根据内镜、病理、Hp测定、胃酸分泌功能测定等情况病证结合，同时结合现代中药药理学研究，善于将微观辨证应用于反流性食管炎、Barrett食管、消化性溃疡、慢性胃炎、慢性萎缩性胃炎以及溃疡性结肠炎等脾胃病的治疗中，临床疗效满意，现列举如下。

一、反流性食管炎

反流性食管炎若内镜下表现为食管黏膜糜烂或溃疡较重，表面糜烂处可见渗血，周围黏膜充血、水肿明显，分泌物较多者，刘教授认为此时多由肝气上逆、胃失和降、胆汁不循常道所致，以理气和胃、清热降逆为治疗之法，药用柴胡、黄芩、佛手、青皮、八月札等理气降逆之品；热象明显者，则加蒲公英、冬凌草、连翘、黄连等。若内镜下表现为食管黏膜溃疡或糜烂较轻，周围黏膜充血、水肿不明显，食管下部黏膜色灰白，伴有食管狭窄，胃黏膜蠕动减弱，胃壁见泡沫样黏液附着者，认为多由脾胃受损、中焦失运、气机失司所致，以健脾理气、和胃降逆为治疗之法，临证多用香砂六君子汤加减治疗。

二、Barrett食管

Barrett食管内镜下多表现为胃食管交界上方出现红色的黏膜病变，部分患者可见反流性食管损伤的征象，鳞、柱状上皮交界（SCJ）相对于胃食管结合部（GEJ）上移≥1cm，病理显示食管下段正常的复层鳞状上皮被化生的单层柱状上皮替代，可伴有或不伴有肠上皮化生。刘教授常选用冬凌草、香茶菜、石见穿、僵蚕、蝉蜕等治疗，其中冬凌草为治疗咽喉食管病之要药，现代药理研究表明，本药含冬凌草甲素，具有抗肿瘤作用，既能缓解临床症状，又能改善食管黏膜病变。

三、消化性溃疡

刘教授常根据消化性溃疡不同时期的特点，借助电子胃镜、钡餐造影及Hp测定等现代诊疗手段，选用相应的治疗方案，对于加快溃疡愈合、提高愈合质量以及预防溃疡复发具有十分重要的作用。溃疡活动期，内镜下表现为溃疡呈圆形或椭圆形，中心覆盖黄苔或白苔，周围黏膜充血水肿者，多以气滞湿阻、热毒炽盛之实证为主，此期重在清热解毒，药用白花蛇舌草、半枝莲、薜荔果、败酱草、薏苡仁、白蔻仁等，若出血明显者，加仙鹤草、地榆等以凉血止血。

溃疡愈合期，内镜下表现为溃疡变浅、变小，中心覆盖白苔，周围黏膜皱襞向溃疡集中者，多属脾胃受损、余邪残留之虚实夹杂证，此期重在健脾益胃以祛邪，药用红景天、太子参等。

瘢痕期，内镜下表现为溃疡呈现红色瘢痕或白色瘢痕者，多以瘀阻胃络、脾胃虚弱证为主，此期重在健脾益气、活血化瘀，药用丹参、赤芍、莪术、藤梨根等活血行气之品，从而改善黏膜血流量，加速溃疡愈合；若伴Hp感染者，常用蒲公英、连翘、半枝莲、黄连等以清热解毒；若巨大溃疡伴重度异型增生者，则宜手术治疗。

四、慢性胃炎

刘教授对于慢性胃炎的治疗，常通过观察胃黏膜的颜色、色泽、质地、分泌物、蠕动及黏膜血管等情况，进行辨证用药，尤其适用于临床无症状或长期治疗而疗效不佳者。内镜下见黏膜充血水肿者，加金银花、蒲公英、连翘、赤芍等清热解毒之品；伴有糜烂者，加苦参、地榆、仙鹤草、旱莲草、虎杖等以修复胃黏膜；见新鲜出血点者，加生地、赤芍等凉血止血之属；见陈旧性出血点者，多加黄芪、当归、仙鹤草等益气活血之类；出血明显者，加白及、三七粉等；胃黏液糊呈黄色或黄绿色，幽门口闭合功能差，伴有大量黄色胆汁反流入胃者，加青皮、香附、茵陈、柴胡、黄芩、黄连等疏利肝胆之药；胃内滞留液较多，黏液糊混浊不清者，加蒲公英、败酱草、茵陈、佩兰等清热化湿之物；胃蠕动缓慢力弱者，加白术、陈皮等健脾理气之药；蠕动活跃、亢进或痉挛者，加芍药、甘草等缓急解痉之药；伴食物残渣潴留或幽门关闭不全者，加炒莱菔子、焦三仙、炒鸡内金等消食导滞之品。

五、慢性萎缩性胃炎

慢性萎缩性胃炎发病日久，易入络成瘀，胃镜下见黏膜苍白无光泽，血管网络显现、颗粒状增生、铺路石样改变等，病理可见肠上皮化生、异型增生者，常选用解毒活血之品。伴肠上皮化生者多用白英、蒲公英、半枝莲、半边莲、白花蛇舌草、藤梨根、败酱草等清热化湿，可提高细胞免疫之功能，清泻之中有固本之意；伴不典型增生者多用莪术、三棱、仙鹤草、墨旱莲、水红花子、半枝莲、灵芝、石见穿、生薏苡仁等活血消肿，提高免疫功能，有防癌抗癌之功效。现代药理研究表明，清热解毒药可调节免疫功能，使异常细胞逆转为正常细胞，可抗感染，杀灭幽门螺杆菌，消除导致胃癌的病原体；活血化瘀药可调节相关癌基因和抑癌基因的表达，促进胃黏膜修复，改善黏膜微循环，供给胃黏膜修复所必需的物质，并有免疫调节作用，促使胃癌前病变的细胞发生凋亡。

此外，胃黏膜苍白、粗糙、呈龟裂样改变者，加沙参、麦冬、桑叶等濡养胃阴之品；伴胃酸缺乏者，加乌梅、木瓜、甘草、白芍等酸甘化阴之品，使甘守津回；对于胃息肉及肠息肉者（尤其是炎性息肉），加生薏苡仁、莪术、浙贝母等；对于肝功能异常、高胆红素者，常加叶下珠、鸡骨草、茵陈、垂盆草等。

六、溃疡性结肠炎

在溃疡性结肠炎治疗过程中，刘教授常根据肠镜象及其病理表现精准用药。若镜下见肠黏膜水肿明显，多从脾虚湿盛论治，选用白术、茯苓、藿香、佩兰、防风等；若镜下黏膜充血、糜烂、溃疡，其上覆苔黄色者，常重用败酱草、蒲公英、白头翁、地锦草、豨莶草等；若镜下见出血点众多，甚或出血不止、疮面较大者，常配以白及、三七粉、仙鹤草、地榆等收涩敛疮，促进局部疮疡愈合，现代研究表明白及多糖具有促进溃疡性结肠炎肠黏膜修复、抑制机体炎症反应和恢复免疫平衡的作用，与柳胺嘧啶作用相似；若镜下见黏膜呈颗粒状或结节状改变，或见腺体排列异常及上皮变化者，常选用当归、鸡血藤、延胡索、黄芪、山萸肉等；若镜下见结肠囊袋变浅变钝，或假性息肉者，多重用活血化瘀药物，如三棱、莪术等；若黏膜质脆，触之易出血，多为阴液亏虚所致，常选用乌梅、石斛、女贞子、墨旱莲养阴护膜之类。

（石　芳）

第八节　对药角药，配伍精妙

对药又称药对，是临床常用的、相对固定的两味药物的配伍组合，是方剂中最少的组方形式。角药又称串药，是针对某一证，由数味固定药物组合而成，处于方与药之间，体现了中医辨证论治的针对性，多由对药联合组成或对药作为独立单元与其他中药联合应用。角药较对药而言，具有药味多、功效全、连接方与药的作用。对药及角药的组成不是简单的拼凑，也不是机械的相加，而是以中医学基础理论为指导，针对病机的关键环节，以中药四气五味、升降浮沉、归经等药性理论为基础，或相助配对，或相制配对，或寒热、动静、升降配对，遵循方剂的配伍理论组合而成。二者均体现着中医配伍的精髓，是中医方剂中的关键性问题之一，一直为历代医家所重视。

古人曾以单味药为方，随着方剂理论的完善，进一步发展为经方、时方等，强调方中药物之间的有效配伍。《吕氏春秋》即有"夫草有莘有荔，独食之则杀人，合食之则益寿"的论述，《五十二病方》等古帛医书中亦有数种药物共用治疗疾病的记载，《黄帝内经》中用半夏秫米汤治疗"胃不和则卧不安"证，《神农本草经》中有"七情和合"论。《伤寒杂病论》257方中以两味药配伍组方的就有40方，可以说是现存最早的记载对药的文献。对药和角药作为中药的一种特殊配伍形式，在单味中药与复方之间起到桥梁作用，它们既是复方的主干，也是配伍的基础。

刘教授善用对药和角药治疗脾胃病，依据病情，强调抓主病机，根据中药升降沉浮属性及性味归经等进行选药，独具匠心，配伍精妙。或协同为用以增强疗效，或消其副作用取各自专长，或相互作用产生特殊效果，遣方严谨，灵活多变。刘教授临证选药，有些取材于古方，有些源于现代药理研究成果，除此之外，还有自己的经验总结，颇具特色，常有"四两拨千斤"之效。正如《温病条辨》中有云："所谓有制之师不畏多，无制之师少亦乱也。"

一、古方化裁，古为今用

《素问·举痛论》云："善言古者，必有合于今。"刘教授熟谙经旨，明其理法，临证之际善古方化裁而用之，如菖蒲郁金汤、百合乌药散、小柴胡汤、当归芍药散、二至丸等。

其中，石菖蒲、郁金取自《温病全书》之菖蒲郁金汤，功善清营退热，属于开窍醒神剂，刘教授将其化裁致新，运用于脾胃病的治疗，将辛温行散之石菖蒲与性寒清热之郁金相伍，其义有三：一曰化湿浊、醒脾胃；二曰行气滞、消痞满；三曰解郁扰、安心神。二者可除胃腑气血郁滞及湿浊，而无耗血伤液之弊，胃气得降，则清阳可升，对于气滞湿阻、胃气上逆而且阴血不足者，用之最宜。

又如百合、乌药，是取自陈修园《时方歌括》之百合乌药散，百合甘凉濡润，滋脾养胃而生津；乌药辛开温通，行气开郁而止痛。两药合用使得百合养润不碍滞，乌药开郁不伤阴，寒温共使，刚柔并济，一阴一阳，一寒一温，一补一泻，补泻兼施，润而不滞，辛而不燥，阴阳兼顾，疏理调补。临床对于肝胃不和兼挟郁热，或阴虚气滞导致胃痛腹胀日久迁延不愈者，用之常获奇效。对于慢性胃炎由于气郁阴伤，胃镜下黏膜变薄、皱襞细小，黏膜呈灰白色者，此对药用之也与病症相符。

柴胡、黄芩为常用对药，取自《伤寒论》之小柴胡汤，柴胡味辛能散，苦能降，功在通阳解郁和胃，《本经》谓其"味苦平，主心腹肠胃中结气，饮食积聚、寒热邪气、推陈致新"。黄芩味苦寒，功在清热燥湿，泻火解毒。柴胡长于开郁，黄芩善于泄热，二者相合，既能疏调胃肠道的气滞，又可清泄内蕴之湿热。用于胃病由于阳郁不达而致的胃脘冷凉或四末清冷，胃痛以夜间发作以及伴发反流性食管炎、反流性胃炎者有极好的疗效。

二、相反相成，合理配伍

相反相成的药物组合是用性味、功效或者作用趋势相反的药物相配伍，从而激发出新的治疗效应，取"反激逆从"之意。"中药的奥妙在于配伍"，刘教授认为，相反相成药物的组合运用，肇自张仲景，后世许多医家加以应用发挥，临床实践证明运用得当，则可以产生"1＋1=3"的效应，其中的机制奥妙值得我们深入探讨。相反相成药物的组合运用，并不仅是单纯的制约关系，更重要的是通过配伍产生相激相成的治疗效应，这种效应有时超越了单味药物本身的功效。刘教授用药常运用"气血相配""阴阳相合""寒温并用""补泻互参""标本兼顾""动静结合""升降相因""润燥互用"等配伍原则，尤其对于一些虚实兼夹、寒热并存、阴阳气血同病的复杂病因病机者，常常能够取得出奇制胜的效果。

气血相配：即一味气分药与一味血分药的配对，是针对气血同病这一证候特点而组成的。虽气血俱病，然临床表现各异，错综复杂，故其配伍丰富多样。气滞血瘀者，治当行气活血，如川芎与当归配对；气虚血瘀者，治当益气活血，如黄芪与丹参配对；气血营卫不和者，当调和气血营卫，如桂枝与芍药配对；血虚气寒者则应补血散寒，如当归与桂枝配对；气血俱热者，应气血两清，如生地与金银花配对。如此种种，皆属气血相配。

阴阳相合：脾脏化生精微溉养全身，主静而属阴；胃脏受纳腐熟水谷，主动而属阳；阴静阳燥，相互对立。然"孤阴不生，独阳不长"，且脾主运化，体阴而用阳，胃主受纳，体阳而用阴，脾胃之间阴阳氤氲，气化乃生。正如张介宾所云："又有阳失阴而离者，不补阴何以收散亡之气；水失火而败者，不补火何以胜垂寂之阴，此又阴阳相济之妙用也。"如黄芪配山萸肉，一者善于益气，以滋气血之源，一者长于养阴，使补而不燥，滋而不滞，一阴一阳，固脱力增强，其效更著，常用于溃疡性结肠炎缓解期镜下黏膜粗糙、苍白，呈细颗粒状，结肠袋变浅、变钝或消失者。

补泻互参：即以一味扶正药与一味祛邪药为主的药物组合，起着扶正祛邪的作用，适于虚实夹杂之症。治疗八法中除和法外，补法与其余六法皆可同用而立相应之对药，如汗补同用、攻补合用、消补合用、温补合用、清补合用等。秦伯未曾云："治内伤于虚处求实，治外感于实处求虚，乃用药之矩矱也。"刘教授指出无论外感或内伤脾胃，病情迁延难愈者，病邪内蕴与正气消伐并存，多属本虚标实，临证时根据虚实之多少，又有"寓补于泻"及"寓泻于补"之分。如白术配莪术、白术配鸡内金等，其中白术益气健脾，莪术行气破血消积，二者相配，功善补气活血。

寒温并用：这类药物组合常用于寒热错杂之证。临床治疗上热下寒、中焦冷热不调等，凡此种种，药之相伍，均可寒热并用，正如李时珍所言："此皆一冷一热，一阴一阳，寒因热用，热因寒用，君臣相佐，阴阳相济，最得制方之妙，所以有成功而无偏胜之害也"。如蒲公英配木香、黄连配干姜，其中黄连苦寒，清热燥湿，泻火解毒；干姜辛热，可温中散寒。二药相伍，辛以开结，苦能降泄，除寒积、清郁热、止呕逆、制反酸、和胃泻痞开结。

升降相因：脾与胃互为表里，同居中焦，脾为之使，胃为之市，为气机升降之枢纽。《素问·太阴阳明论》有云："帝曰：脾与胃以膜相连耳，而能为之行其津液何也？岐伯曰：足太阴者三阴也，其脉贯胃，属脾，络溢，故太阴为之行气于三阴。阳明者表也，五脏六腑之海也，亦为之行气于三阳。脏腑各因其经而受气于阳明，故为胃行其津液。四肢不得禀水谷气，日以益衰，阴道不利，筋骨肌肉，无气以生，故不用焉。"胃之受纳腐熟，赖脾之运化升清；而胃之和降，也赖脾之升发。脾宜升则健，胃宜降则和，升降药物的配伍有助于脾胃运化、受纳功能正常。如柴胡配牛膝，枳壳配葛根，其中枳壳辛行苦降，下气开胃，善治脾胃心腹之病，为脾胃气分之要药。配以辛散、宣通之葛根，鼓舞脾胃阳气上升，上行下达，彻内彻外。二药相伍，于降中有升，寓升中有降，清气上升，浊气下行，上下相通，又无破气之患，而奏泻痢止歇之效。

动静结合：人身本乎阴阳，阴阳见乎动静。动静合宜，气血和畅；动静失调，气血乖乱。刘教授指出，凡治病用药，必须把握动静变化，常用对药有枳实配白术、黄芪配莪术、元胡配白芍等。其中，元胡辛散温通，功用活血行气止痛。白芍酸甘养阴，柔肝缓急止痛，与元胡相伍既能加强止痛之功，又使其无辛散温燥伤阴之弊。二者配合，一动一静，动静结合，对于胃病由于气滞络瘀导致的胃脘疼痛及消化性溃疡患者均有较好疗效。

润燥互用：即以辛香苦燥药与阴柔滋润之品合用，刘教授认为此种配伍适用于湿滞不化而阴津已伤之证。若单以滋润恐助湿碍胃，单以燥湿易重伤阴津，润燥互用，相得益彰。如半夏配麦冬、熟地配砂仁等，其中半夏燥湿化痰，消痞散结，其性辛燥；麦冬甘寒，能养阴益胃。二者相配，麦冬可制半夏辛燥之性，半夏可防麦冬之甘润腻胃，对脾虚夹湿又伴胃阴不足者，既能燥湿和胃，又不伤胃阴。

三、功效近似，相须为用

此种用法是将功效相似的药物互相补充为用，以增强疗效的搭配方法。如胃病纳差者，常加炒鸡内金、炒谷芽、炒麦芽角药。谷芽与麦芽皆味甘性平，皆有启脾增食、宽中消积、和胃补中之功，麦芽消食力强，谷芽和养功胜，麦芽力猛，谷芽力缓，麦芽消面食，谷芽消米食。鸡内金生发胃气，健脾消食，谷芽、麦芽疏肝解郁，启脾开胃，三者同用则开胃消食之力倍增。又如合欢花、合欢皮，胃病可见寐差、多梦等症，乃"胃不和则卧不安"之义。二者一气一血，花轻清走上，皮和血下行，既入肝经又入心经，既可解郁又可安神，治疗虚烦不安，是调心安神之佳品。《神农本草经》云合欢皮"主安五脏，和心志，令人欢乐无忧"，《四川中药志》言合欢花"能合心志，开胃理气，消风明目，解郁"，古人有"合欢蠲忿"之说，二药相合，能令心气缓，五脏安和，神气自畅，寐自安，此亦东垣老人"安养心神调治脾胃论"之应用。

刘教授认为临床应用对药及角药，应抓主要矛盾，灵活辨证加减，不可拘泥于组套的应用，遣方用药重在配伍，功用相近者，合用针对主症；功用不同者，相伍制其弊端；功用相反者，调和纠其偏颇。根据不同的疾病状态、不同的证候类型、患者体质状况等，在临床实际中使用对药、角药时，应予以重新考量审度。另外，对药、角药的运用应遵循用药求本、合理配伍、精确选药、剂量适中等原则，其中合理配伍又包括四气五味、升降浮沉、药物归经及引经配伍运用、引药下行、引药上行、引药直达病所、虚实补泻的配伍应用。此外，对药、角药的运用，应在中药药理实验方面加以进一步论证，注重研究对药、角药的配伍规律及药物间的作用机制，使其更科学、更系统。同时，也要注意依托现代科学技术发展，不断地丰富和发展其理论。

（石　芳）

第九节　整体辨治，善用风药

风药是一类具有风木属性的药物，其性升发、宣散、调达，有治风、升阳、除湿、行气滞、散火郁、布津液、解痉、调血、引经等诸多功效。风药有广义和狭义之分，狭义风药主要是指"风升生"类药物，主要指金代张元素所论"味之薄者，阴中之阳，味薄则通，酸、苦、咸、平"之类，包括防风、羌活、升麻、柴胡、葛根、威灵仙、细辛、独活、白芷、牛蒡子、桔梗、藁本、川芎、蔓荆子、秦艽、天麻、麻黄、荆芥、薄荷、前胡等药。广义风药是指治疗风疾和具有风特性的药物的统称，其味多辛，主动主散，通及全身上下、脏腑经络，通于肝、肺、膀胱经、督脉者尤多。

"风药"运用仲景为先，其名首载于张元素《医学启源》，张元素根据五运六气学说将药物性味归纳为"风升生，热浮长，湿化成，燥降收，寒沉藏"五类。"风升生，属味之薄者，为阴中之阳，味薄则通，酸苦咸平是也"，其弟子李杲加以发挥，将"风升生"类药称之为"风药"，均为味薄、清轻、升散之品，其代表作《脾胃论》所载的方剂中，运用风药的方剂将近一半，可见用途之广，为后世进一步研究风药提供了理论依据。

刘教授认为风药具有风之清扬开泄、辛散之性，善走不守，其性轻灵，具有多重效应，在辨病辨证的基础上配伍风药，巧借风药辛、散、温、通、窜、透等多种特性以达开郁畅气、发散祛邪、辛温通阳、燥湿化痰、通络开窍、化瘀止痛的作用，临床中风药与补气健脾药、利水渗湿药、活血化瘀药、解表散寒药、清热泻火药等其他药物配伍使用，可以使风药发挥不同作用，用于治疗肝胆脾胃病，常收不凡疗效。现将风药的功效总结如下。

一、调节升降，发散郁火

脾胃病患者常见因饮食劳倦、情志失常而损伤脾胃，脏腑气机阻滞，日久入里化热。胃腑燥热较甚者，出现胃脘灼痛、烧心烦躁、口干咽燥、口臭、牙龈肿痛、大便秘结等症，此为火壅于中而化生郁火。治疗时应复其升降，因势利导，引郁火随脾胃升降而散之。

刘教授认为风药可开郁，以风药辛香宣散之性，调节中焦升降，发散郁火。临床常在清热药（如蒲公英、白花蛇舌草、金银花、黄连等）的基础上配伍风药白芷，白芷辛温，芳香通窍且能止痛，具有辛散、顺火升散之性，能于清降中加以宣泄透越，故而中焦郁火得清。另脾胃有郁火的患者口疮易反复发作，难以治愈，刘教授在治疗此类患者时，善用轻扬善散、辛温入肝脾经的风药防风，并与石膏、栀子等药相伍。石膏、栀子得防风，泻火而无寒凉遏邪之弊；防风配石膏、栀子，散邪而无升焰助火之虞，三药顺应"火郁发之"之理，意在清散脾胃伏火，伏火得清，口疮自愈。遇郁火所致咽喉发痒不适者，适量加入具有风性的桑叶，疏风止痒。刘教授在治疗肝胃郁热之胃脘灼热、嘈杂反酸、两胁攻撑胀满者，喜用青皮、八月札、白芍药、蒲公英、金银花、延胡索、川楝子等药物配伍柴胡、薄荷疏肝理气，取其风之轻透之性，开郁畅气，收效显著。

二、疏肝理气，调理气机

肝属木，为风木之脏，其性条达而主疏泄，喜条达而恶抑郁。人身气血全赖肝气疏泄，方能调和舒畅。《素问·阴阳应象大论》云："风气通于肝。"《素问·脏气法时论》亦云："肝欲散，急食辛以散之。"风药具发散升发之功，可助肝木条顺，气血畅达，而增强方药的疏肝解郁功能，使肝气不受遏郁，血气冲和。正如李东垣所说："肝阳不足不舒，风药疏补之。"祛风之药，其味多辛，其性疏散，可疏肝理气，助脾健运。此外祛风之药，其疏散之性可使气机条达，有助止痛。如痛泻要方妙在重用防风，取其既能疏肝，又能升清，还可助芍药柔肝缓急止痛，使肝气得舒，气机畅达，痛泻自止。

刘教授临床多在疏理剂中适当佐以风药，彰显风药发散通达、条达疏木之效，与肝木疏泄之性相投，正取"木郁达之""结者散之"之意。气机不通，气血瘀滞日久胃络痹阻而出现胃脘部疼痛、胀满、口干口苦、纳呆等症状，刘教授常用八月札、香附、荔枝核、佛手、莪术等理气活血药配伍防风、柴胡、薄荷、羌活等风药。风药多性温升发、宣通阳气，若中焦有虚寒，则加入苏叶、白芷、桂枝等具有风性的药物，散寒理气，升阳止痛，疗效甚佳。

三、升阳举陷，升发脾气

脾气升则健，脾胃气衰，元气不足，则阴火上冲，以乘其土位；脾胃之气不足，又使谷不得升浮，春升之令不行。脾虚失运，中气下陷所致的疾病很多，治疗此类病证当"陷者举之"，在健脾的基础上配用升阳举陷的药物，只有脾气升发，谷气上升，才能使元气充沛，脏腑强健，机体充满生机活力。风药性升浮，可助脾气升清。

刘教授认为风药可升阳，借风药气味俱薄，清阳散浮之性，引提升发之气，以利脾土清阳之气升发、敷布。在治疗脾胃之气不足、少气懒言、纳呆、脱肛、便溏等脾虚气陷症时，常用补中益气汤、升阳益胃汤等方加减，以引元气之升，以治清阳下陷之证。因风药轻清上行，故风药又以升阳药为主，药物常取防风、升麻、柴胡、羌活等。如《内外伤辨惑论·饮食劳倦论》中曰："胃中清气在下，必加升麻、柴胡以引之，引黄芪、甘草甘温之气味上升……二味苦平，味之薄者，阳中之阴，引清气上升也。"又如《医方考》中认为防风味辛而气清，故可以升阳，可见防风既用于湿浊中阻、浊气不降之实证，亦用于气虚不升、脾被湿困之虚证。

四、除湿止泻，温阳健脾

《素问·阴阳应象大论》云："湿胜则濡泻"，湿邪常易与他邪相兼为患，或为湿热，或为寒湿。《内经》云："胃脉虚则泻。"李东垣云："寒湿之胜，助风以平之"。风药多辛燥之品，辛能醒脾，燥能化湿，脾泻者多责之脾虚湿盛，治以健脾除湿。

刘教授认为风药可胜湿，祛风药辛香温燥以利脾气升发，功能化湿除浊。临床常在茯苓、白术、生薏苡仁、芡实、山药等健脾药物中佐以祛风药升麻、葛根、桂枝以鼓舞胃气，升发清阳之气，使脾胃升降正常，则泄泻自止，取李士材"又如地上淖泽，风之即干，故风药多燥，且湿为土病，风为木病，木可胜土，风亦胜湿，所谓下者举之是也"之义。秦艽，辛苦平，辛散风，苦燥湿，《本草正义》称其为"风家润药"，刘教授常取防风、秦艽二者相须为用。因防风与秦艽均可祛风除湿，药性润而不燥，无论湿热、寒湿皆可用之，故二者同用，可加强祛风除湿之力，且无助热助寒之弊。若患者饮食不化，大便色黄者多因湿热之邪留于肠胃所致，刘教授常于黄连、地榆、秦皮、白头翁、蒲公英等清热厚肠药中伍用防风、薄荷、白芷，既可祛邪燥湿，又可收涩止泻。对湿滞中焦、胸闷不畅、舌苔浊腻者，常用辛散芳香之藿香，醒脾快胃，振动清阳。

风药应用甚广，但也有辛燥伤阴耗阳等弊端，临床应用风药治疗脾胃病时，切不可随意滥用，尚需注意风药的一些禁忌。一是风药多辛燥伤阴，在配伍理气药时谨遵叶天士"忌刚用柔"之旨，常选香橼、白梅花、佛手等温而不燥的药物，以免燥上加燥，耗损胃阴。阴液亏损者当慎用风药，若用当佐以滋阴之品，如石斛、沙参等。二是注意分经择时，合理选药，审该病发于何经主时，即加入该经药物，常收到药到症除之佳效。如少阳经主时，加柴胡；太阳经主时，加羌活；阳明经主时，加白芷；厥阴经主时，加川芎；少阴经主时，加细辛；太阴经主时，加白术。使药物直接作用于胃腑，振奋阳气，脾气上升，胃气下降，恢复脾胃气机升降运化枢纽功能，达到多层次、多环节、多途径的综合治疗作用。三是风药辛散走窜，开泄腠理，发汗伤阳，阳虚者慎用。四是病去勿再服，以诸风之药损人元气而益其病故。

（张乃霖）

第十节　芬芳启脾，妙用花药

花者，华也，乃本草之精华。花类药物是指药用部位为花、花序、花蕾或者花的一部分的中药，其品种繁多，属性不同，作用亦广泛。花类本草虽有辛、甘、酸、苦性味之别，但多数气味芬芳，其性散达，质轻，花瓣嫩质多汁不燥。刘教授依据前人经验并结合临床实际，发现花类药具有解表祛寒疏肝、清热理气活血、健脾和胃消食、养心安神解郁等多种功效。现代临床研究发现，部分花药（如长春花、仙人掌、凤仙花等）对胃癌、食管癌、肝癌等具有治疗作用。在脾胃病的治疗中伍用花类药物，有疏而不峻、补而不滞、轻灵活泼、动静相宜之效用，现以刘教授运用花类药物治疗慢性胃炎为例，示之其临证用药思路。

一、花类药物发展源流

花类药物种类繁多，作用也很多，从外用美容到食用以及药用的发展史历经数千年。我国在3000多年前的殷商时期就出现了中药美容化妆的历史，当时嫔妃宫娥们开始用锡粉化妆，并用燕地红蓝花叶绞汁凝结成胭脂来擦脸；《神农本草经》记载了具有美容养颜功效的花类中药有菊花、辛夷、合欢花等；唐朝时宫妃御妃开始食用杏花露或香花等，来换求体香，取悦于人，当时的达官贵人用口嚼丁香，以健牙齿、除口臭等；宋代洪迈的《夷坚志》记载了曼陀罗花有麻醉的作用，当时也出现了金银花治蕈毒的说法；花类本草色彩鲜艳、气味芬芳，在汉代，人们开始酿制菊花酒，并在九九重阳节登高望远品菊花酒，并且使用菊花填充枕囊制成菊花药枕。花类本草不仅可以驱除蚊虫，还有净化空气、美化环境的作用。明清时期，李时珍的《本草纲目》中记载的花药约占植物类药物的1/10，至少出现了80种。而近现代，运用花类药物治疗妇科、脾胃、精神疾病及用作保健、饮茶酿酒、美容护肤、制作香薰已是常事。

二、花类药物与慢性胃炎的关系

慢性胃炎在西医学中的定义是多种不明原因引起的胃黏膜的慢性炎症性反应，是临床消化科也是消化系统的常见疾病。中医学并无慢性胃炎这一病名，多简称脾胃病。据观察，大部分慢性胃炎患者胃镜表现严重度和临床表现轻重无明显一致性。患者主诉症状多为非特异性消化不良，如胃脘疼痛、胀满、恶心呕吐、烧心反酸、嗳气、口干口苦等，部分患者还伴有精神心理症状，如失眠健忘、多梦易醒、情志不畅等。中医学认为，脾胃病病位于胃，与肝脾功能密切相关。其基本病机是脾虚、气滞，可分为本虚、标实两个方面。本虚主要表现为脾气虚、脾阳虚和胃阴不足，标实主要表现为气滞、湿阻和血瘀。其中血瘀是慢性胃炎患者久病不易愈的重要病机，在胃黏膜腺体萎缩及发生发展乃至恶变的过程中发挥着重要作用。

脾主升清，喜燥恶湿，胃主通降，喜润恶燥，故脾胃发挥正常的生理功能，为"脾气升则健，胃气降则和"(《临证指南医案》)。若脾胃升降失调，就会发生"清气在下，则生飧泄，浊气在上，则生䐜胀"(《素问·阴阳应象大论》)。脾胃在生理上不能正常发挥升降协调作用，就不能正常完成饮食物的消化和吸收功能。花类中药芬芳甘甜，质轻，其花瓣中含有挥发性精油，根据现代药理研究，花香具有抑制结核杆菌、葡萄球菌、肺炎球菌等作用。中医学认为药物的质地轻重是归纳升降浮沉的重要依据，所以花类中药和质地轻的中药大都具有升浮的特性，所以才会有"诸花皆升"之说，而这种生理特性正好与脾主升清相协调。如白梅花，其花虽然归肝、胃经，有平肝和胃、调畅气机之效外，还可助清阳之气上升，有清利头目的作用。

花类中药在四气属性方面，多属温平两性之间。毒性方面，有大小毒者仅仅占花药总数的3.75%，说明花类药大多数都较为平和。五味中以辛味最多，其次是苦甘酸淡，归经也以肺经最多，其次是肝、大肠、心、肾、胃、脾等。如此，花药更适合于慢性久病的体虚患者、妇女和儿童以及老年患者应用。花类药物多在盛开时采集，花瓣温润多汁不燥，口感佳，正好可以弥补病理情况下胃阴不足、恶燥的特性，还具有改善口干咽干、咳嗽等肺部不适的症状，如金银花，同时还有助大肠通便、行使运行津液的功能。

慢性胃炎缠绵难愈，日久化热，热盛耗阴，还会引发胃火，胃火上炎会出现口腔溃疡、面部痤疮、黄褐斑等反复发作、不易痊愈的症状。此时，花类本草美容化妆、润肤美颜的功效可以发挥得淋漓尽致，其特有的香精油和色素可以改善面部色素沉着，预防皮肤老化，对面部雀斑、痤疮及皮肤暗沉、无光泽等都有良好的治疗效果，花药可调节内分泌功能，是天然的美容护肤品，如玫瑰花和三七花等，对于久病的胃炎有很好的活血化瘀作用。同时，合欢花等花类药物入心、肝经，具有解郁安神的作用，可以改善胃病患者长期焦虑抑郁状态。红楼梦中治疗喘嗽的冷香丸，可以说是花类药物治病、香体、美颜的代表方。

三、临床中花类药在慢性胃炎中的应用

慢性胃炎的临床表现复杂多变，刘教授按照发病的治疗原则将其分为疏肝行气、化湿和胃、清解郁热、升清降浊、养心安神5个方面，以使脾胃恢复正常的受纳和降功能。现将临床常用花药的具体应用分述如下。

（一）疏肝行气

玫瑰花： 又名徘徊，味甘辛，性微温，归肝经。《本草正义》曾云玫瑰花香气浓郁，却清而不浊，和而不猛，不仅柔肝醒胃，还有流气活血的作用，玫瑰花宣通窒滞却无辛温刚燥之弊，故认为玫瑰花为气分药之中"最有捷效而最为驯良者"。《食物本草》语玫瑰花："主利肺脾，益肝胆，辟邪恶之气，食之芳香甘美，令人神爽。"玫瑰花能解毒排毒、活血消瘀、化湿和胃、疏肝理气，具有收敛消炎、调经止带的作用，也有调节女性内分泌功能、治疗痛经、淡化斑点、改善皮肤光泽、美颜和抗衰老的作用。因此刘教授常用玫瑰花治疗由于肝气不舒、木郁乘土所致肝胃不和之气滞疼痛、脘腹痞满，以及瘀血日久导致的皮肤暗沉无光、痛经等。

白梅花： 又名绿萼梅，入肝、胃、肺经，苦微甘。白梅花可疏肝和胃，治疗胃脘疼痛，止头晕，健饮食。因白梅花化学成分含有挥发油类、黄酮类、酯苷类、酚苷类等成分，故西医认为白梅花有抗氧化、抗血小板凝集等药理作用。临床上可应用于表现为肝气不舒、脾胃气痛、心烦郁闷的患者。本品功效类似香橼、香附等疏肝理气类药，有平肝和胃、调畅气机的功效，可与此类药物配伍应用。慢性胃炎病中有脘腹胀满、胁肋疼痛等症者均可使用本品。

佛手花： 为柑橘属植物佛手的花朵、花蕾，多在4~5月份清晨时分采摘，味微苦，微温，归肝、胃经，具有疏肝气、和胃解郁的功效。常治疗由于情志不畅引起的肝胃气痛和食欲不振的慢性胃炎，对于部分伴随症状如胸闷咳嗽痰多也疗效显著。

（二）化湿和胃

扁豆花： 性属寒，味甘淡，具有和中健脾、消暑祛湿、止泻止带的功效，其效要轻于扁豆。《本草便读》认为扁豆花色偏红者可入血分而散瘀，

花色白者多走气分而行气。因花性散，故可用于清散暑邪，治疗夏月发热、泄泻、痢疾、黏液脓血及跌打损伤等。现代药理研究表明，扁豆花富含的蛋白质、B族维生素及维生素C对治疗细菌性痢疾有佳效，故临床中慢性胃炎患者偶见大便溏泄，四肢沉重无力，此时用扁豆花化湿和胃可取得良效。

厚朴花：多选取厚朴树尚未完全开放的花蕾，性辛，微温，苦，归脾、胃经，具有芳香化湿、和胃宽中的作用。厚朴花作用和厚朴相似，但其药力较弱。厚朴花治疗作用偏中上焦，而厚朴偏中下焦。日常厚朴花可代茶饮，具有疏肝郁、理滞气的作用。适用于湿阻气滞、肝气郁结、情志不畅所致胃脘胀满疼痛、纳谷不香、嗳气等患者。

代代花：又名酸橙、回青橙，以7~8月未成熟的绿色果实为佳。性微寒，味苦酸，归肝、胃经。《饮片新参》认为代代花可理气宽胸、和胃止呕，《浙江中药手册》记述了代代花具有行气宽中、消食化痰的功效，可治胸膈及脘腹痞痛。此外，本品还用于胸腹闷胀痛、胃部下垂、消化不良、痰饮、脱肛及妇科疾病。代代花花瓣中的挥发油和黄酮等成分，被证实在抗炎、抗肿瘤、抗高血压、抗氧化及抗抑郁等疾病治疗方面发展前景可观。刘教授认为代代花可疏肝理气、消食和胃、理气化痰、解郁，常用代代花治疗进食稍多而见胃脘胀满不适、消化不良的患者。

（三）清解郁热

金银花：别名忍冬、鸳鸯藤。中药方中约有1/3含有金银花，它被誉为"世界四大保健品之一"。《本草纲目拾遗》中记载，金银花气味芬芳甘甜，可宽中开胃，清热解毒，代茶饮尤能散暑。金银花可清热解毒，疏风散热，凉血止痢，为临床常用花药，常用于治疗阳明热盛而致的便秘，慢性胃炎患者因感受风热而致咽喉肿痛、口腔溃疡及面部痤疮等上中焦热盛之证。

（四）升清降浊

葛花：是豆科植物野葛的干燥花。临床中刘教授常应用于大量饮酒引起的胃脘疼痛，以及喝酒后的脘腹胀满欲呕、烦热口渴、头痛头晕、呕吐反酸水、不欲食等症状，对于饮酒后的胃起到解毒和保护作用。治疗慢性胃炎引起的呕血、便血也可加入葛花。《滇南本草》记载葛花可以治疗头晕、憎寒、壮热、胸膈饱胀、嗳气、呕吐酸痰、吐血、呕血等病症。此外，葛花在改善儿童和成人学习记忆能力、抗过敏、保护心肌功能、降低血糖和血脂等方面也有一定作用。

旋复花：别称金沸草、金佛花、六月菊，味苦咸，性温，归肺、脾、胃、大肠经，在夏秋季节花朵盛开时采收。《神农本草经》记载旋复花"主结气胁下满，惊悸，除中上二焦结闭之疾……去五脏间寒热，皆咸润降下之功"，医家又有"诸花皆升，旋复独降"的说法。旋复花常用于治疗胸腹痞满、咳喘痰多在胸、呕恶不止、心下痞硬、嗳气等症状，常用于痞满不舒、脾胃水湿不化、痰饮不消的慢性胃炎。

（五）养心安神

合欢花：气微香，味淡，性味甘平，归心、肝经。《神农本草经》记述："合欢安五脏，畅心志，久服轻身明目，得所欲。"《四川中药志》言："合欢花消风明目，治疗心虚失眠，调肾气虚。"合欢花的水煎剂（浓度22.5g/Kg）对小白鼠有极显著的镇静催眠作用，还具有对抗肥胖的作用。临床中治疗由于胃不和则卧不安而导致的失眠健忘、心神不安有良效，同时对伴有风热眼疾、视物不清、咽肿痛、跌打损伤痛等症效亦佳。在孕妇的日常饮食中加入合欢花，对孕妇还有镇静安神、美容、强身的作用。

（李　娅）

常见脾胃病证的辨治

脾胃为后天之本，气血生化之源。《素问·灵兰秘典论》云"脾胃者，仓廪之官，五味出焉。"脾胃升降相调，纳运相合，燥湿相济，相互协调，则气血生化有源，运行有序。若逢外邪侵袭、饮食不节、情志不畅等导致脾胃升降、受纳、运化、统摄等功能失司，从而表现为一系列的临床病证。下面列举了常见的脾胃病证，从病因、病机、鉴别、辨治等方面层层展开，并论及对于脾胃病证的临证心法。

第一节 胃 痛

一、概念

胃痛是以胃脘部近心窝处发生疼痛为主症的病证。

二、病因

（一）外邪犯胃

寒、湿、暑等外邪，既可单一致病为患，也可兼夹入侵机体，可通过口鼻内客胃脘，或经皮毛、经络内传胃脘，与胃中有形之物相搏结，致胃脘气机阻滞，血行不畅而疼痛。但临床上多见于素有胃痛病史之人，因其脾胃功能不足，卫外不固，故极易遭受六淫之邪的侵袭，外邪循经内传，停于中焦，阻滞气机，气血运行不畅，诱发或加重胃痛。

（二）情志不畅

思为脾之志，过度深思远虑，犹疑不决，使脾气郁结，胃气不得宣通；情怀不舒，郁郁寡欢，情志不畅，使肝脏疏泄不及，致肝气郁结，木失条达，气机不畅，进而影响脾胃升降功能；或因遇事烦恼，情志拂逆，甚至暴怒不已或急躁等精神刺激因素，使肝脏气机不和，肝气过盛，疏泄太过，致肝气横逆犯脾胃，影响脾胃正常生理活动，引起胃升降失常；悲忧过度则耗伤肺气，而肺与脾同属太阴，脾与肺为母子关系，子盗母气，肺伤则脾亦伤，脾伤则胃失和降，中焦气滞。总之，各种原因所致的情志失调都可影响脾胃的正常生理功能，致胃腑气机郁结，引起胃痛发作。

（三）饮食伤胃

暴饮暴食，胃纳过盛，积滞胃脘，腐化无能；宿食停滞，损伤脾胃，胃气壅滞，脾运艰迟，致使胃失和降，气机郁阻；或因体弱、年老自衰而胃虚，食入难化，积于胃中；或由于地区、季节、生活习惯不同，所食之物粗糙、生硬，或过热过冷，复因素有胃疾、年老和体虚，脾胃功能虚弱，消化力低下，致食滞胃腑，阻碍气机；过食肥甘滋腻厚味，则壅积于胃脘，阻滞气机，湿聚而生痰化热；或嗜食辛辣煎炒或浓烈调味品，直接刺激胃腑，耗伤阴津；或长期嗜饮烈酒，湿热积于胃脘，并耗伤阴液，甚腐蚀胃脘，造成胃腑气机郁滞，血行不畅，胃失和降而胃脘疼痛。

（四）素体脾虚

素体阳气虚弱，尤其是脾胃虚寒，胃脘络脉失于温养，而生胃痛。

总之，胃痛虽有以上诸多病因，但以情志所伤和饮食失调为主要发病原因。饮食失调、情志所伤、六淫外袭为急性胃痛的常见原因；寒湿、瘀血、正虚为慢性胃痛的常见病因，而急性胃痛的病因又是引起慢性胃痛急性发作的重要原因。

三、病机

发病： 一般来讲，凡由邪干胃脘引发的胃痛多为急性，由脏腑功能失调所致的胃痛多为慢性。

病位：主要在胃腑，与肝、脾关系最为密切。

病性：急性以邪实居多，慢性以正虚或虚实夹杂为主，慢性因邪侵而发作者，以本虚标实为主。实为寒凝、气滞、食积、湿热等；虚为脾胃虚弱，包括气虚、阴虚、阳虚几方面。

病势：病之初在胃，涉及气血，以寒凝、气滞、食积、湿热标实为主，继则耗气伤阴，阴阳受损，肝脾受累，久而成虚证或虚实夹杂证。

病机转化：胃痛的病机转化取决于邪气的强弱与脏腑功能的盛衰及邪正双方相对消长变化。急性者，多由六淫、饮食、情志所引起，邪犯胃脘，损伤脾胃纳运升降功能，致气机阻滞，胃失和降，病多属实，邪盛正气亦旺，脾胃损伤较轻；若邪干胃脘日久，严重损伤脾胃升降功能，正气衰弱，可转为慢性，出现脾胃虚弱证、虚寒证和阴虚证。慢性可因气滞与气虚致血行不畅，血瘀胃脘络脉，形成瘀血，故慢性胃痛以本虚为主，但多夹痰、郁、寒湿、湿热、瘀血，形成虚中夹实、寒热错杂证。慢性胃痛急性发作时，属本虚标实，且以标实为主。

四、诊断依据

上腹近心窝处胃脘部发生疼痛为特征，其疼痛有胀痛、刺痛、隐痛、剧痛等不同的性质。

常伴食欲不振、恶心呕吐、嘈杂反酸、嗳气吞腐等上消化道症状。

发病特点：以中青年居多，多有反复发作病史，发病前多有明显的诱因，如天气变化、恼怒、劳累、暴饮暴食、饥饿、进食生冷干硬辛辣食物，或服用有损脾胃的药物等。

五、鉴别诊断

（一）胃痛与真心痛

真心痛是心经病变所引起的心痛证。多见于老年人，当胸而痛多为刺痛，动辄加重，痛引肩背，常伴心悸气短、汗出肢冷，病情危急。正如《灵枢·厥论》曰："真心痛手足青至节，心痛甚，旦发夕死，夕发旦死。"其病变部位、疼痛程度与特征、伴随症状及其预后等方面，与胃痛有明显区别。

（二）胃痛与胁痛

胁痛是以胁部疼痛为主症，可伴发热恶寒，或目黄肤黄，或胸闷太息，极少伴嘈杂反酸、嗳气吐腐。肝气犯胃的胃痛有时亦可攻痛连胁，但仍以胃脘部疼痛为主症。两者具有明显的区别。

（三）胃痛与腹痛

腹痛以胃脘部以下、耻骨毛际以上整个位置疼痛为主症。胃痛则以上腹胃脘部近心窝处疼痛为主症，两者仅就疼痛部位来说，是有区别的。但胃处腹中，与肠相连，因而胃痛可影响腹，而腹痛亦可牵连于胃，这时就要从其疼痛的主要部位和如何起病加以辨别。

此外，肝、胆、脾、胰病变所引起的上腹胃脘部疼痛还应结合辨病予以排除。

六、辨证要点

胃痛的辨证应区分寒热、虚实、气滞、血瘀的不同。

（一）辨虚实

虚者多病程长，痛处喜按，饥时痛甚，纳后痛减，体弱脉虚。属虚者应进一步辨气虚、阳虚与阴虚。实者多病程短，痛处拒按，饥时痛轻，纳后痛增，体壮脉盛。属实者应进一步辨别不同的病理因素。

（二）辨寒热

胃痛遇寒痛甚，得温痛减，泛吐清水者为寒证；胃脘灼痛，痛势急迫，喜凉恶热，泛吐酸水者为热证。寒与热均有虚实之分。

（三）辨气滞、血瘀

一般初病在气，久病在血。气滞者，多见胀痛，痛无定处，或攻窜两胁，疼痛与情志因素密切相关；血瘀者，疼痛部位固定不移，持久疼痛，入夜加重，舌质紫暗或有瘀斑，或兼见呕血、便血。

各证往往互相兼杂和动态转化，如虚实兼夹、寒热错杂、气血同病等，必须根据临床表现进行分析，综合诊断。

七、证治分类

（一）寒邪犯胃证

胃痛暴作，恶寒喜暖，得温痛减，遇寒加重，口淡不渴，或喜热饮。舌淡苔薄白，脉弦紧。

证机概要：寒凝胃脘，阳气被遏，气机阻滞。

治法：温胃散寒，行气止痛。

代表方：香苏散合良附丸加减。香苏散理气散寒，适用于外感风寒，胃有气滞；良附丸温胃散寒，理气止痛，适用于暴作、喜热恶寒的胃痛之证。

常用药：高良姜、吴茱萸温胃散寒；香附、乌药、陈皮、木香行气止痛。

如兼见恶寒、头痛等风寒表证者，可加紫苏叶、荆芥等以疏散风寒，或内服生姜汤以散寒止痛；若兼见胸脘痞闷，胃纳呆滞，嗳气或呕吐者，是为寒夹食滞，可加枳实、鸡内金、制半夏等以消食导滞、降逆止呕。若寒邪郁久化热，寒热错杂，可用半夏泻心汤辛开苦降、寒热并调。

（二）饮食伤胃证

胃脘疼痛，胀满拒按，嗳腐吞酸，或呕吐不消化食物，其味腐臭，吐后痛减，不思饮食，大便不爽，得矢气及便后稍舒。舌苔厚腻，脉滑。

证机概要：饮食积滞，阻塞胃气。

治法：消食导滞，和胃止痛。

代表方：保和丸加减。本方消食导滞，适用于脘满不食、嗳腐吐食的胃痛证。

常用药：神曲、山楂、莱菔子消食导滞；茯苓、半夏、陈皮和胃化湿；连翘散结清热。

若脘腹胀甚者，可加枳壳、砂仁、佛手等以行气消滞；若胃脘胀痛而便闭者，可合用枳实导滞汤以通腑行气；胃痛急剧而拒按，伴见苔黄燥、便秘者，为食积化热成燥，则合用大承气汤以泄热解燥、通腑荡积。

（三）肝胃不和证

胃脘胀痛，痛连两胁，遇烦恼则痛作或痛甚，嗳气、矢气则痛舒，胸闷嗳气，喜长叹息，大便不畅。舌苔多薄白，脉弦。

证机概要： 肝气郁结，横逆犯胃，胃气阻滞。

治法： 疏肝解郁，理气止痛。

代表方： 柴胡疏肝散加减。本方具有疏肝理气的作用，用于治疗胃痛胀闷、攻撑连胁之证。

常用药： 柴胡、芍药、郁金、香附疏肝解郁；陈皮、枳壳、佛手、甘草理气和中。

如胃痛较甚者，可加延胡索以加强理气止痛；嗳气较频者，可加半夏以降逆化浊；反酸者加乌贼骨、煅瓦楞子中和胃酸；痛势急迫，嘈杂吐酸，口干口苦，舌红苔黄，脉弦或数，乃肝胃郁热之证，加黄连、吴茱萸、连翘以疏肝泄热和胃。

（四）湿热蕴胃证

胃脘疼痛，痛势急迫，脘闷灼热，口干口苦，口渴而不欲饮，纳呆恶心，小便色黄，大便不畅。舌红，苔黄腻，脉滑数。

证机概要： 湿热蕴结，壅滞胃腑。

治法： 清热化湿，消痞和胃。

代表方： 清中汤加减。本方具有清化中焦湿热的作用，适用于痛势急迫、胃脘灼热、口干口苦的胃痛。

常用药： 黄连、栀子清热燥湿；制半夏、茯苓、草豆蔻祛湿健脾；陈皮、甘草理气和中。

湿偏重者加苍术、藿香燥湿醒脾；热偏重者加蒲公英、金银花清热解毒；伴恶心呕吐者，加苏叶以和胃降逆；大便秘结不通者，可加大黄（后下）通下导滞；气滞腹胀者，加厚朴、枳壳以理气消胀；纳呆少食者，加神曲、炒麦芽以消食导滞。

（五）瘀血阻滞证

胃脘疼痛，如针刺，似刀割，痛有定处，按之痛甚，痛时持久，食后加剧，入夜尤甚，或见吐血黑便。舌质紫暗或有瘀斑，脉涩。

证机概要：瘀停胃络，脉络壅滞。

治法：化瘀通络，理气和胃。

代表方：血府逐瘀汤加减。此方有活血化瘀作用，适宜治疗胃痛如针刺或痛有定处者。

常用药：桃仁、红花、赤芍、当归、川芎活血化瘀、理气止痛；柴胡、川芎、枳壳行气以助血行。

若胃痛甚者，可加延胡索、木香、郁金以加强活血行气止痛之功；若四肢不温、舌淡脉弱者，当为气虚无以行血，加党参、黄芪等以益气活血；便黑可加三七、丹参化瘀止血，出血不止应参考血证有关内容辨证论治；若口干咽燥、舌光无苔、脉细，为阴虚无以濡养，加天冬、麦冬以滋阴润燥。

（六）胃阴亏虚证

胃脘隐隐灼痛，似饥而不欲食，口燥咽干，五心烦热，消瘦乏力，口渴思饮，大便干结。舌红少津，脉细数。

证机概要：胃阴亏耗，胃失濡养。

治法：养阴益胃，和中止痛。

代表方：一贯煎合芍药甘草汤加减。前方养阴益胃，后方缓急止痛，两方合用滋阴而不腻，止痛又不伤阴，适用于隐隐作痛、咽干口燥、舌红少津的胃痛。

常用药：沙参、麦冬、生地、枸杞子养阴益胃；当归养血活血；川楝子理气止痛；芍药、甘草缓急止痛。

若见胃脘灼痛、嘈杂反酸者，可加浙贝母、牡蛎、海螵蛸、黄连、吴茱萸以制酸；胃脘胀痛较剧，兼有气滞，宜加厚朴、玫瑰花、佛手等行气止痛；大便干燥难解，宜加火麻仁、瓜蒌仁等润肠通便；若阴虚胃热，可加石斛、黄连、芦根养阴清胃。

（七）脾胃阳虚证

胃痛隐隐，绵绵不休，喜温喜按，空腹痛甚，得食则缓，劳累或受凉后发作或加重，泛吐清水，神疲纳呆，四肢倦怠，手足不温，大便溏薄。舌淡苔白，脉虚弱或迟缓。

证机概要：脾胃阳虚，失于温养。

治法：温中健脾，和胃止痛。

代表方：小建中汤加减。本方有温中散寒、和胃止痛作用，适用于喜温喜按之胃脘隐痛。

常用药：黄芪补中益气；桂枝、生姜温脾散寒；芍药、炙甘草、饴糖、大枣缓急止痛。

泛吐清水较多，宜加制半夏、陈皮、茯苓以温胃化饮；反酸，可去饴糖，加黄连、乌贼骨、煅瓦楞子等以制酸和胃；胃脘冷痛、里寒较甚、呕吐、肢冷，可加理中丸以温中散寒；若兼有形寒肢冷、腰膝酸软，可用附子理中汤温肾暖脾、和胃止痛；无泛吐清水、无手足不温者，可合六君子汤以健脾益气、和胃止痛。

八、临证心法

（一）通调气血

《素问·调经论》曰："五脏之道，皆出于经隧，以行血气。血气不和，百病乃变化而生。"《诸病源候论·虚劳病诸候》："夫气血者，所以荣养其身也。"气血是组成人体最基本的物质基础，气血充盈才能维持人体正常的生命活动。临床上应注重调气血，气血通畅，机体才能正常运行；气血瘀阻不通，郁而发病。

胃病的发生亦是如此，胃痛病机在于气血不和，"气主煦之""血主濡之"，说明了气血主要的生理功能。《丹溪心法·胃脘痛》云："气血冲和，万病不生，一有怫逆，诸病生焉。"情志不畅，饮食不节，或外感寒邪，或湿热郁热等均可导致胃腑气血不和，而出现"不通则痛"或"不荣则痛"。因此，治疗胃痛要调和气血，气行则血畅，血畅则不瘀，气血正常运行，而达到"通则不痛"；气血调和，津液正常输布，胃腑得以濡养，而达到"荣则不痛"。在治疗胃痛时常以木香与延胡索同用，气血同调，行滞止痛。木香走气，行气以止痛；延胡索走血，活血以止痛。两药合用，行气又活血，气行则血运，血活则气畅，通则不痛，故能增强止痛效果。临床也常用佛手、八月札理气之药配以丹参、赤芍活血之药，调和一身气血，气血调和，通则不痛。

（二）重视养阴

朱丹溪云："阴常不足，阳常有余。宜常养其阴，阴与阳齐，则水能制火，斯无病矣。"胃痛，临床多见胃阴亏虚证，其病因多由于过食辛辣温燥之品，或饮酒过度，耗伤胃阴，或胃病日久，郁而化热，易伤及胃阴，胃失濡养所致。"胃为燥土，最易病燥"，燥易伤阴，易致胃阴不足，不能濡养胃腑。胃阳虽盛而不致亢，赖于津液之阴滋养其刚，故胃气得降而为顺，若胃液不足，胃阳无以制约，则燥气得逞，胃失和降则成病，临床出现胃脘隐痛，饥而不欲食，口干，大便干，舌红少津，苔少，脉细数。因此，临床治疗胃痛时予养胃生津、益胃止痛之法。临床常用沙参、麦冬、玉竹、石斛、生地黄等药物治疗胃阴不足之胃痛。

同时要强调注意适度原则。滋阴过度易碍胃，可酌加藿香、苏叶以防过于滋腻。因此，阴虚胃痛不可过于滋阴，随时关注病情变化，达到滋而不腻的临床疗效。

（三）从肾论治

"肾为胃之关"，体现在人体津液代谢的过程中。人体内的津液来源于胃受纳的饮食水谷，再通过脾的转输、肺的宣发肃降，通调水道布散、涵养机体脏腑经络，多余的水液则下行膀胱，在肾的蒸腾气化作用和小肠的泌别清浊作用下，化为尿液排出体外。水液代谢的过程正如《素问·经脉别论》所说："饮入于胃，游溢精气，上输于脾，脾气散精，上输于肺，通调水道，下输膀胱，水精四布，五经并行，合于四时，五脏阴阳，揆度以为常也。""胃之关"一方面体现了肾在水液代谢方面的作用，胃的主要功能是受纳和腐熟水谷；另一方面，体现了肾在谷物代谢方面的作用，肾藏精，内寓元阴元阳，无论是胃的游溢精气、脾的布散精微，还是肺的通调水道，以及小肠的泌别清浊，皆需要肾的蒸腾气化作用而完成。正如《类经》所言："以精气言，则肾精之化，因于脾胃；以火土而言，则土中阳气，根于命门。"若肾功能失常，脾胃升降失司，使胃气上逆，从而出现酸腐、嗳气、胃痛、腹胀、恶心、呕吐、呃逆等症，临床常加用黄精、山萸肉等药物。若对于胃肾阴虚证者，常用墨旱莲、女贞子、枸杞子、天冬、麦冬、熟地黄等药物。方中麦冬、天冬皆可养胃阴，清胃热，生津止渴，然天冬苦寒之性较甚，清火与润燥之力强于麦冬，又可入肾滋阴，两者共用，可使肾胃皆滋，胃阴得复；墨旱莲、女贞子是取二至丸滋养肝肾之意；熟地黄滋养肾阴之效；枸杞子滋肝补肾，胃肾同补。诸药合用，发挥滋养胃肾阴之效。

（四）循因用药

胃为阳土，喜润恶燥，外邪犯胃，阻滞气机，进而发生胃痞，气机受阻，不通则痛，又发胃痛。张景岳在《景岳全书》言："因寒者常居八九，因热者十惟一二……盖寒则凝滞，凝滞则气逆，气逆则痛胀由生。"《素问·举痛论》中亦说："寒气客于肠胃之间，膜原之下，血不得散，小络急引故痛。"这些阐述指出外感寒、热、湿诸邪，内克于胃，均可致胃气壅滞，不通则痛，寒邪尤最。临床中胃痛暴作常见于外邪侵袭，风、寒、暑、湿、食、火等外感邪气，直中脾胃，损伤胃络，气机、血运不畅，不通则痛；邪气郁久不除，化热生毒，体内毒与热相互蕴结，凝于胃膜，血败肉腐，发为胃痛。临床治疗外感风邪、寒邪而导致胃痛发作，加入紫苏叶、苏梗、僵蚕、蝉蜕等药物；若伴暑湿，加用藿香、佩兰；若食积，加用莱菔子、山楂、神曲，山楂健脾开胃消食；火邪重，加入连翘、栀子等药物。

第二节　痞　满

一、概念

痞满是指以自觉心下痞塞，胸膈胀满，触之无形，按之柔软，压之无痛为主要症状的病证。按部位，痞满可分为胸痞和心下痞（即胃脘部）。

二、病因

（一）感受外邪

外感六淫，表邪入里，或误下伤中，邪气乘虚内陷，结于胃脘，阻塞中焦气机，升降失司，遂成痞满。如《伤寒论》曰："脉浮而紧，而复下之，紧反入里，则作痞，按之自濡，但气痞耳。"

（二）内伤饮食

由于过饮过饱，或恣食生冷，损伤中阳，影响脾胃的纳、化、升、降，遂至心下痞满不舒，饮食不进。

（三）情志失调

情志失和，气机乖乱，如多思则气结，暴怒则气上，悲忧则气郁，惊恐则气乱等。气机逆乱，升降不利，于是而见痞满等证。

三、病机

脾胃同居中焦，脾主运化，胃主受纳，共司饮食水谷的消化、吸收与输布。脾主升清，胃主降浊，清升浊降则气机调畅；肝主疏泄，调节脾胃气机，肝气条达，则脾升胃降，气机顺畅。上述病因均可影响胃，并涉及脾、肝，使中焦气机不利，脾胃升降失职，而发痞满。

痞满初期，多为实证，因外邪入里，食滞内停，痰湿中阻等邪干胃，导致脾胃运纳失职，清阳不升，浊阴不降，中焦气机阻滞，升降失司出现痞满；如外感湿热、客寒，或食滞、痰湿停留日久，均可困阻脾胃而成痞；肝郁气滞，横逆犯脾，亦可致气机郁滞之痞满。实痞日久，可由实转虚，正气日渐消耗，损伤脾胃，或素体脾胃虚弱，而致中焦运化无力；湿热之邪或肝胃郁热日久伤阴，阴津伤则胃失濡养，和降失司而成虚痞。因痞满常与脾虚不运、升降无力有关，脾胃虚弱，易招致病邪内侵，形成虚实夹杂、寒热错杂之证。此外，痞满日久不愈，气血运行不畅，脉络瘀滞，血络损伤，可见吐血、黑便，亦可产生胃痛或积聚、噎膈等变证。

总之，痞满的基本病位在胃，与肝、脾关系密切。中焦气机不利，脾胃升降失职为导致本病发生的病机关键。病理性质不外虚实两端，实即实邪内阻（食积、痰湿、外邪、气滞等），虚为脾胃虚弱（气虚或阴虚），虚实夹杂则两者兼而有之。因邪实多与中虚不运、升降无力有关，而中焦转运无力最易招致病邪内阻。

四、诊断依据

痞满以自觉心下闭塞不通，胸膈满闷不舒，而外无胀急之形，但满而无痛等症，作为主要诊断依据。

五、鉴别诊断

（一）痞满与胀满

胀满腹内胀急，外见腹部胀大之形。痞满则是心下或是胸脘自觉满闷不舒，而外无胀急之形可察。

（二）痞满与胸痹

胸痹是指胸中痞塞不通，因而引起胸部内外疼痛的一类病症。临床以胸闷、胸痛、短气三大症状为其主症。如《金匮要略·胸痹心痛短气证治第九》说："胸痹不得卧，心痛彻背""胸痹气急胸满，胸背痛，短气"。痞满则是指心下痞塞满闷，虽然亦可因影响胸中清阳流通而出现阻窒不舒，但并无胸痛等表现，二者不难鉴别。

（三）痞满与结胸

结胸是指从心下至少腹的硬满而痛，手不可近的一类疾患。而痞满则但满而不痛，手亦可按。

六、辨证要点

应首辨虚实，外邪所犯、食滞内停、痰湿中阻、湿热内蕴、气机失调等所成之痞皆为有邪，有邪即为实痞；脾胃气虚，无力运化，或胃阴不足、失于濡养所致之痞，则属虚痞；痞满能食，食后尤甚，饥时可缓，伴便秘，舌苔厚腻，脉实有力者为实痞；饥饱均满，食少纳呆，大便清利，脉虚无力者属虚痞。

次辨寒热，痞满绵绵，得热则减，口淡不渴，或渴不欲饮，舌淡苔白，脉沉迟或沉涩者属寒；而痞满势急，口渴喜冷，舌红苔黄，脉数者为热。临证还要辨虚实寒热的兼夹。

七、证治分类

（一）邪热内结证

心下痞满，胸膈满闷，按之濡软不痛，烦躁口渴，或见大便秘结。舌质红，苔黄或腻，脉滑数。

证机概要： 邪热阻结，胃气壅滞，气机不畅。

治法： 清热消痞，破结除满。

代表方： 泻心汤加减。

常用药： 大黄泄热通便；黄连、黄芩清胃泻火。

若胸闷心烦者，加瓜蒌、栀子以宽中行气、清热除烦；恶心呕吐者，加竹茹、半夏以降逆止呕；口渴欲饮者，加花粉、连翘以清热生津；腹胀者，加枳壳以行气消胀。

（二）饮食积滞证

胸脘满闷，痞塞不畅，嗳腐吞酸，不思饮食，恶心呕吐，或吐出宿食积滞。舌质淡红，苔厚腻，脉弦滑。

证机概要： 食积不化，气机壅塞，胃失和降。

治法： 消食导滞，和胃降逆。

代表方： 保和丸合枳实导滞丸加减。

常用药： 山楂、神曲、莱菔子消食健胃；半夏、茯苓、陈皮化痰理气；枳实破气消痞；大黄、黄连、黄芩清热泻火。

若食积较重、痞满胀甚者，加厚朴、麦芽以行气消积；食积化热、烦躁口渴者，加连翘以清热泻火；湿浊内盛、舌苔厚腻者，加薏苡仁以化湿健脾。

（三）痰湿阻滞证

胸脘痞塞，满闷不舒，恶心呕吐，痰多或咳出不爽，头晕目眩，身重倦怠。舌质淡红，苔厚腻，脉滑或弦滑。

证机概要： 痰聚湿阻，清阳不升，浊阴不降。

治法： 祛湿化痰，理气宽中。

代表方： 平胃散加减。

常用药：陈皮、厚朴理气消胀；苍术燥湿健脾；生姜温中和胃；甘草调和诸药。

若气逆不降、噫气不除者，加代赭石以化痰降逆；胸膈满闷较甚者，加薤白、枳壳、瓜蒌以理气宽中；咯痰黄稠、心烦口干者，加黄芩、黄连以清化痰热；兼有表证者，加苏叶、荆芥以理气解表。

（四）肝气郁滞证

胸膈痞满，脘胁作胀，心烦易怒，嗳气纳差，或时作太息。舌质淡红，苔薄白，脉弦。

证机概要：七情郁结，肝失条达，气机阻滞。

治法：疏肝解郁，理气除痞。

代表方：四逆散合越鞠丸加减。

常用药：柴胡、香附、枳实疏肝理气；白芍、川芎行气活血；山栀子、苍术、神曲清热燥湿健脾。

若气郁化火、口苦心烦者，加龙胆草、川楝子以清肝泻火；湿浊内阻、舌苔厚腻者，加茯苓、薏苡仁以淡渗利湿；痰多胸闷或咯痰不爽者，加半夏、陈皮以理气化痰；若素体虚弱，中气不足，而兼肝郁气滞者，不宜专用香散耗气之剂，可用四磨饮为宜。

（五）脾胃虚弱证

心下痞满，胸膈不舒，腹胀时减，时宽时急，饥而不食，喜热喜按，倦怠乏力，大便溏稀。舌质淡红，苔薄白，脉沉细或虚大无力。

证机概要：脾虚不运，气滞不行，升降失常。

治法：益气健脾，升清降浊。

代表方：补中益气汤加减。

常用药：党参、黄芪、白术补气健脾；升麻、柴胡升补脾气；枳壳、麦芽健脾和胃。

若脾阳虚弱、畏寒怕冷者，加吴茱萸以温经散寒；湿浊内盛、舌苔厚腻、脘闷纳呆者，加茯苓、薏苡仁以淡渗利湿；腹满纳差者，加砂仁、神曲芳香醒脾、化浊消食；气滞夜甚、脘腹胀满者，加木香、佛手以理气除满；兼肝气郁滞者，加川楝子、郁金以疏肝解郁；命门火衰、腰膝酸冷、大便溏稀者，加肉桂、附子以温补肾阳、脾肾同治。

（六）寒热错杂证

心下痞满，按之柔软不痛，呕恶欲吐，口渴心烦，脘腹隐痛，肠鸣下利。舌质淡红，苔白或黄腻，脉沉弦。

证机概要：误下伤中，寒热互结，气机壅塞。

治法：寒热并用，和中消痞。

代表方：半夏泻心汤加减。

常用药：半夏、黄芩、黄连清热健脾燥湿；干姜温中补脾；党参益气健脾。

若脘痞腹胀较甚者，加枳壳、厚朴以行气除满；恶心呕吐者，加竹茹以降逆止呕；脾阳虚甚、中焦虚寒、畏寒腹痛者，加吴茱萸以温经散寒；下利湿重、舌苔厚腻者，加茯苓、车前子以利湿止泻；脘闷纳差者，加神曲、焦山楂以消食导滞。

（七）虚实相兼证

心下痞满，按之不痛，呕恶心烦，口渴不欲饮，干噫食臭，肠鸣下利。舌质淡红，苔白腻偏厚或滑腻，脉沉弦或虚大无力。

证机概要：脾胃虚弱，水热互结，中焦失和。

治法：调补脾胃，化饮清热。

代表方：生姜泻心汤。

常用药：生姜、干姜、大枣温中和胃；党参益气；黄芩、黄连、半夏燥湿健脾。

若嗳气频作、其味酸腐者，加麦芽、神曲以消食化积；脘腹痞满较甚者，加枳壳、厚朴以行气除满；肠鸣下利较甚者，加茯苓、车前子以健脾利水止泻。

胃气虚弱，气滞成痞，而见纳谷不化、腹中雷鸣下利、心下满闷、干呕心烦者，用甘草泻心汤以调中补气、和胃消痞。

胃气虚弱，痰浊内阻，气逆不降，心下痞硬，噫气不除者，用旋覆代赭汤以益气和胃、降逆化痰。

八、临证心法

（一）实痞虚痞，辨证施治

明清时期，张介宾指出："凡有邪有滞而痞者，实痞也，无物无滞而痞者，虚痞也。"这种辨证对后世痞证认识有指导意义。

外邪所犯、食滞内停、痰湿中阻、湿热内蕴、气机失调等所成之痞皆为有邪，有邪即为实痞；痞满能食，食后尤甚，饥时可缓，伴便秘，舌苔厚腻，脉实有力者为实痞。《金匮要略》云："腹不满，其人言我满，为有瘀血。"《诸病源候论》载："血气痹塞不通而成痞。"把痞满归为瘀血所致，病程较长，脉络瘀阻，气血痰湿凝聚，胃脘部甚可触及痞块。临床常用赤芍、丹参化瘀止痛，砂仁行气和胃，如疼痛甚可加延胡索、三七粉、莪术。莪术可破血行气，消积止痛。《医学衷中参西录》言："莪术性微温，为化瘀血之要药。"《日华子本草》："治一切气，开胃，消食，及内损恶血等。"盖此药能破气中之血也。此药可通久聚之血，通络化瘀，开胃消食。若为湿热痞证，临床常用白花蛇舌草、蒲公英、藤梨根、半枝莲等药物。白花蛇舌草、半枝莲均能清热解毒、化瘀消肿利水，尤其适合痰热、瘀热互结之证；蒲公英甘寒无毒，入脾胃经，化热毒、消痈肿、散滞气，共祛痰热以消痞。

脾胃气虚，无力运化，或胃阴不足，失于濡养所致之痞，则为虚痞；饥饱均满，食少纳呆，大便清利，脉虚无力者属虚痞。临床治疗脾虚导致的虚痞，常用黄芪、当归、党参、炒白术、陈皮、茯苓等药物。黄芪补气健脾，走经络而能荣营固卫；陈皮理胃中滞气，善燥湿化痰；在理气基础上加当归养血温经，气血同补，调和兼顾；党参益气；白术、茯苓健脾祛湿。胃阴不足之痞证，临床常用沙参、麦冬、石斛、百合等药物，滋阴以消痞。

久痞虚实夹杂、寒热并见者，治宜温清并用，辛开苦降。此时，切不可见邪实而过用攻伐。清热解毒药临床多用黄连、黄芩、蒲公英、冬凌草、连翘、芦根、水红花子、藤梨根等；辛温补脾理气药临床常用党参、干姜、半夏、厚朴、木香等，都对上消化道有促动力作用。只有在辨证论治的基础上结合辨病遣方展药，灵活运用温清并用、辛开苦降法，使脾气得升，胃气得降，则湿浊除，气机通，中气旺，化源充而痞满消。

在临床上对痞满的治疗有虚实之分，实痞多以祛邪为主，虚痞多以补虚为主，虚实夹杂多辛开苦降。

（二）肝郁化火，泻心消痞

痞证病位在胃，与肝脾关系密切，故痞满多从肝论治，行气消痞除满。宽中除满，使肝气调达舒畅，则可疏通脾胃之壅滞，促进脾胃病痊愈。

《类经图翼》有云："造化之机，不可无生，亦不可无制。无生则发育无由，无制则亢而为害。"《素问·六微旨大论》曰："亢则害，承乃制，制则生化。"治"痞"虽不离肝胆、脾胃，但调肝气之郁滞不畅，也可从心而论。五行理论中，肝属木，心属火，肝气郁滞，气机不畅，可郁而化热成火。

《难经·六十九难》中有"虚则补其母，实则泻其子"一论，肝郁之热亦不离"泻心"之法，"泻心治脾胃"实为"泻心而治肝之郁热"。临床对于肝气郁滞欲化热者，可予黄连、黄芩、栀子、连翘、淡竹叶以泻心火。连翘性凉微苦，归心、肺、小肠经。《珍珠囊》载："泄心经客热，一也；去上焦诸热，二也；为疮家圣药。"《药性论》言其："主通利五淋，小便不通，除心家客热。"黄连苦寒，归心、脾、胃、肝、胆、大肠经，泻心火、解热毒，为治痢止呕之要药，《药性赋》云其"消心下痞满之状"；《药类法象》曰"泻心火，除脾胃中湿热，治烦躁恶心，郁热在中焦，兀兀欲吐"。栀子味苦性寒，归心、肺、三焦经，《名医别录》称其"疗目热赤痛，胸心、大小肠大热，心中烦闷，胃中热气"；《本草经疏》曰"清少阴之热，则五内邪气自去，胃中热气亦除"；《医学启源》曰"疗心经客热，除烦躁，去上焦虚热，治风"。通过五行生克制化的关系来削弱肝郁化热之趋势，同时予以合欢皮、石菖蒲等药养心安神，以防心神妄动而被伤。"泻心"之药多为苦寒，兼能清热燥湿，又除中焦之湿，以减轻肝木疏脾土的负担。

临证运用"泻心"之法治脾胃病，同时强调，临床需要谨慎审察辨别，切不可滥用。"泻心"以助调肝，进而治疗脾胃疾病，需辨明其为肝气犯胃、郁久化火的实证方可运用。

第三节　呕　吐

一、概念

呕吐是指胃失和降，胃气上逆而致胃内容物经口中吐出的病证。有物有声谓之呕，有物无声谓之吐，有声无物谓之干呕或哕。临床呕与吐常兼见，难以截然分开，故合称呕吐。

二、病因

（一）饮食失调

多因暴饮暴食，饮食过量，过食生冷、辛辣、肥甘、油腻、腥秽之品，嗜饮酒浆，或食用不洁食品，均可损伤胃腑，碍胃滞脾，饮食停滞于胃腑不化，胃气不能和降，上逆而呕吐。

（二）情志失调

平素性情急躁，恼怒愤郁伤肝，肝郁不达，横逆犯胃，肝胃不和，胃气不降，上逆而为呕吐。

忧思过虑，所愿不遂，精神抑郁，则伤脾，脾失健运，纳食不化，清阳不升，浊阴不降，胃气上逆而生呕吐。

（三）外邪犯胃

长夏暑湿之邪所干，秋冬风寒之邪所犯，均可致邪客胃腑，致湿浊阻滞，寒伤中阳，秽浊壅中，使邪聚于中，胃失和降，上逆发生呕吐。

（四）脾胃虚弱

素体虚弱，或劳倦太过，或久病伤脾，均可使脾胃虚弱，中气耗伤，脾胃功能失常，运化升降失职，胃气上逆而呕吐。

三、病机

发病：一般由于六淫之邪、饮食、情志因素等引起的多为急性呕吐；

而劳倦内伤、脾胃虚弱、胃阴不足等引起的多为慢性呕吐。

病位：主要在胃，与肝、脾关系密切。

病性：有虚实之分，实者因外邪、食滞、痰饮、气郁等犯胃，致胃气上逆；虚者因脾胃虚弱、胃阴不足，致纳运失常，不能和降，致胃气上逆。

病势：初得多实证，呕吐来势较急，但病程较短，多为外邪、饮食、气郁、痰饮所致，邪去则呕吐止；久而为虚实夹杂或虚证，呕吐来势较缓，但病程较长，多为脾胃虚弱、胃阴不足所致，正安则呕吐自愈。

病机转化：暴吐多属邪实，治疗正确及时，多可向愈。唯痰饮、气郁之呕吐易反复发作，致脾胃虚弱，胃阴不足，久而成虚吐，若再受外邪、饮食、情志等因素影响而成虚实夹杂之证。危重病中出现呕吐，其病机转化取决于原发病。

四、诊断依据

初起呕吐量多，吐出物多有酸腐气味，久病呕吐，时作时止，吐出物不多，酸臭气味不甚。

新病邪实，呕吐频频，常伴有恶寒、发热、脉实有力。久病正虚，呕吐无力，常伴精神萎靡、倦怠、面色萎黄、脉弱无力等症。

本病常有饮食不节、过食生冷、恼怒气郁或久病不愈等病史。

五、鉴别诊断

（一）呕吐与反胃

呕吐与反胃，同属胃部的病变，其病机都是胃失和降，气逆于上，而且都有呕吐的临床表现。但反胃系脾胃虚寒，胃中无火，难以腐熟食入之谷物，以朝食暮吐、暮食朝吐，终至完谷尽吐出而始感舒畅。呕吐是以有声有物为特征，因胃气上逆所致，有感受外邪、饮食不节、情志失调和胃虚失和的不同，临诊之时，是不难分辨的。

（二）呕吐与噎膈

呕吐与噎膈，皆有呕吐的症状。然呕吐之病进食顺畅，吐无定时。噎膈之病进食哽咽不顺或食不得入，或食入即吐，甚则因噎废食。呕吐大多病情较轻，病程较短，预后尚好。而噎膈多因内伤所致，病情深重，病程较长，预后欠佳。

（三）呕吐物的鉴别

呕吐病证有寒、热、虚、实之别，根据呕吐物的性状及气味，也可以帮助鉴别。若呕吐物酸腐量多、气味难闻者，多属饮食停滞，食积内腐；若呕吐出苦水、黄水者，多由胆热犯胃，胃失和降；若呕吐物为酸水、绿水者，多因肝热犯胃，胃气上逆；若呕吐物为浊痰涎沫者，多属痰饮中阻，气逆犯胃；若呕吐清水，量少，多因胃气亏虚，运化失职。

六、辨证要点

应首辨虚实。如《景岳全书·呕吐》指出："呕吐一证，最当详辨虚实。"实证多由感受外邪、饮食停滞所致，发病较急，病程较短，呕吐量多，呕吐物多有酸臭味；虚证多属伤，有气虚、阴虚之别，呕吐物不多，常伴有精神萎靡、倦怠乏力、脉弱无力等症。

七、证治分类

（一）实证

1.外邪犯胃证

突然呕吐，频频泛恶，胸脘满闷，或心中懊恼，伴有发热恶寒，头身疼痛。舌苔白腻，脉濡缓。

证机概要： 外邪犯胃，中焦气滞，浊气上逆。

治法： 疏邪解表，化浊和中。

代表方： 藿香正气散加减。本方以解表化浊，理气和中，用于外感风寒、内伤湿滞、恶心呕吐、胸膈满闷等症。

常用药： 藿香、紫苏、白芷芳香化浊，散寒解表；大腹皮、厚朴理气除满；半夏、陈皮和胃降逆止呕；白术、茯苓化湿健脾；生姜和胃止呕。

伴见脘痞嗳腐、饮食停滞者，可去白术、大枣，加焦山楂、炒神曲以消食导滞；如风寒偏重，症见寒热无汗、头痛身重，加荆芥、防风祛风寒，解表邪；兼气机阻滞、脘闷腹胀者，可酌加木香、枳壳行气消胀。

2.饮食停滞证

呕吐酸腐，脘腹胀满，嗳气厌食，大便或溏或结。舌苔厚腻或垢，脉滑实。

证机概要：食积内停，气机受阻，浊气上逆。

治法：消食化滞，和胃降逆。

代表方：保和丸加减。该方以消食和胃为主，兼有理气降逆之功效，适用于饮食停滞、浊气上逆的呕吐。

常用药：山楂、神曲、莱菔子消食和胃；陈皮、半夏、茯苓理气降逆，和中止呕；连翘散结清热。

若因肉食而吐者，重用山楂；因米食而吐者，加谷芽；因面食而吐者，重用莱菔子，加麦芽；因食鱼蟹而吐者，加生姜、苏叶；因酒食而吐者，加豆蔻仁、葛花，重用神曲；若因豆制品而吐者，加生萝卜汁；若食物中毒呕吐者，用烧盐方探吐，防止腐败毒物被吸收。

3.痰饮内阻证

呕吐清水痰涎，脘闷不食，头眩心悸。舌苔白滑或腻，脉滑。

证机概要：痰饮内停，中阳不振，胃气上逆。

治法：温中化饮，和胃降逆。

代表方：小半夏汤合苓桂术甘汤加减。前方以祛痰化痰为主，适用于呕吐严重者；后方则可健脾化湿，温化痰饮，适用于呕吐清水、舌苔白腻、脘闷不食者。

常用药：半夏化痰和胃止呕；生姜温胃散寒止呕；茯苓、白术、陈皮、健脾利水化湿；桔梗理气化痰。

脘腹胀满、舌苔厚腻者，可去白术，加苍术、厚朴以行气除满；脘闷不食者，加白豆蔻、砂仁化浊开胃；胸膈烦闷、口苦、失眠、恶心呕吐者，可去桂枝，加黄连、陈皮化痰泄热，和胃止呕。

4.肝气犯胃证

呕吐吞酸，嗳气频繁，胸胁胀痛。舌质红，苔薄腻，脉弦。

证机概要：肝气不舒，横逆犯胃，胃失和降。

治法：疏肝理气，和胃降逆。

代表方：四七汤加减。该方具有理气宽中、和胃降逆止呕之功效，适用于因肝气郁结、气逆犯胃的呕吐。

常用药：苏叶、厚朴理气宽中；半夏、生姜、茯苓、大枣和胃降逆止呕。

若胸胁胀满疼痛较甚，加川楝子、郁金、香附、柴胡疏肝解郁；如呕吐酸水、心烦口渴，宜清肝和胃、辛开苦降，可酌加左金丸及山栀、黄芩等；若兼见胸胁刺痛或呕吐不止，诸药无效，舌有瘀斑者，可酌加桃仁、红花等活血化瘀。

（二）虚证

1.脾胃气虚证

食欲不振、食入难化，恶心呕吐，脘部痞闷，大便不畅。舌苔白滑，脉象虚弦。

证机概要：脾胃气虚，纳运无力，胃虚气逆。

治法：健脾益气，和胃降逆。

代表方：香砂六君子汤加减。该方具有健脾益气、祛痰和胃止呕之功效，适用于食欲不振、面色萎黄、恶心呕吐、舌苔薄白腻者。

常用药：党参、茯苓、白术、甘草健脾益气；半夏祛痰降逆，和胃止呕；陈皮、木香、砂仁理气降逆。

若呕吐频作，可酌加旋复花、代赭石以镇逆止呕；若呕吐清水较多、脘冷肢凉者，可加附子、肉桂、吴茱萸以温中降逆止呕。

2.脾胃阳虚证

饮食稍多即吐，时作时止，面色㿠白，倦怠乏力，喜暖恶寒，四肢不温，口干而不欲饮，大便溏薄。舌质淡，脉濡弱。

证机概要：脾胃虚寒，失于温煦，运化失职。

治法：温中健脾，和胃降逆。

代表方：理中汤加减。该方具有健脾和胃、甘温降逆之功效，适用于脾胃虚寒而呕吐，症见面色㿠白、倦怠乏力、四肢不温等症。

常用药：人参、白术健脾和胃；干姜、甘草甘温和中。

若呕吐甚者，加砂仁、半夏等理气降逆止呕；若呕吐清水不止，可加吴茱萸、干姜以温中降逆止呕；若久呕不止，呕吐之物完谷不化，汗出肢冷，腰膝酸软，舌质淡胖，脉沉细，可加制附子、肉桂等温补脾肾之阳。

3.胃阴不足证

呕吐反复发作，或时作干呕，似饥而不欲食，口燥咽干。舌红少津，脉象细数。

证机概要：胃阴不足，胃失濡润，和降失司。

治法：滋养胃阴，降逆止呕。

代表方：麦门冬汤加减。该方滋阴养胃，降逆止呕，适用于呕吐反复或时作干呕的阴虚证。

常用药：人参、麦冬、粳米、甘草滋养胃阴；半夏降逆止呕；大枣益气和中。

若呕吐较剧者，可加竹茹、枇杷叶以和降胃气；若口干、舌红、热甚者，加石膏清热止呕；大便干结者，加瓜蒌仁以润肠通便；伴倦怠乏力、纳差，舌淡，加太子参、黄芪益气健脾。

八、临证心法

（一）注重辨病

临床中导致呕吐的疾病很多，切不可见吐止吐，需辨病论治。对于有原发疾病者需及时诊治原发疾病，原发病缓解，则呕吐亦可随之减轻，切不可见吐止吐，以免延误病情，失治误治。呕吐是机体排出胃中有害物质的反应，如遇伤食，痰饮积聚，或误吞毒物时，当因势利导，给予探吐，以祛除病邪。《伤寒论》云："少阴病，饮食入口则吐，心中温温欲吐，复不能吐。始得之，手足寒，脉弦迟者，此胸中实，不可下也，当吐之。"证属痰食阻滞于胸膈，病位偏上，当施以吐法。

（二）外感呕吐者，当以芳香化浊为主

寒邪外袭，致营卫失和，气机逆乱，胃失和降，上逆而呕吐突发。芳香化湿药气味芳香，性偏温燥，可化湿运脾。广藿香芳香化湿，理气和中止呕，发散风寒，对于寒邪犯胃者尤为适宜，临床中多选用广藿香15g，

若出现口中甜腻、多涎者，加用佩兰10g以化湿祛脾经湿热，若湿邪较重，加苍术6g，以加强化湿之力。

（三）胃肠积热者，可选用大黄甘草汤

胃肠积热，浊腐之气上逆，腑气不通，胃气不降，火热秽浊之气上冲，故食已即吐。在临床中常选用大黄甘草汤治疗胃腑积热、呕吐便秘者，方中大黄荡涤肠胃实热，甘草缓急和胃，使攻下而不伤正气，二药合用能导积热从大便而出，和胃而浊气下降。

（四）合理用药，提高疗效

凡对胃有明显刺激者或具有特殊气味者应忌服或慎用，如乳香、九香虫、没药、地龙等。其次宜注意服药方法，对于呕吐明显患者，应少量多次频服，以减轻药物对胃的刺激，最好选择饭后2小时或饭前半小时服药以利于药效发挥。若药物苦味较重，可嘱患者适当加些糖或蜂蜜以改善口感，避免加重呕吐。对于热呕者，药宜冷服，对于寒呕者，药宜热服，以免病邪与药物格拒，加重呕吐。

第四节　噎　膈

一、定义

噎膈是由于食管干涩或食管狭窄导致吞咽食物哽噎不顺，饮食难下，或食而复出的疾患。噎即噎塞，指吞咽之时哽噎不顺；膈为格拒，指饮食不下。噎证可单独出现，而又每为膈之前驱，故往往以噎膈并称。

二、病因

（一）饮食因素

长期食用腐烂变质（霉变）的食品，或腌制熏烤之物，其中之毒邪可直接刺激食管损伤络脉，同时亦可伏于体内，久留而致恶变；进食过热、过快，食物粗糙、质硬可直接刺激食管，损伤络脉，久则食管受损；恣食

大量辛香燥热之品，如胡椒、槟榔等，燥热伤津耗血，使食管干涩失于濡润；嗜食生冷、肥甘、膏粱、鱼腥、乳酪之品，助湿生痰，化热伤津凝痰，同时又易耗伤阴血，食管失于滋润；嗜饮烈酒无度，尤喜热饮，可损伤脾胃，蕴毒体内，并直接刺激食管，酒能助湿生热，郁热伤津液，灼液为痰，顽痰滞留于食管，使之狭窄，而发为本病。

（二）情志因素

思虑过度则气结脾伤，络脉瘀涩，气血津液不能周流，继而变生郁阻、痰结，气结与痰相搏，阻于食管，故吞咽困难；喜怒伤肝，肝郁气滞，气郁日久可致津液、血液运行不畅而成痰、瘀、气结，顽痰瘀血互结，滞涩于食管，妨碍饮食而发本病。

（三）正气虚亏

房劳太过，纵欲太甚，真精亏耗，致使阴津耗伤，精血枯涸，燥热结于下，食管失滋润而干涩，则为本病。年高体虚或久病失治，均可使气血亏乏，精血渐耗，食管失养，发为本病。

三、病机

发病：噎膈多以缓慢发病，但多渐进性加重，部分患者可恶化发展。

病位：病在食管，与脾胃、肝肾、气血津液关系密切。

病性：本虚标实，虚为津涸、血亏、阳气虚；实为气结、顽痰、瘀血、燥热、邪毒。

病势：初起多以标实为主，中期为虚实夹杂，晚期则以本虚为主。

病机转化：初起多因脏腑功能失调，导致气滞、痰浊、瘀血、燥热内生，毒邪凝滞形成痰气交阻，痰热胶结，继而气滞血瘀，毒热内结，形成气、痰、瘀、热、毒互结，亏耗阴津，导致正虚邪实，使阴津枯槁，精血耗竭，进一步发展则阴损及阳，气虚阳微。

四、诊断依据

此证多见于中年以上男性，平素嗜酒、恣食肥甘、情志抑郁者。其临床表现一般可有：初起咽部或食管内有异物感；进食时有食物停滞感；胃脘不适，烧灼痛，进食时痛甚；胸内疼痛。继则吞咽时胸膈疼痛，食入即吐，甚则吐白沫，或如赤豆汁，大便燥结如羊屎。形体羸弱，肌肤甲错，精神衰惫，舌质红绛，或青紫，少苔；脉弦细数、或涩。

五、鉴别诊断

（一）噎膈与梅核气

梅核气为自觉咽中有物梗塞，吐之不出，咽之不下，但进食并无妨碍，与噎膈可资鉴别。

（二）噎膈与反胃

反胃是食入不化，停留胃中，朝食暮吐，暮食朝吐。噎膈则膈塞不通，食不能下。张景岳认为二证之病位、治则各异。《景岳全书·噎膈》云："噎膈之病，主于胸臆上焦；而反胃之病，则病于中下二焦……反胃之治，多主益火之源，以助化功。噎膈之治，多宜润养心脾，以舒结气。"

（三）噎膈与呕吐

呕吐常因胃失和降、气逆于上而发生，无吞咽困难。噎膈则饮食格拒不入。

（四）噎膈与呃逆

呃逆以气机上逆，喉间呃呃连声，声短而频，令人不能自制为主症。与噎膈的临床表现不同。

（五）噎膈与关格

关格是指小便不通与呕吐不止并见或呕吐而渐见大小便不通之病证，与噎膈初期见证有别。但噎膈后期，可出现滴水不入、羸弱疲惫、大便不通等阳衰阴竭、阴阳离绝之危候，与关格相似。

六、辨证要点

本病早期轻症仅有吞咽之时哽咽不顺，全身症状不明显，病情严重则吞咽困难呈进行性加重，食常复出，甚则胸膈疼痛，滴水难入。临床应辨标本主次。标实当辨气结、痰阻、血瘀三者之不同。本虚多责之于阴津枯竭为主，发展至后期可见气虚阳微之证。

七、证治分类

（一）痰气交阻证

吞咽梗阻，胸膈痞满，甚则疼痛，情志舒畅时稍可减轻，情志抑郁时则加重，嗳气呃逆，呕吐痰涎，口干咽燥，大便艰涩。舌质红，苔薄腻，脉弦滑。

证机概要：肝气郁结，痰湿交阻，胃气上逆。

治法：开郁化痰，润燥降气。

代表方：启膈散加减。本方有理气化痰解郁、润燥和胃降逆之功效，适用于气滞痰阻之噎膈证。

常用药：郁金、砂仁、丹参开郁利气；沙参、贝母润燥化痰；茯苓健脾和中；杵头糠治卒噎；荷叶蒂和胃降逆。

嗳气呕吐明显者，酌加旋覆花、代赭石，以增降逆和胃之力；泛吐痰涎甚多者，加清半夏、陈皮，以加强化痰之功，或含化玉枢丹；大便不通，加生大黄、莱菔子，通便即止，防止伤阴；若心烦口干、气郁化火者，加山豆根、栀子、金果榄以增清热解毒之功效；食滞脘痞者，加鸡内金、莱菔子以消食化滞；吞咽困难者，加生姜汁频频呷服，以图降逆止呕之功。

（二）瘀血内结证

饮食难下，或虽下而复吐出，甚或呕出物如赤豆汁，胸膈疼痛，固着不移，肌肤枯燥，形体消瘦。舌质紫暗，脉细涩。

证机概要：蓄瘀留着，阻滞食管，通降失司，肌肤失养。

治法：滋阴养血，破血行瘀。

代表方：通幽汤加减。本方有滋阴养血、破血行瘀作用，适用于瘀血内阻，食道不通，饮食不下，生化乏源，气血不能充养肌肤之噎膈。

常用药：生地、熟地、当归滋阴养血；桃仁、红花、丹参、三七活血化瘀；五灵脂、乳香、没药、蜣螂虫活血破瘀止痛；海藻、昆布、贝母软坚化痰。

呕吐较甚、痰涎较多者，加贝母、瓜蒌等以化痰止呕；瘀阻显著者，酌加三棱、莪术、路路通、急性子同煎服，增强其破结消癥之力；阴伤大便燥结者，加桃仁、柏子仁以润燥通便；呕吐物如赤豆汁者，加三七、仙鹤草、地榆化瘀止血；如服药即吐，难于下咽，可含化玉枢丹以开膈降逆，随后再服汤药。

（三）津亏热结证

食入格拒不下，入而复出，甚则水饮难进，心烦口干，胃脘灼热，大便干结如羊屎，形体消瘦，皮肤干枯，小便短赤。舌质光红，干裂少津，脉细数。

证机概要：气郁化火，阴津枯竭，虚火上逆，胃失润降。

治法：滋阴养血，润燥生津。

代表方：沙参麦冬汤加减。本方有滋阴养血、润燥生津的作用，适用于阴津枯竭、燥热内结之噎膈。

常用药：沙参、麦冬、天花粉、玉竹滋阴养血；乌梅、芦根、白蜜生津润肠；竹茹、生姜汁化痰止吐；半枝莲清热解毒散结。

胃火偏盛者，加山栀、黄连清胃中之火；肠腑失润、大便干结坚如羊屎者，宜加火麻仁、全瓜蒌润肠通便；胃阴不足者，重用石斛；热结偏重，加知母、连翘；烦渴咽燥，噎食不下，或食入即吐，吐物酸热者，改用竹叶石膏汤加大黄泄热存阴。

（四）气虚阳微证

长期饮食不下，泛吐多量黏液白沫，面色㿠白，面浮足肿，形寒气短，精神疲惫，腹胀，形寒气短。舌质淡，苔白，脉细弱。

证机概要：脾肾阳衰，温煦失职，气不化津。

治法：温补脾肾，益气回阳。

代表方：补气运脾汤加减。本方具有补气健脾运中的作用，适用于脾肾阳虚、中阳衰微之噎膈证。

常用药：黄芪、党参、白术、砂仁、茯苓、甘草温补脾气；陈皮、半夏、生姜、大枣降逆祛痰，和中养胃。

胃虚气逆、呕吐不止者，可加旋覆花、代赭石和胃降逆；泛吐白沫，加吴茱萸、丁香、白蔻仁温胃降逆；阳虚明显者，加肉苁蓉、鹿角胶温补肾阳；便溏者，生姜易煨姜，加肉豆蔻以温中止泻；便秘者，加瓜蒌、郁李仁以润肠通便。

八、临证心法

（一）正确辨病

多种疾病均可出现噎膈，应及早做相关检查，明确疾病的性质，避免误诊。如是食管炎、贲门炎等炎症性疾病，应予清热解毒、理气和胃之法，临床可选用蒲公英、连翘、金银花等。如是食管痉挛、贲门失弛缓症等功能性疾病，治疗以调理气机、和胃降逆为主，临床可选用柴胡、香橼、清半夏等。如是食管癌、贲门癌等恶性肿瘤，应及时手术，配合中药扶助正气，临床可选用藤梨根、野葡萄藤、党参等。如果肿瘤发现较晚，错失手术时机，可采取保守治疗，运用中医中药改善症状，提高生活质量，延长生命。

（二）运用开道之法

开道是指解除或改善食管梗阻的症状，以利于饮食物通过食管进入人体，为人体提供营养。运用开道之法对于噎膈患者来说意义重大。古有开道散，是经验之方，组方为硼砂60g，火硝30g，硇砂6g，礞石15g，沉香、冰片各9g。用于哽噎严重、饮食难下者，清热解毒，化瘀散结，肿物缩小，使食物下行。在临床中对于噎膈患者多采用分期论治与辨证论治相结合的方法，对于食管癌初期痰气交阻者，多选用理气化痰之法，常用药为陈皮、厚朴以行气，沙参、浙贝母以润燥化痰；对于食管癌中期瘀血内结者，多选用活血化瘀之药，如川芎、丹参、桃仁等，其中川芎为"血中气药"，既可活血化瘀，又可行气通滞，气行则血行，故对于瘀血内结者尤为适宜；对于食管癌后期津亏阴伤者，多选用滋阴润燥之品，如麦冬、天花粉、石膏等，其中天花粉可以清热泻火、生津止渴、消肿排脓，对于津亏阴伤余热未清者尤为适宜，且可以消肿，对于食管癌患者尤为适宜，其消肿也符合开道之原理。在临床中常用的清热解毒药为金银花、连翘、蒲公英，该类药清热解毒且安全，对于咽喉不利明显者，多选用木蝴蝶、青果、板蓝根以利咽，中药汤剂中多加用藤梨根、半枝莲、冬凌草以抑制癌细胞，扶助正气。

（三）注重补虚

噎膈日久，由实转虚，或虚实夹杂，因而治疗时应攻补兼施，采用益气养阴补虚、活血化瘀解毒之法。对于噎膈后期虚症为主或虚实夹杂者，多加入人参、黄芪以补脾益气、扶助正气；天冬、麦冬以养阴生津、滋阴润燥，解毒抗癌；石见穿以清热解毒、活血消瘀；隔山消以养阴补虚、健脾消食；五指毛桃以健脾补肺、行气利湿、舒筋活络。

第五节　呃　逆

一、概念

呃逆俗称打嗝，古称"哕"，是指气逆上冲，喉间呃呃连声，声短而频，不能自制为临床特征的病证。可单独出现，亦可见于它病之兼症，呈连续或间歇性发作。呃逆多因外邪、宿食、脏腑功能失调所致，但临床以肝气横逆和脾胃亏虚多见。

二、病因

（一）饮食不节

进食太快，或滥服寒凉药物，寒气蓄蕴于胃，循手太阴之脉上动于膈，导致呃逆。或过食辛热煎炸，醇酒厚味，或过用温补之剂，燥热内生，腑气不行，气逆动膈，发生呃逆。《景岳全书·呃逆》曰："皆其胃中有火，所以上冲为呃。"

（二）情志不遂

恼怒伤肝，气机不利，横逆犯胃，逆气动膈；或气郁化火，灼津成痰，痰火蕴胃；或肝郁克脾，或忧思伤脾，运化失职，滋生痰浊；或素有痰饮内停，复因恼怒气逆，逆气夹痰浊上逆动膈，发生呃逆。《证治准绳·呃逆》即有"暴怒气逆痰厥"而发生呃逆的记载。

（三）正气亏虚

或素体不足，年高体弱，或大病久病，正气未复，或吐下太过，虚损误致，均可损伤中气，或胃阴耗伤，胃失和降，发生呃逆。甚则病深及肾，肾气失于摄纳，浊气上乘，上逆动膈，均可发生呃逆。如《证治汇补·呃逆》提出："伤寒及滞下后，老人、虚人、妇人产后多有呃逆者，皆病深之候也。若额上出汗，连声不绝者危。"

轻者多以饮食不节、情志失调为主，而重者则以正气亏虚为主。

三、病机

发病：一般发病急骤，亦有发病缓慢者。

病位：病在膈，与胃、肺、肝、脾、肾关系密切。

病性：为本虚标实。虚为脾胃阳虚或胃阴不足，实为寒邪、胃火、食滞、气郁、痰饮、瘀血。

病势：病之初以实为主，涉及肺、胃，日久则为虚证及虚实夹杂证，可逐渐波及肝、脾、肾，并气血阴阳受损。

病机转化：呃逆的病机转化决定于病邪性质与正气强弱。寒邪为病者，主要是寒邪与阳气抗争，阳气不衰则寒邪易于疏散，反之寒伤阳气而出现虚寒之证。热邪为病者，易于损耗津液而转化为阴虚证。气郁、食积、痰饮、瘀血为病者，皆能伤及脾胃兼夹脾胃亏虚。脾胃虚寒与胃阴不足证，使正气亏损较重，反过来又更易感邪，而成虚实夹杂证。

四、诊断依据

呃逆是以气逆上冲、喉间呃呃连声、声短而频、不能自止为主症，其呃声或高或低，或疏或密，间歇时间不定。

常伴有胸膈痞闷、脘中不适、情绪不安等症状。

多有情志刺激、受凉、饮食等诱发因素，起病多较急。

五、鉴别诊断

（一）呃逆与干呕

干呕和呃逆是两个不同的病证概念，但在金元时期有些医家将两者混为一谈。干呕是指胃气上逆而出，有声无物的病证。与喉间呃呃连声、声短而频、不能自制之呃逆不同。

（二）呃逆与嗳气

嗳气是患者将内郁之气嗳出，使中气得伸而为快，有时可兼酸腐气味，每因中焦气滞、胸膈胀满而发，与上述所说呃逆证亦不相同。

六、辨证要点

呃逆的辨证当分清虚、实、寒、热。如呃逆声高，气涌有力，连续发作，多属实证；呃声洪亮，冲逆而出，多属热证；呃声沉缓有力，得寒则甚，得热则减，多属寒证；呃逆时断时续，气怯声低乏力，多属虚证。

七、证治分类

（一）胃中寒冷证

呃声沉缓有力，胸膈及胃脘不舒，得热则减，遇寒更甚，进食减少，喜食热饮，口淡不渴。舌苔白润，脉迟缓。

证机概要： 寒蓄中焦，气机不利，胃气上逆。

治法： 温中散寒，降逆止呃。

代表方： 丁香散加减。本方温中祛寒，降逆止呃，适用于呃声沉缓、得热则减、遇寒更甚之呃逆。

常用药： 丁香、柿蒂降逆止呃；高良姜、干姜、荜茇温中散寒；香附、陈皮理气和胃。

若寒气较重、脘腹胀痛者，加吴茱萸、肉桂、乌药散寒降逆；若寒凝食滞、脘闷嗳腐者，加莱菔子、半夏行气降逆导滞；若寒凝气滞、脘腹痞满者，加枳壳、厚朴、青皮以行气消痞；若气逆较甚、呃逆频作者，加刀豆子、旋覆花、代赭石以理气降逆；兼表寒而身痛恶寒者，加防风、荆芥以疏散风寒。

（二）胃火上逆证

呃声洪亮有力，冲逆而出，口臭烦渴，多喜冷饮，脘腹满闷，大便秘结，小便短赤。苔黄燥，脉滑数。

证机概要：热积胃肠，腑气不畅，胃火上冲。

治法：清胃泄热，降逆止呃。

代表方：竹叶石膏汤加减。本方有清热生津、益气和胃降逆功能，用于治疗呃声洪亮、口臭烦渴、喜冷饮之呃逆。

常用药：竹叶、生石膏清泻胃火；沙参（易原方人参）、麦冬养胃生津；半夏和胃降逆；粳米、甘草调养胃气；竹茹、柿蒂助降逆止呃之力。

若腑气不通、痞满便秘者，可合用小承气汤加竹茹以通利大便，顺气降火，使热从下泻，呃逆自止；若胸膈烦热、大便秘结，可用凉膈散以攻下泄热。

（三）气机郁滞证

呃逆连声，常因情志不畅而诱发或加重，胸胁满闷，脘腹胀满，嗳气纳减，肠鸣矢气。苔薄白，脉弦。

证机概要：肝气郁滞，横逆犯胃，胃气上逆。

治法：顺气解郁，和胃降逆

代表方：五磨饮子加减。本方有理气宽中的作用，适用于呃逆连声、因情志改变诱发之呃逆。

常用药：木香、乌药解郁顺气；枳壳、沉香、槟榔宽中降气；丁香、代赭石降逆止呕。

肝郁明显者，加柴胡、川楝子疏肝解郁；若心烦口苦、气郁化热者，加栀子、黄连泄肝和胃；若气滞日久成瘀、瘀血内结、胸胁刺痛、久呃不止者，可用血府逐瘀汤加减以活血化瘀；若气逆痰阻、昏眩恶心者，可用旋覆代赭汤加陈皮、茯苓，以顺气降逆、化痰和胃。

（四）脾胃阳虚证

呃声低长无力，气不得续，泛吐清水，脘腹不舒，喜温喜按，面色㿠白，手足不温，食少乏力，大便溏薄。舌质淡，苔薄白，脉细弱。

证机概要：中阳不足，胃失和降，虚气上逆。

治法：温补脾胃止呃。

代表方：理中丸加吴茱萸、丁香。本方温中健脾，降逆止呃，适用于呃声无力、喜温喜按、手足不温之呃逆。

常用药：人参、白术、甘草甘温益气；干姜温中散寒；吴茱萸、丁香、柿蒂温胃平呃。

若呃声难续、气短乏力、中气大亏者，可加黄芪、党参补益中气；若肢冷腰酸者，加肉桂、山萸肉以温补肾气；若嗳腐吞酸、夹有食滞者，可加神曲、麦芽消食导滞；若出现恶心呕吐，加陈皮，炮姜改为生姜。

（五）胃阴不足证

呃声短促而不得续，口干咽燥，烦躁不安，不思饮食，或食后饱胀，大便干结。舌质红，苔少而干，脉细数。

证机概要：阴液不足，胃失濡养，气失和降。

治法：养胃生津，降逆止呃。

代表方：益胃汤合橘皮竹茹汤加减。前方养胃生津，治胃阴不足，口干咽燥，舌干红少苔者；后方益气清热，和胃降逆，治胃虚有热、气逆不降而致呃逆。

常用药：沙参、麦冬、玉竹、生地甘寒生津，滋养胃阴；橘皮、竹茹、枇杷叶、柿蒂和胃降气，降逆平呃。

若咽喉不利、阴虚火旺、胃火上炎者，可加石斛、木蝴蝶以养阴清热利咽；若神疲乏力、气阴两虚者，可加西洋参、山药以益气生津；若大便干燥，加当归、生地以滋阴通便。

八、临证心法

（一）注重辨病

呃逆一证，病情轻重差别很大，所涉及范围也较广泛，应及时嘱患者进行相关检查，及早明确诊断，以免失诊误诊，延误病情。呃逆可见于慢性胃炎、消化性溃疡、功能性消化不良、胃食管反流病等。连续性或顽固性的打嗝，可由脑瘤、中风、尿毒症、糖尿病并发酮中毒等紧急情况引起，也有可能是一些严重疾病的晚期表现，比如食管癌组织侵犯膈神经时，就可引起打嗝或膈神经麻痹；靠近横膈膜下方的肝脏、胰脏有病变时，有时也会出现经常呃逆的现象。食物中毒、酒精中毒或某些药物中毒，由于影响了中枢神经，也可能会引起打嗝。故需明确诊断后采取合适的治法对症治疗。

（二）注重开宣肺气

《温病条辨》治哕，多属实热为患，由于实邪内结，腑气不通，胃气失于和降，以致上逆为呃。故常言哕证者多与肺经气分闭阻相关，其病因虽不独由肺，但其症常与肺气郁闭有关，从肺论治，开提肺气，可利于脾胃气机疏调，法似"提壶揭盖"，上宣且攻下，使上焦开而下焦泄，开宣肺气而起到通腑泄热之功。《临证指南医案·呃》所言："谓肺气郁痹，及阳虚浊阴上逆，亦能为呃，每以开上焦之痹，及理阳驱阴，从中调治为法，可谓补前人之不逮。"清宣肺气，胃气下降，膈间气机通利则呃逆自止，故在临床多选用清宣之品，如桔梗、防风、桑叶、紫苏叶等。

（三）久呃宜活血化瘀

《临证指南医案》曰："初为气结在经，久则血伤入络。"呃逆病程日久，则由气入血，气滞则血瘀。临床中对于久病呃逆不止、气机阻滞者，常少加活血化瘀之品，如丹参、川芎、赤芍，以达到事半功倍的效果。

（四）注重食疗

热呃：萝卜汤，萝卜半个，切块或丝，煮汤。柿蒂汤，柿蒂10个，煎水饮用。

寒呃：川椒120g，炒研，面糊为丸如梧桐子大，每服10丸，醋汤送下。

虚寒呃：核桃姜汤，核桃研碎，生姜汤送下。

阴虚呃：甘蔗汁，服300mL左右，每日3次。

久呃：生姜汁100mL，加蜜1勺，温热服。

保持情绪调畅，饮食规律，避免外邪侵袭，忌服辛辣油腻。

第六节　腹　痛

一、概念

腹痛是指胃脘以下、耻骨毛际以上部位发生疼痛为主症的病证。腹部分为大腹、小腹和少腹。脐以上为大腹，属脾胃，为足太阴、足阳明经脉所主；脐以下为小腹，属大小肠、膀胱、胞宫，为足少阴、手阳明、手足太阳经脉及冲、任、带脉所主；小腹两侧为少腹，属肝、胆，为足厥阴、足少阳经脉所过。

二、病因

（一）外感时邪

感受寒邪内侵腹中，伤及中阳，凝滞气机，经脉气血运行受阻，络脉细且拘急，不通而痛；夏月酷暑，外感暑热之邪，暑热夹湿，内结于腹中肠间，湿热内蕴，气机阻滞不通而痛。

（二）情志失调

七情过极，脏腑气机逆乱，气化失常，使腹部经络气血运行不利；或气病及血，血行不畅，血瘀络脉闭阻不通而痛。

（三）饮食不节

暴饮暴食使食物内停于肠道滞而不化，腑气阻滞不通，或食物停积不化，酿成湿热结于肠，腑气不通；或过食生冷瓜果，中阳受损，运化失司，寒积于中，使气机不和运行受阻，腹部脏器之经脉气血运行失畅；恣食辛辣之品，助阳生火，或过食膏粱厚味，助湿生热，致火热、湿热之邪壅遏肠道，气机阻滞不通，以上因素均可引起腹痛。

（四）素体阳虚

由于禀赋不足，素体阳虚，中阳衰惫，阴寒内盛，气血生化不足，脏腑经络失其温煦、濡养，引起疼痛。

（五）其他

多由腹部手术以致经络受损，脏器之间粘连，使局部气血运行不畅或瘀滞不通，不通而痛。

三、病机

发病：一般来说，由于感受外邪、饮食不节、情志因素等引起的不通而痛多起病较急；而正虚及劳逸失度引起的不荣而痛多起病较缓，常反复发作，术后瘀血引起的腹痛多持续不解。

病位：在胃脘以下，耻骨毛际以上。与大小肠及肠间经脉、脾、胃、肝、胆关系密切。

病性：不外虚、实及虚中夹实三类。实者为寒邪内阻，湿热积滞，气滞血瘀；虚者为中虚脏寒；虚中夹实者为正虚而感邪。

病势：病之初多为实证，日久可向虚实夹杂证、虚证发展。

病机：转化因不通而痛的实证，日久不解，损伤正气，可以形成不荣而痛的虚证。同时虚证腹痛又可因复感诸邪，或痰浊、瘀血、食积、湿热等内留转为虚中夹实。

四、诊断依据

凡是以胃脘以下、耻骨毛际以上部位疼痛为主要表现者，即为腹痛。其疼痛性质各异，若病因外感，突然剧痛，伴发症状明显者，属于急性腹痛；病因内伤，起病缓慢，痛势缠绵者，则为慢性腹痛。临床可据此进一步辨病。

注意与腹痛相关病因、脏腑经络相关的症状。如涉及肠腑，可伴有腹泻或便秘；膀胱湿热可见腹痛牵引前阴，小便淋沥，尿道灼痛；蛔虫作痛多伴嘈杂吐涎，时作时止；瘀血腹痛常有外伤或手术史；少阳表里同病腹痛可见痛连腰背，伴恶寒发热，恶心呕吐。

根据性别、年龄、婚况，与饮食、情志、受凉等关系，起病经过，其他伴发症状，以资鉴别何腑受病，明确病理性质。

五、鉴别诊断

（一）腹痛与胃痛

胃处腹中，与肠相连，腹痛常伴有胃痛的症状，胃痛亦时有腹痛的表现，常需鉴别。胃痛部位在心下胃脘之处，常伴有恶心、嗳气等胃病见症，腹痛部位在胃脘以下，上述症状在腹痛中较少见。

（二）腹痛与其他内科疾病中的腹痛症状

许多内科疾病常见腹痛的表现，此时的腹痛只是该病的症状。如痢疾之腹痛，伴有里急后重，下痢赤白脓血；积聚之腹痛，以腹中包块为特征等。而腹痛病证，当以腹部疼痛为主要表现。

（三）腹痛与外科、妇科腹痛

内科腹痛常先发热后腹痛，疼痛一般不剧，痛无定处，压痛不显；外科腹痛多后发热，疼痛剧烈，痛有定处，压痛明显，见腹痛拒按，腹肌紧张等。妇科腹痛多在小腹，与经、带、胎、产有关，如痛经、先兆流产、宫外孕、输卵管破裂等，应及时进行妇科检查，以明确诊断。

六、辨证要点

（一）辨腹痛性质

腹痛拘急，疼痛暴作，痛无间断，坚满急痛，遇冷痛剧，得热则减者，为寒痛；痛在脐腹，痛处有热感，时轻时重，或伴有便秘，得凉痛减者，为热痛；腹痛时轻时重，痛处不定，攻冲作痛，伴胸胁不舒，腹胀，嗳气或矢气则胀痛减轻者，属气滞痛；少腹刺痛，痛无休止，痛处不移，痛处拒按，经常夜间加剧，伴面色晦暗者，为血瘀痛；因饮食不慎，脘腹胀痛，嗳气频作，嗳后稍舒，痛甚欲便，便后痛减者，为伤食痛；暴痛多实，伴腹胀、呕逆、拒按等；久痛多虚，痛势绵绵，喜揉喜按。

（二）辨腹痛部位

胁腹、少腹痛多属肝经病证；脐以上大腹疼痛，多为脾胃病证；脐以下小腹痛多属膀胱及大小肠病证。

七、证治分类

（一）寒邪中阻证

腹痛拘急，遇寒痛甚，得温痛减，口淡不渴，形寒肢冷，小便清长，大便清稀或秘结。舌质淡，苔白腻，脉沉紧。

证机概要：寒邪凝滞，中阳被遏，脉络痹阻。

治法：散寒温里，理气止痛。

方药：良附丸合正气天香散加减。良附丸温里散寒，正气天香散理气温中，两者合用共奏散寒止痛之效，适用于治疗寒邪阻遏中阳、腹痛拘急、得热痛减的证候。

常用药：高良姜、干姜、紫苏温中散寒；乌药、香附、青皮理气止痛。

如寒重，痛势剧烈，手足逆冷，脉沉细者，可加肉桂辛热通阳，散寒止痛；若少腹拘急冷痛，属肝经寒凝气滞者，可加吴茱萸、小茴香以暖肝散寒；腹中冷痛，兼见便秘，加附子、大黄以温通腑气；若夏日感受寒湿，伴见恶心呕吐，胸闷，纳呆，身重，倦怠，舌苔白腻者，可酌加茯苓、藿香、苍术、蔻仁、半夏，以温中散寒，化湿运脾。

（二）湿热阻滞证

腹痛拒按，口渴引饮，大便偏干，或溏滞不爽，潮热汗出，小便短黄。舌质红，苔黄燥或黄腻，脉滑数。

证机概要：湿热内阻，气机壅滞，腑气不通。

治法：泄热导滞，行气通便。

方药：小承气汤加减。

常用药：大黄泻下通便；厚朴、枳实导滞消痞。

若燥热不甚、湿热偏重、大便不爽者，加栀子、黄芩等；若痛引两胁，可加郁金、柴胡；如腹痛剧烈、寒热往来、恶心呕吐、大便秘结者，改用大柴胡汤表里双解。

（三）饮食积滞证

脘腹胀满，疼痛拒按，嗳腐吞酸，恶食呕恶，痛而欲泻，泻后痛减，或大便秘结。舌苔厚腻，脉滑。

证机概要：食滞内停，运化失司，胃肠不和。

治法：消食导滞，理气止痛。

方药：枳实导滞丸加减。本方有消积导滞、清热祛湿的作用，适用于嗳腐吞酸、恶食呕恶、腹痛胀满之证。

常用药：大黄、枳实、神曲消食导滞；黄芩、黄连、泽泻清热化湿；白术、茯苓健脾助运。

若腹痛胀满者，加厚朴、枳壳行气消胀；兼大便自利、恶心呕吐者，去大黄，加陈皮、半夏、苍术理气燥湿、降逆止呕。

（四）肝郁气滞证

腹痛胀闷，痛无定处，痛引少腹，或兼痛窜两胁，时作时止，得嗳气或矢气则舒，遇忧思恼怒则剧，神疲食少。舌质红，苔薄白，脉弦或虚。

证机概要：肝气郁结，气机不畅，脾虚血弱。

治法：疏肝解郁，健脾养血。

方药：逍遥散加减。本方有疏肝行气解郁之效，可用于治疗因肝郁血虚脾弱之证。

常用药：柴胡疏肝解郁；当归、白芍养血柔肝；白术、茯苓健脾除湿；甘草益气补中。

若气滞较重、胸胁胀痛者，加佛手、郁金；若痛引少腹、睾丸者，加橘核、荔枝核、川楝子；若腹痛肠鸣、气滞腹泻者，可用痛泻要方；若少腹绞痛、阴囊寒疝者，可用天台乌药散；肝郁日久化热者，加山栀子、川楝子清肝泄热。

（五）瘀血阻滞证

腹痛较剧，痛如针刺，痛处固定，经久不愈。舌质紫暗，脉细涩。

证机概要：瘀血内停，气机阻滞，脉络不通。

治法：活血化瘀，和络止痛。

方药：膈下逐瘀汤加减。本方有活血祛瘀、理气止痛之效，适宜治疗腹痛如针刺、痛有定处的血瘀证。

常用药：桃仁、红花、五灵脂、赤芍、丹皮、延胡索、当归、川芎、牛膝祛瘀活血，行气止痛；香附、乌药、青皮、枳壳行气活血。

若腹部术后作痛，可加三七；瘀血日久发热，可加丹参、王不留行；若兼有寒象，腹痛喜温，可加吴茱萸、干姜、肉桂温经止痛；若下焦蓄血，大便色黑，可用桃核承气汤。

（六）中焦虚寒证

腹痛绵绵，时作时止，喜温喜按，形寒肢冷，神疲乏力，气短懒言，胃纳不佳，面色无华，大便溏薄。舌质淡，苔薄白，脉沉细。

证机概要：中阳不振，气血不足，失于温养。

治法：温中补虚，缓急止痛。

方药：黄芪建中汤加减。本方具有温中补虚、缓急止痛的功能，可用于治疗形寒肢冷、喜温喜按、腹部隐痛之症。

常用药：桂枝、生姜温阳散寒；芍药、炙甘草缓急止痛；饴糖、大枣甘温补中；黄芪、党参、白术益气补中。

若腹中大寒，呕吐肢冷，可合理中汤温中散寒；若腹痛下利、脉微肢冷、脾肾阳虚者，可用附子理中汤；若大肠虚寒、积冷便秘者，可用温脾汤；若中气大虚，少气懒言，可用补中益气汤。还可辨证选用当归四逆汤、小建中汤等。若腹中攻痛不止，可加吴茱萸、乌药、肉桂温里止痛；若胃气虚寒，脐中冷痛，连及少腹，宜加荜澄茄温肾散寒止痛。

八、临证心法

临床治腹痛以"通"立法，但决非单指攻下通利。《素问·至真要大论》云："寒者热之，热者寒之，微者逆之，甚者从之，坚者削之，客者除之，劳者温之，结者散之，留者攻之，燥者濡之，急者缓之，散者收之，损者益之，逸者行之，惊者平之，上之下之，摩之浴之，薄之劫之，开之发之。"寒邪阻滞者，治宜温热除其寒性，从而气血通畅；热邪为患者，治当以清热使通；湿邪留着为患者，治当除湿使通；瘀血阻滞者，当以活血化瘀使通；气血郁滞者，理气解郁使通；津液枯涸或停滞者，生津或通利使通。无一不是疏通之法。张仲景曰："五脏元真通畅，人即安和"，人体五脏六腑、气血津液经络只有保持通畅，正常运行，邪无滞留，疾病才无所生。《医学真传》谓："调气以和血，调血以和气，通也；下逆者使之上行，中结者使之旁达，亦通也；虚者助之使通，寒者温之使通，无非通之之法。"

腹痛根据寒热虚实不同，也要有所区分，临床区分温通、宣通、通降、养通之别。温通多适用于寒证，但临床少用附子这类药物，多用炮姜、百合、乌药等温药使通而不痛；宣通多用于腹痛或有表证，或伴腹泻，临床常加紫苏叶、苏梗、蝉蜕、僵蚕等疏散风热或发散表寒，以宣发而达到通的目的；通降法多用于气逆不降致气乱而作痛，临床多用降气理气之法，常用香附、佛手、八月札、延胡索等理气降气以止痛；阴虚腹痛当以甘平甘凉养之润之，务使津液来复而通。通补为补与通相伍，补中寓通，通中寓补，补中有散，通中有收，补而不滞，通而不破。"通补"不是一般的"虚者补之"，补中寓通亦是助其升降，实质为升清降浊，舒畅气机。还要注意通补关系，"不通而痛"，为实证疼痛的病机，治当通利祛邪；"不荣而痛"为虚证疼痛的病机，治当温补扶正，从而达到"通则不痛""荣则不痛"。

第七节　泄　泻

一、概念

泄泻是以排便次数增多、粪便清稀或如水样为临床特征的病证，泄泻多因外邪、脏腑功能失调所致，但临床以湿胜和脾胃功能失调多见。"泄"，指泄漏，大便溏薄；"泻"，指大便急迫，粪水直下，现在临床上一般统称为泄泻。一年四季均可发生，但以夏秋两季较为多见。

二、病因

（一）感受外邪

外感湿邪，或汗出入水，或坐卧湿地，则寒湿内侵，困遏脾阳，脾失健运，或感受暑湿、湿热之邪，困遏脾胃，下迫大肠，均可使脾胃升降功能失常，小肠泌别失司，大肠传导功能紊乱，以致清浊不分，相杂而下，并入大肠而发为本病。

（二）饮食因素

进食腐烂、变质、污染的食物，使脾胃受伤，或贪吃过量，食滞不化，宿食内停，损伤脾气，或恣食膏粱肥甘厚味，饮酒无度及嗜食辛辣香燥之物，致湿热蕴积于脾胃、肠道，或恣啖生冷瓜果等食品，寒食交阻，寒气客于胃肠，以上因素均可使脾运失职，升降失调，肠道泌别、传导失司，清浊不分，混杂而下，形成本病。

（三）情志因素

肝为刚脏，具有木之冲和条达、伸展、舒畅之能，若忧郁忿怒，精神焦虑紧张，易致肝气郁结，木郁不达，横逆乘脾犯胃；或思虑过度，脾气受伤，土虚木贼，均可使气机升降失调，肠道功能失常，清浊不分，相杂而下，形成本病。

（四）脏腑虚衰

调摄失宜，或久病之后，或年老体弱，均可导致脾胃虚弱，脾失升运，或肾阳不足，命门火衰，脾失温煦，水谷不能腐熟，运化失常，致水反为湿，谷反为滞，湿滞内停，阻碍气机，升降失调，清浊不分，混杂而下走大肠遂成本病。

三、病机

发病：外邪致病和饮食因素引起的泄泻多起病急，呈急性发病，而情志因素和脏腑虚衰引起的泄泻多起病缓，呈慢性发病。

病位：在脾胃、大小肠，与肝、肾关系密切。

病性：急性泄泻为实证，包括寒湿、湿热、食滞；慢性泄泻属本虚标实证及虚证，脾胃不足、命门火衰为本虚，湿邪为患是标，并夹它邪。

病势：急性期属实证，以湿邪为主，久不愈由急转慢，慢性期属虚实夹杂及虚证，以脾胃虚弱、命门火衰为主，兼夹湿邪及其他邪。

病机转化：泄泻的病机转化决定于脾胃功能的强盛与否和湿邪的程

度。急性泄泻属实，慢性泄泻属虚或虚实夹杂。虚实之间常因脾虚与否及湿盛程度而转化，如急性泄泻失治或停药过早，病未根治，可使病情迁延，或反复发作，病机由实转虚，形成慢性泄泻，久泻脾虚，则易感湿邪，或被饮食所伤，而呈急性发作，表现为虚中夹实。

四、诊断依据

泄泻是以排便次数增多，每日三五次以至数十次或更多，粪质稀溏，或如水注，或完谷不化，腹痛肠鸣为主症作为主要诊断依据。

有暴饮暴食或误食不洁之物的病史。

本病多发于夏秋季节，但一年四季均可发病。

五、鉴别诊断

（一）泄泻与痢疾

泄泻以大便次数增加，粪质稀溏，甚则如水样，或完谷不化为主症。大便不挟有脓血，也无里急后重，腹痛或有或无。但痢疾以腹痛、里急后重、利下赤白脓血为主症。

张景岳对于泄泻和痢疾的关系及其证治鉴别认为："…但泻浅而痢深，泻轻而痢重；泻由水谷不分，出于中焦；痢以脂血伤败，病在下焦。在中焦者，湿由脾胃而分于小肠，故可澄其源，所以治宜分利。在下焦者，病在肝肾大肠，分利已无所及，故宜调理真阴，并助小肠之主，以益气化之源，此泻痢之证治有不同，而门类亦当有辨，然病实相关，不可不兼察以为治也"（《景岳全书·泄泻》）。

（二）泄泻与霍乱

霍乱是一种上吐下泻同时并作的病证，其发病特点是来势急骤，变化迅速，病情凶险。起病时先突然腹痛，继则吐泻交作，所吐之物多为未消化之食物，气味酸腐热臭；所泻之物多为黄色粪水，或如米泔，常兼恶寒发热。部分患者在吐泻之后，津液耗伤，迅即消瘦，或发生转筋，腹中挛痛；若吐泻剧烈，则见面色苍白、目眶凹陷、汗出肢冷等津竭阳亡危候，可与泄泻作为鉴别。

六、辨证要点

（一）辨暴泻与久泻

一般而言，暴泻者起病较急，病程较短，泄泻次数频多，以湿盛为主；久泻者起病较缓，病程较长，泄泻呈间歇性发作，以脾虚多见。

（二）辨虚实

急性暴泻，泻下腹痛，痛势急迫拒按，泻后痛减，多属实证；慢性久泻，病程较长，反复发作，腹痛不堪，喜温喜按，神疲肢冷，多属虚证。

（三）辨寒热

大便清稀，或完谷不化者，多属寒证；大便黄褐而臭，泻下急迫，肛门灼热者，多属热证。

（四）兼夹症

外感泄泻，多夹表证，当进一步辨其属于寒湿、湿热与暑湿。寒湿泄泻，泻多鹜溏，舌苔白腻，脉象濡缓；湿热泄泻，泻多如酱黄色，舌苔黄腻，脉象濡数；暑湿泄泻，多发于夏暑炎热之时，除泄泻外，尚有胸脘痞闷，舌苔厚腻。食滞肠胃之泄泻，以腹痛肠鸣、粪便臭如败卵、泻后痛减为特点；肝气乘脾之泄泻，以胸胁胀闷、嗳气食少、每因情志郁怒而增为特点；脾胃虚弱之泄泻，以大便时溏时泻、夹有水谷不化、稍进油腻之物则大便次数增多、面黄肢倦为特点；肾阳虚衰之泄泻，多发于黎明之前，以腹痛肠鸣、泻后则安、形寒肢冷、腰膝酸软为特点。泄泻病变过程较为复杂，临床往往出现虚实兼夹，寒热互见，故而辨证时应全面分析。

七、证治分类

（一）暴泻

1.寒湿内盛证

泄泻清稀，甚则如水样，脘闷食少，腹痛肠鸣，或兼外感风寒，则恶寒，发热，头痛，肢体酸痛。舌苔白或白腻，脉濡缓。

证机概要： 寒湿内盛，脾失健运，清浊不分。

治法： 散寒化湿。

代表方： 藿香正气散加减。本方既可解表和中散寒，又能理气化湿，除满健脾，适用于外感寒邪、内伤湿滞的泻下清稀、腹痛肠鸣、恶寒头痛之症。

常用药： 藿香辛温散寒，芳香化浊；苍术、茯苓健脾化湿；半夏、陈皮理气祛湿，和中止呕；木香、厚朴、大腹皮理气除满；紫苏、白芷、桔梗解表散寒，疏利气机。

若表寒重者，可加荆芥、防风疏风散寒；若外感寒湿，饮食生冷，腹痛，泻下清稀，可加服纯阳正气丸温中散寒，理气化湿；若湿邪偏重，腹满肠鸣，小便不利，可改用胃苓汤健脾行气除湿。

2.湿热伤中证

泄泻腹痛，泻下急迫，或泻而不爽，粪色黄褐，气味臭秽，肛门灼热，烦热口渴，小便短黄。舌质红，苔黄腻，脉滑数或濡数。

证机概要： 湿热壅滞，损伤脾胃，传化失常。

治法： 清热利湿。

代表方： 葛根芩连汤加减。本方有解表清里、升清止泻的作用。常用于胃肠湿热，表邪未解，以泻下急迫、肛门灼热、口渴为主症者。

常用药： 葛根解肌清热，煨用且能升清止泻；黄芩、黄连苦寒清热燥湿；木香理气化湿；甘草甘缓和中；车前草、苦参清热除湿，利水止泻。

若有发热、头痛、脉浮等表证，加用金银花、连翘、薄荷疏风清热；若夹食滞者，加神曲、山楂、麦芽消食导滞；若湿邪偏重者，加藿香、厚朴、茯苓、猪苓、泽泻健脾祛湿；若在夏暑之间，症见发热头重、烦渴自汗、小便短赤、脉濡数，可用新加香薷饮合六一散表里同治，解暑清热，利湿止泻。

3.食滞肠胃证

腹痛肠鸣，泻下粪便臭如败卵，泻后痛减，脘腹胀满，嗳腐酸臭，不思饮食。舌苔垢浊或厚腻，脉滑。

证机概要： 宿食内停，阻滞肠胃，传化失司。

治法： 消食导滞。

代表方： 保和丸加减。本方有消积和胃、清热利湿的作用，可治疗食滞内停致泻下大便臭如败卵、腹胀嗳腐之症。

常用药：神曲、山楂、莱菔子消食和胃；半夏、陈皮和胃降逆；茯苓健脾祛湿；连翘解郁清热；可加谷芽、麦芽增强消食功效。

若食积较重，脘腹胀满，可因势利导，根据"通因通用"的原则，用枳实导滞丸，以大黄、枳实推荡积滞，使邪去则正自安；食积化热可加黄连清热燥湿止泻；兼脾虚可加白术、扁豆健脾祛湿。

（二）久泻

1.脾胃虚弱证

大便时溏时泻，迁延反复，食少。食后脘闷不舒，稍进油腻食物则大便次数明显增加，面色萎黄，神疲倦怠。舌质淡，苔白，脉细弱。

证机概要：脾虚失运，清浊不分。

治法：健脾益气，化湿止泻。

代表方：参苓白术散加减。本方有补气健脾、渗湿和胃的作用，适用于脾虚神疲、倦怠纳少、大便溏烂者。

常用药：人参、白术、茯苓、甘草健脾益气；砂仁、陈皮、桔梗、扁豆、山药、莲子肉、薏苡仁理气健脾化湿。

若脾阳虚衰，阴寒内盛，可用理中丸以温中散寒；若久泻不止，中气下陷，或兼有脱肛者，可用补中益气汤以健脾止泻，升阳举陷；脘腹胀痛、嗳气者，去炙甘草，加乌药、木香以理气温中；形寒肢冷、腹部冷痛者，加炮姜、豆蔻以温运脾阳；若气短少力，大便滑脱不禁，加黄芪、石榴皮以升阳散湿、益气固脱。

2.肾阳虚衰证

黎明之前脐腹作痛，肠鸣即泻，完谷不化，腹部喜暖，泻后则安，形寒肢冷，腰膝酸软。舌淡苔白，脉沉细。

证机概要：命门火衰，脾失温煦。

治法：温肾健脾，固涩止泻。

代表方：四神丸加减。本方有温肾暖脾、固涩止泻的作用，适用于命门火衰所致泻下完谷、形寒肢冷、腰膝酸软之症。

常用药：补骨脂温补肾阳；肉豆蔻、吴茱萸温中散寒；五味子收敛止泻；附子、炮姜温脾逐寒。

若脐腹冷痛，可加附子理中丸温中健脾；若年老体衰，久泻不止，脱肛，为中气下陷，可加黄芪、党参、白术、升麻益气升阳；若泻下滑脱不禁；或虚坐努责者，可改用真人养脏汤涩肠止泻；若脾虚肾寒不著，反见心烦嘈杂，大便夹有黏冻，表现寒热错杂证候，可改服乌梅丸方。

3.肝气乘脾证

素有胸胁胀闷，嗳气食少，每因抑郁恼怒或情绪紧张之时发生腹痛泄泻，腹中雷鸣，攻窜作痛，矢气频作。舌淡红，脉弦。

证机概要：肝气不舒，横逆犯脾，脾失健运。

治法：抑肝扶脾。

代表方：痛泻要方加减。本方有泻肝补脾的作用，用于治疗肝木乘脾泄泻，见因情绪变化而发，腹痛攻窜。

常用药：白芍养血柔肝，白术健脾补虚，陈皮理气醒脾，防风升清止泻。

若胸胁脘腹胀满疼痛、嗳气者，可加柴胡、木香、郁金、香附疏肝理气止痛；若兼神疲乏力、纳呆、脾虚甚者，加党参、茯苓、扁豆、鸡内金等益气健脾开胃；久泻反复发作，可加乌梅、焦山楂、甘草酸甘敛肝，收涩止泻。

八、临证心法

《素问·标本病传论》云："先病而后泄者，治其本；先泄而后生他病者，治其本。"强调的是治病求本。李中梓提出了著名的治泄九法，即淡渗、升提、清凉、疏利、甘缓、酸收、燥脾、温肾、固涩。灵活运用李中梓的治泄九法原则，在临床中取得良好疗效。李中梓云："使湿从小便而去，如农人治涝，导其下流，虽处卑监，不忧巨浸。经云：治湿不利小便，非其治也。"本法主要适用于水湿壅盛、困脾伤中所致的水湿泄泻。该证患者应采用治泄九法中的"淡渗"之法，代表方剂胃苓汤，常用药为茯苓、薏苡仁、大腹皮等以淡渗祛湿利小便以实大便。对于脾胃虚弱、清气下陷，或脾胃之气为寒湿所困、谷气下流之证，常运用"升提"之法，多选葛根、防风之药，取升发阳气、风能胜湿之意，该类药物用量宜轻，重则发汗而失本意。对于脾虚泄泻者，常选用理气而不伤正、健脾而不碍中的佛手、八月札、白梅花等药。湿热之邪侵犯胃肠，则暴注下迫，湿为阴邪，温通化湿但易助热，苦寒清热但易伤阴。该证应选清热又兼化湿之品，慎用苦寒，常用药为飞扬草、凤尾草、地榆等，与李中梓的"清凉"之法相应。泄泻不止或反复发作、耗伤正气者，急施甘味药以缓之，此应选"甘缓"之法，常用药有黄芪、甘草。脾胃虚弱，寒热错杂，甚至虚实难分、寒热莫辨之反复腹泻下痢，可选用"酸收"之法以敛正，常用药物有诃子肉、乌梅、石榴皮、五味子等。对于脾虚湿胜之泄泻，治以燥湿健脾，与"燥湿"之法相应，多选用茯苓、白术以燥湿健脾。对于脾肾虚寒者，应温补脾肾，对应"温肾"之法，临床中多用干姜、乌药。泄泻日久、滑脱不禁者，多用"固涩"之法，常用诃子肉、石榴皮、葛根等药物。

新病泄泻多实，对应选用"淡渗、清凉、疏利"之法；久病泄泻多虚，可选用"升提、甘缓、酸收、燥脾、温肾、固涩"之法，临床中应灵活运用治泄九法。

第八节　便　秘

一、概念

便秘是指粪便在肠内滞留过久，秘结不通，排便周期延长，或周期不长，但粪质干结，排出艰难，或粪质不硬，虽有便意，但便而不畅的病证。

二、病因

（一）饮食不节

过度饮酒，或恣食辛辣肥甘厚味、煎烤之品，以致胃肠积热，或进食蔬菜过少，燥热内结于肠道，肠道失于濡润，或经常食用方便食品等，均可使水谷精微化源不足，肠道津液不足。以上因素使大肠失于濡润，粪便滞留大肠而成便秘。

（二）情志失调

忧愁思虑，或郁怒伤肝，七情不和，均可使气机郁滞，进而导致大便传导失司，粪便滞留大肠，而成便秘；或气郁不解，而化火伤津，肠道失润，无水行舟，故大便干结不行；或气郁导致水津不布，肠道失润，而大便干结，或欲便不出。

（三）正气亏虚

久病之后，或失血，或过用发汗、利小便之法，皆可致阴津受损，津亏则大肠失荣，肠道不润，而排便艰难。或病后阳虚，或素体阳虚，或因过用苦寒药物伐伤阳气，均可致阴寒内盛，滞留于肠道，阳气不运，阴津凝而固结，使津液不运，大肠传导失常致便秘。

（四）感受外邪

外感寒邪可导致阴寒内盛，凝滞胃肠，失于传导，糟粕不行而成冷秘。若热病之后，肠胃燥热，耗伤津液，大肠失润，亦可致大便干燥，排便困难。

三、病机

发病：本病多见于年老体弱，或久病，或饮食不节嗜食辛辣食物者，多缓慢发病。

病位：在大肠，与脏腑功能失调有关，与肾、肝、肺三脏关系最为密切。

病性：不外乎实证、虚证和虚实夹杂证。虚为气虚、阳虚、血虚、津亏；实为热结、气郁、寒凝。

病机转化：初起多为肠道积热，耗伤津液；久则大肠传导失常，伤阴耗液，又影响其他脏腑，形成虚实夹杂证；病情进一步发展，则耗气伤津，下元亏损，阳虚阴寒内生，而成虚证。

四、诊断依据

排便间隔时间超过自己的习惯1天以上，或两次排便时间间隔3天以上。

大便粪质干结，排出艰难，或欲大便而艰涩不畅。

常伴腹胀、腹痛、口臭、纳差及神疲乏力、头眩心悸等症。

本病常有饮食不节、情志内伤、劳倦过度等病史。

五、鉴别诊断

便秘与肠结：两者皆为大便秘结不通。但肠结多为急病，因大肠通降受阻所致，表现为腹部疼痛拒按，大便完全不通，且无矢气和肠鸣音，严重者可吐出粪便。便秘多为慢性久病，因大肠传导失常所致，表现为腹部胀满，大便干结艰行，可有矢气和肠鸣音，或有恶心欲吐，食纳减少。

六、辨证要点

便秘的辨证当分清虚实，实者包括热秘、气秘和冷秘，虚者当辨气虚、血虚、阴虚和阳虚的不同。

七、证治分类

（一）实秘

1.热秘

大便干结，腹胀腹痛，口干口臭，面红心烦，或有身热，小便短赤。舌红，苔黄燥，脉滑数。

证机概要：肠腑燥热，津伤便结。

治法：泄热导滞，润肠通便。

代表方：麻子仁丸加减。本方有润肠泄热、行气通便的作用，适用于肠胃燥热、津液不足之便秘。

常用药：大黄、枳实、厚朴通腑泄热；麻子仁、郁李仁、杏仁润肠通便；芍药养阴和营。

若津液已伤，可加生地、天冬、麦冬以滋阴生津；若肺热气逆、咳喘便秘者，可加瓜蒌仁、苏子、黄芩清肺降气以通便；若兼郁怒伤肝、易怒目赤者，加服更衣丸以清肝通便；若兼痔疮、便血，可加槐花、地榆以清肠止血；若热势较盛、痞满燥实坚者，可用大承气汤急下存阴。

2.气秘

大便干结，或不甚干结，欲便不得出，或便而不爽，肠鸣矢气，腹中胀痛，嗳气频作，纳食减少，胸胁痞满。舌苔薄腻，脉弦。

证机概要： 肝脾气滞，腑气不通。

治法： 顺气导滞。

代表方： 六磨汤加减。本方有调肝理脾、通便导滞的作用，适用于气机郁滞、大肠传导失职之便秘。

常用药： 木香调气；乌药顺气；沉香降气；大黄、槟榔、枳实破气行滞。

若腹部胀痛甚，可加厚朴、莱菔子以助理气；若便秘腹痛，舌红苔黄，气郁化火，可加连翘、栀子、龙胆草清肝泻火；若气逆呕吐者，可加半夏、陈皮、石菖蒲；若七情郁结、忧郁寡言者，加柴胡、合欢皮疏肝解郁；若跌仆损伤，腹部术后，便秘不通，属气滞血瘀者，可加红花、桃仁等药活血化瘀。

3.冷秘

大便艰涩，腹痛拘急，胀满拒按，胁下偏痛，手足不温，呃逆呕吐。舌苔白腻，脉弦紧。

证机概要： 阴寒内盛，凝滞胃肠。

治法： 温里散寒，通便止痛。

代表方： 温脾汤加减。本方温中散寒，导滞通便，用于冷积便秘、腹痛喜温喜按者。

常用药： 附子温里散寒；大黄荡涤积滞；党参、干姜、甘草温中益气；当归、肉苁蓉养精血，润肠燥。

若便秘腹痛，可加枳壳、厚朴助泻下之力；若腹部冷痛，手足不温，加高良姜、肉桂增散寒之功。

（二）虚秘

1.气虚秘

大便并不干硬，虽有便意，但排便困难，用力努挣则汗出短气，便后乏力，面白神疲，肢倦懒言。舌淡苔白，脉弱。

证机概要：脾肺气虚，传送无力。

治法：益气润肠。

代表方：黄芪汤加减。本方有补益脾肺、润肠通便的作用，适用于脾肺气虚、大肠传导无力、糟粕内停所致便秘。

常用药：黄芪补脾肺之气；麻仁、白蜜润肠通便；陈皮理气。

若乏力汗出者，可加白术、党参助补中益气；若排便困难、腹部坠胀者，可合用补中益气汤升提阳气；若气息低微、懒言少动者，可加用生脉散补肺益气；若肢倦腰酸者，可用大补元煎滋补肾气；若脘腹痞满、舌苔白腻者，可加白扁豆、生薏苡仁健脾祛湿；若脘胀纳少者，可加炒麦芽、砂仁以和胃消导。

2.血虚秘

大便干结，面色无华，头晕目眩，心悸气短，健忘，口唇色淡。舌淡苔白，脉细。

证机概要：血液亏虚，肠道失荣。

治法：养血润燥。

代表方：润肠丸加减。本方有养血滋阴、润肠通便的作用，适用于阴血不足、大肠失于濡润之便秘。

常用药：当归、生地滋阴养血；麻仁、桃仁润肠通便；枳壳引气下行。

若面白、眩晕甚者，加何首乌、枸杞子养血润肠；若手足心热、午后潮热者，可加知母、地骨皮、白薇等以清虚热；若阴血已复，便仍干燥，加瓜蒌润滑肠道。

3.阴虚秘

大便干结，如羊屎状，形体消瘦，头晕耳鸣，两颧红赤，心烦少眠，潮热盗汗，腰膝酸软。舌红少苔，脉细数。

证机概要：阴津不足，肠失濡润。

代表方：增液汤加减。本方有滋阴增液、润肠通便的作用，适用于阴津亏虚、肠道失濡之便秘。

常用药：玄参、麦冬、生地滋阴生津；当归、石斛、沙参滋阴养血，润肠通便。

若口干面红、心烦盗汗者，可加芍药、玉竹助养阴之力；便秘干结如羊屎状，加麻子仁、柏子仁、瓜蒌仁增润肠之效；若胃阴不足、口干口渴者，可加沙参、麦冬、葛根；若肾阴不足、腰膝酸软者，可用知柏地黄丸；若阴亏燥结、热盛伤津者，可用增液承气汤增水行舟。

4.阳虚秘

大便干或不干，排出困难，小便清长，面色㿠白，四肢不温，腹中冷痛，或腰膝酸冷。舌淡苔白，脉沉迟。

证机概要：阳气虚衰，阴寒凝结。

治法：温阳通便。

代表方：济川煎加减。本方有温补肾阳、润肠通便的作用，适用于阳气盛衰、阴寒内盛、积滞不行之便秘。

常用药：肉苁蓉、牛膝温补肾阳；附子、火麻仁润肠通便，温补脾阳；当归养血润肠；升麻、泽泻升清降浊；枳实下气消积。

若寒凝气滞、腹痛较甚，加肉桂、干姜、木香温中行气止痛；胃气不和，恶心呕吐，可加半夏、苏叶和胃降逆。

八、临证心法

（一）以"通"为法治便秘

治疗便秘时善用通法，分阳结与阴结，实秘与虚秘。实者当清热、润肠通便；虚者当益气、养血、温通、生津、滋阴、润肠通便。临床清热多用大黄、芒硝；顺气常用木香、乌药；润肠常用麻子仁、郁李仁；益气用黄芪；养血多用当归、生地黄；生津多用石斛、麦冬；滋阴多用女贞子、旱莲草等药物。

便秘宜通便，但通便之法不能都用硝黄之类攻下，切忌一味单用攻下法，应对不同证型，分别选用不同的治法。《证治汇补·秘结》云："如少阴不得大便以辛润之，太阴不得大便以苦泄之，阳结者清之，阴结者温之，气滞者疏导之，津少者滋润之，大抵以养血清热为先，急攻通下为次。"

（二）滋阴清热以治便秘

临床阴虚便秘由于素体阴虚，或久病耗伤阴津，或温病伤及津液。或脾胃虚弱，血生化乏源，血虚津枯，不能滋润大肠，肠道失润，而导致津亏血少，津液不足，肠道失润，致使便干质硬，排出不畅，即所谓"无水则舟停"。《景岳全书·杂症谟·秘结》："阳结证，必邪火有余，以致津液干燥。"临床用滋阴清热润肠法治疗便秘，常生地黄、玄参、麦冬三者同用，有增液汤之意，增其津液，润泽肠腑，津液得以恢复，肠道得以濡润，犹如"水涨则舟行"，具有滋阴清虚热、润肠通便的功效；常用黄连、黄芩、栀子、蒲公英、连翘清热泻火；瓜蒌、麻子仁、郁李仁、柏子仁润肠通便；当归、白芍、香附可补血理气、润肠通便。临床治疗阴虚便秘，标本兼治，善用滋阴清热达到润肠通便的目的。

（三）饮食调护以防便秘

便秘患者应注重以下几点饮食调护。

• 多食含丰富纤维的食物，如香蕉、苹果、梨等。

• 适当食用核桃仁、松子、黑芝麻、松子仁、郁李仁、杏仁等含有较多油质的食品，一方面可预防便秘，此即古人"以滑养窍"，另一方面又有保健功用。

• 适当饮用蜂蜜、蜂乳等。

• 阳虚患者可适量食用羊肉、狗肉、洋葱、韭菜等食物，既可增加营养，又可用这些热性食物补益阳气，兼可温中散寒。

• 需改正不良的进食习惯。不偏食，食物应粗细搭配，注意食用各种小杂粮、精米，每日应增加富含纤维素的蔬菜摄入，诸如芹菜、韭菜、菠菜、萝卜、香菜等，这些食品对供给身体营养、改善便秘均有良好作用。

• 将黑芝麻、晚稻米、花生仁研细，每日酌量服食2次，对老人肠燥便秘尤适宜。

• 将白木耳15g熬水后加蜂蜜适量，每日分2~3次服，对老人便秘亦常获良效。

（韩增银、王　盼）

第四章 遣方特色

方剂与证候、治法紧密相连，所谓"方从法出""方随证设"即是此理。方剂乃药物有机组合而成，组方之时必当周密谋划才能发挥合群之妙用。论治脾胃病宗经旨、用经方，应注意古今之人先天禀赋、饮食起居、社会生活环境之差异，谨守病机，紧抓主症，灵活变通，古方今用，如鼓应桴。脾胃病多具迁延、缠绵之性，病因交杂复合，病机交错互呈，证候交夹多变，单方恐其难以奏效，易为复法合方，多维融贯，以法制方，既能协同增效，又可衍生新效用，还可佐制其偏盛或毒副反应。本章以古为源，撮其要旨，将经方活用、善用复法合方之遣方特色概述如下。

第一节　经方活用

一、芍药甘草汤

【**原文**】《伤寒论·辨太阳病脉证并治法上》

第29条："伤寒脉浮，自汗出，小便数，心烦，微恶寒，脚挛急，反与桂枝，欲攻其表，此误也，得之便厥。咽中干，烦躁，吐逆者，作甘草干姜汤与之，以复其阳。若厥愈足温者，更作芍药甘草汤与之，其脚即伸。若胃气不和谵语者，少与调胃承气汤。若重发汗，复加烧针者，四逆汤主之。"

【**组成**】芍药四两，甘草四两（炙）。

【**功用**】调和肝脾，缓急止痛。

【**主治**】伤寒伤阴，筋脉失濡，腿脚挛急。

【用法】上二味，以水三升，煮取一升五合，去滓，分温再服。

【方证要点】芍药甘草汤主治津液受损、阴血不足、筋脉失濡所致诸证。方中芍药酸寒，养血敛阴，柔肝止痛；甘草甘温，健脾益气，缓急止痛。二药相伍，酸甘化阴，调和肝脾，有柔筋止痛之效。

【临证运用】加减运用：气滞性疼痛，加秦艽、荆芥、苏梗等以舒筋活络、理气止痛；血瘀性疼痛，加全蝎、蜈蚣、失笑散等虫类药物以活血化瘀、解毒散结。

此方用于治疗筋脉挛急、平滑肌痉挛等疾病。痉挛性腹痛多以绞痛、呈阵发性或阵发性并持续性加重为主。芍药甘草汤加减治疗痉挛性腹痛效果良好。芍药有养血敛阴、柔肝止痛之功，配以甘草益气健脾，酸甘化阴，则柔筋止痛力胜。

【病例】刘某，女，43岁，河北邯郸人，2016年7月5日初诊。

[主　　诉]间断胃脘疼痛2年，加重3天。

[现 病 史]胃脘疼痛，反复发作已近2年，每遇情绪加重后胀痛加重，于当地查电子胃镜示慢性非萎缩性胃炎。曾于当地医院输液治疗（具体药物不详），治疗后疼痛消失，但常反复发作，多因情绪刺激后疼痛加重。3天前因饮食不当后疼痛加重。刻诊：胃脘疼痛，为胀痛，嗳气，口干，无口苦，无烧心反酸。纳少，寐安，大便可。舌红，苔薄白，脉弦。

[西医诊断]慢性非萎缩性胃炎。

[中医诊断]胃痛，肝气犯胃证。

[治　　法]疏肝理气，和胃止痛。

[处　　方]白芍30g，甘草6g，柴胡9g，黄芩6g，香附15g，紫苏叶9g，秦艽6g，延胡索12g，当归10g。7剂，每日1剂，水煎分2次服。

7月13日复诊。上方服2剂，疼痛缓解大半，7剂服完痛止。随访观察6个月，未见发作。

●按语：该患者每遇情绪刺激后胃脘疼痛加重，伴有嗳气，考虑为肝气犯胃所致。《伤寒论》芍药甘草汤多用来治疗误汗伤血、厥逆、脚挛急等证，有养阴、舒筋、止痛功效。方中芍药和血舒筋，甘草补中缓急，二味配合，酸甘化阴，补中而解痉止痛，用此方治胃痛，取其和血益阴、疏肝解痉之效。《本经》谓柴胡"味苦平，主心腹胃肠中结气，饮食积聚，寒热邪气，推陈出新"，功在通阳解郁和胃，黄芩苦寒，清热燥湿，泻火解毒，二药配伍，既能疏调胃肠气滞，又能清泄湿热。香附、紫苏叶增加行气之功，秦艽通络止痛，延胡索行气止痛，配以当归活血止痛，增加止痛之效。本案用芍药甘草汤配合理气之品以疏肝理气止痛。

二、大黄甘草汤

【原文】《金匮要略·呕吐哕下利病脉证治》

第17条："食已即吐者，大黄甘草汤主之。"

【组成】大黄四两，甘草一两。

【功用】泄胃肠积热，通便止呕。

【主治】胃肠积热，浊腐之气上逆，食已即吐，吐势急迫，或大便秘结不通，苔黄，脉滑实者。

【用法】上二味，以水三升，煮取一升，分温再服。

【方证要点】本方用于胃热上熏之吐，清泻胃肠积热。以苦寒沉降之大黄为君，泄热开瘀，通壅塞而破结闭，扫腐败而荡郁陈。佐以守中之甘草，以培土补中，防止君药下行过急。

【临证运用】加减运用：临床如见气滞者，加枳壳、枳实、厚朴；粪质坚硬者，加芒硝。体虚者，慎用；脾虚泄泻者，忌用。

临床常用于胃肠实热之便秘，呃逆，吐血，鼻衄。大黄苦寒泄降，活血化瘀，能清泄胃肠实热，对于实证日久、瘀血征象较重患者，用以大黄甘草汤加减，能够起到泄热、活血之功。除体质非常虚弱之人不适用外，余"食入即吐"者均适用。但偏于虚实夹杂者可配伍一些健脾药物来顾护脾胃。

【病例】车某，男，56岁，河北邢台人，2014年3月25日初诊。

[主　诉]间断呕吐2年。

[现病史]患者无明显诱因出现呕吐，呕吐时发时止，呕吐后无任何不适，于当地医院住院查电子胃镜，显示慢性胃炎，余检查未见异常，口服止吐、镇静、调节自主神经等药物治疗，疗效欠佳，出院后改为口

服中药治疗，曾服旋覆代赭汤、丁香柿蒂散、黄连汤等，疗效甚微。刻诊：呕吐时作，便干难出，2~3天行1次，余无所苦。舌红，苔黄腻，脉沉滑。

[**西医诊断**] 慢性胃炎。

[**中医诊断**] 呕吐病，邪热犯胃证。

[**治　　法**] 泄热和胃，通便止呕。

[**处　　方**] 生大黄12g，生甘草6g，黄连6g，芦根15g，紫苏叶10g，生姜6g，清半夏6g。3剂，每日1剂，水煎服，分3次服。

服后呕吐明显减轻，大便1天1次。原方加山药15g，茯苓15g。服7剂后痊愈，后随访1年，未复发。

●**按语：**此患者间断呕吐2年，为邪热久留阳明、胃失和降所致。用大黄甘草汤加减，以泻胃肠积热，通便止呕。因患者为中年男性，且热结明显，故用大剂量大黄、黄连清胃热、通腑气，邪热除，则呕自愈；芦根味甘性寒，功能清热生津，止呕除烦；苏叶可行中焦之气，增加止呕功效；生姜又为"呕家圣药"，合清半夏以止呕。邪热久羁阳明，后期应加以健脾之药，如山药、茯苓等。大黄与甘草比例不同，功效也有很大区别：大黄与甘草比例为4∶1时主治通便止呕，取大黄之沉降，以泻逆满之滞；比例为1∶1时主治水黄，面目俱青，狂言妄语，语声不出；比例为2∶1时主治痰闷生痘，不得发出。用大黄倍于甘草，治痰闷痘闭，反借甘草之上溢，以涌固结之积。一方小变，而功用不同。

三、苓桂术甘汤

【原文】《金匮要略·痰饮咳嗽病脉证并治》

第12条："心下有痰饮，胸胁支满，目眩，苓桂术甘汤主之。夫短气有微饮，当从小便去之，苓桂术甘汤主之；肾气丸亦主之。"

【组成】茯苓四两，桂枝三两，白术三两，甘草二两。

【功用】温阳化饮，健脾利湿。

【主治】中阳不足之痰饮。

【用法】上四味，以水六升，煮取三升，分温三服。

【方证要点】本方所治痰饮乃中阳素虚，脾失健运，气化不利，水湿内停所致。仲景云："病痰饮者，当以温药和之"（《金匮要略》），故治当温阳化饮，健脾利水。本方重用甘淡之茯苓为君，健脾利水，渗湿化饮，既能消除已聚之痰饮，又善平饮邪之上逆。桂枝为臣，功能温阳化气，平冲降逆。苓、桂相合为温阳化气、利水平冲的常用组合。白术为佐，功能健脾燥湿，苓、术相须，为健脾祛湿的常用组合，在此体现了治生痰之源以求本之意。桂、术同用，也是温阳健脾的常用组合。炙甘草用于本方，其用有三：一可合桂枝以辛甘化阳，以襄助温补中阳之力；二可合白术益气健脾，益崇土制水之功；三可调和诸药，功兼佐使之用。四药合用，温阳健脾以助化饮，淡渗利湿以平冲逆，全方温而不燥，利而不峻，标本兼顾，配伍严谨，为治疗痰饮病之和剂。

【临证运用】加减变化：咳嗽痰多者，加半夏、陈皮以燥湿化痰；心下痞或腹中有水声者，可加枳实、生姜以消痰散水。

常用本方治疗眩晕、胃脘胀满等属水饮停于中焦者，如腹诊见按之如囊裹水，漉漉有声；舌脉见舌质暗淡，舌体胖大，水滑苔，脉滑，大便不成形等。茯苓、桂枝配伍能够温阳化气，平冲降逆。桂枝、甘草配伍能够温通心阳，平冲降逆。茯苓与甘草配伍具有不滋满反泄满的特点。

【病例】陈某某，女，52岁，河北石家庄市人，2018年10月12日初诊。

［主　　诉］胃脘胀满1年，加重7天。

［现 病 史］患者于1年前无明显诱因出现胃脘胀满，胸中满闷，伴头晕，心悸。于当地诊所服用中药后症稍减，未予继续治疗。7天前无明显诱因，症状加重。刻诊：胃脘胀满，胸中满闷，头晕，恶心，伴有面部虚浮，口虽渴但不欲饮水，小便短少不利。大便稀，无黏液、脓血，每日5~6次。舌体胖大，苔白腻，脉沉滑无力。

［中医诊断］痞满，脾虚湿盛证。

［治　　法］健脾利湿。

［处　　方］茯苓30g，桂枝9g，苍术9g，陈皮12g，白术9g，山药15g，厚朴9g，炙甘草9g。7剂，每日1剂，水煎分2次服。

2018年10月19日复诊，服药后，胃脘胀满、头晕、恶心等症得以控制，小便次数增多。于上方加肉桂3g，泽泻6g，7剂，每日1剂，水煎分

2次服。后继续在原方基础上调药，2018年11月25日复诊，患者诉头晕、恶心等症消失，二便调。遂停药。

●**按语：** 此病属于中医痞满，脾虚湿盛证。脾阳不运，则水气内停，心阳不振，则水气上逆。水气上冲，阴来搏阳，故头晕、胸闷；水气不化津液不能布行，则小便不利，大便稀；水气外溢皮肤则为浮肿。治疗当用温阳化饮、健脾利湿为主。本案为苓桂术甘汤合平胃散。方中重用茯苓为君，借其甘淡，归脾、膀胱、心、肺诸经，能渗湿健脾、祛痰化饮，使水饮从小便而出。臣以桂枝，以其辛温，归心、脾、肺、膀胱经，温阳化气，布化津液，并平冲降逆，加入苍术健脾燥湿、泽泻利水渗湿，协君药以加强化饮利水之力；佐以厚朴燥湿下气，白术、陈皮健脾燥湿，助运化以杜绝痰饮生成之源，合桂枝以温运中阳；协茯苓以健脾祛湿。佐使炙甘草补脾益气，合桂枝助阳化气，佐茯苓，制其渗利太过而伤津，兼和诸药。诸药合用，共奏健脾利湿、温阳化饮之功，使中阳得健，痰饮得化，津液得布，诸证自愈。

四、小柴胡汤

【原文】《伤寒论·辨太阳病脉证并治法》

第37条："太阳病，十日以去，脉浮细而嗜卧者，外已解也。设胸满胁痛者，与小柴胡汤。脉但浮者，与麻黄汤。"

第96条："伤寒五六日，中风，往来寒热，胸胁苦满，嘿嘿不欲饮食，心烦喜呕，或胸中烦而不呕，或渴，或腹中痛，或胁下痞硬，或心下悸，小便不利，或不渴，身有微热，或咳者，小柴胡汤主之。"

第97条："血弱气尽，腠理开，邪气因入，与正气相搏，结于胁下，正邪分争，往来寒热，休作有时，嘿嘿不欲饮食。藏府相连，其痛必下，邪高痛下，故使呕也。小柴胡汤主之。"

第98条："得病六七日，脉迟浮弱，恶风寒，手足温，医二三下之，不能食，而胁下满痛，面目及身黄，颈项强，小便难者，与柴胡汤，后必下重。本渴而饮水呕者，柴胡汤不中与也，食谷者哕。"

第99条："伤寒四五日，身热恶风，颈项强，胁下满，手足温而渴者，小柴胡汤主之。"

第100条："伤寒，阳脉涩，阴脉弦，法当腹中急痛者，先与小建中汤；不差者，小柴胡汤主之。"

第101条："伤寒中风，有柴胡证，但见一证便是，不必悉具。凡柴胡汤病证而下之，若柴胡证不罢者，复与柴胡汤，必蒸蒸而振，却复发热汗出而解。"

第104条："伤寒十三日不解，胸胁满而呕，日晡所发潮热，已而微利。此柴胡证，本不得利，今反利者，知医以丸药下之，非其治也。潮热者，实也，先宜服小柴胡汤以解外，后以柴胡加芒消汤主之。"

《伤寒论·辨太阳病脉证并治法下》

第144条："妇人中风，七八日，续得寒热，发作有时，经水适断者，此为热入血室，其血必结，故使如疟状，发作有时，小柴胡汤主之。"

第148条："伤寒五六日，头汗出，微恶寒，手足冷，心下满，口不欲食，大便硬，脉沉细者，此为阳微结，必有表，复有里也；脉沉，亦在里也。汗出为阳微，假令纯阴结，不得复有外证，悉入在里，此为半在里半在外也；脉虽沉紧，不得为少阴病。所以然者，阴不得有汗，今头汗出，故知非少阴；可与小柴胡汤，设不了了者，得屎而解。"

第149条："伤寒五六日，呕而发热者，柴胡汤证具，而以他药下之，柴胡证仍在者，复与柴胡汤，此虽已下之，不为逆，必蒸蒸而振，却发热汗出而解；若心下满而硬痛者，此为结胸也，大陷胸汤主之；但满而不痛者，此为痞，柴胡不中与也，宜半夏泻心汤。"

《伤寒论·辨阳明病脉证并治法》

第229条："阳明病，发潮热，大便溏，小便自可，胸胁满不去者，小柴胡汤主之。"

第230条："阳明病，胁下鞭满，不大便而呕，舌上白苔者，可与小柴胡汤。上焦得通，津液得下，胃气因和，身濈然汗出而解。"

第231条："阳明中风，脉弦浮大而短气，腹都满，胁下及心痛，久按之气不通，鼻干，不得汗，嗜卧，一身及目悉黄，小便难，有潮热，时时哕，耳前后肿，刺之小差。外不解，病过十日，脉续浮者，与小柴胡汤。"

《伤寒论·辨少阳病脉证并治法》

第266条："本太阳病，不解，转入少阳者，胁下硬满，干呕不能食者，往来寒热，尚未吐下，脉弦紧者，与小柴胡汤。"

《伤寒论·辨厥阴病脉证并治法》

第379条："呕而发热者，小柴胡汤主之。"

《伤寒论·辨阴阳易差后劳复病证并治法》

第394条："伤寒差已后，更发热者，小柴胡汤主之。脉浮者，以汗解之；脉沉实者，以下解之。"

【组成】柴胡半斤，黄芩三两，人参三两，炙甘草三两（炙），半夏半升（洗），生姜三两，大枣十二枚（擘）。

【功用】和解少阳。

【主治】伤寒少阳证。

【用法】上七味，以水一斗二升，煮取六升，去滓，再煎取三升，温服一升，日三服。

【方证要点】本方多治疗由于邪在少阳、经气不利、郁而化热所致的三焦经和胆经病证，治以和解少阳为主。少阳病证，邪不在表，也不在里，汗、吐、下三法均不适宜，只有采用和解方法。本方中柴胡苦平，入肝胆经，透解邪热，疏达经气；黄芩清泄邪热；半夏和胃降逆；人参、炙甘草扶助正气，抵抗病邪；生姜、大枣和胃气，生津。使用以上方剂后，可使邪气得解，少阳得和，上焦得通，津液得下，胃气得和，有汗出热解之功效。柴胡苦平升散，黄芩降泄，二者配伍，为和解少阳的基本结构。和解少阳为主，兼补胃气；以祛邪为主，兼补正气。邪气得解，胃气调和。

【临证运用】加减运用：若胸中烦而不呕，去半夏、人参，加瓜蒌清热理气宽胸；若渴，去半夏，加天花粉止渴生津；若腹中痛者，去黄芩，加芍药柔肝缓急止痛；若胁下痞硬，去大枣，加牡蛎软坚散结；若心下悸、小便不利者，去黄芩，加茯苓利水宁心；若不渴、外有微热者，去人参，加桂枝解表；若咳者，去人参、大枣、生姜，加五味子、干姜温肺止咳。

临床常以柴胡、黄芩配伍应用于方中，体现小柴胡汤之方义，柴胡用量视病情而定，一般为6~15g，用量轻时，有引经之功，用量大时能够走少阳，清三焦，黄芩用量根据病情热象轻重而定，常用剂量配伍为柴胡12g、黄芩6g。对于新病者柴胡常用12g，而久病、长期服药患者，柴胡常用6g，恐其久用劫肝阴。柴胡气化少阳以左升，黄芩推陈以右降，二药配伍可用于阳郁不达而致的胃脘冷凉或四末发冷以及反流性食管炎等病证。总之，但见少阳病者，皆可使用。但是对于小儿患者，尤其是面黄肌瘦、纳差者，常以柴胡、黄芩配以党参，因小儿为"稚阴稚阳"之体，小儿肌肤柔嫩，筋骨未坚，气血未充，脏腑娇嫩，阴阳二气均较不足。故用药宜轻、清。慎用苦寒辛烈之品，脾常不足，顾护脾胃，肝常有余，提防扰动肝风。佐以党参补中益气，顾护脾胃。

【病例】徐某，男，42岁，河北沧州人，2017年7月17日初诊。

[主　　诉] 间断低热2个月。

[现 病 史] 患者2个月前不明原因出现低热，体温波动在37℃~38℃之间，反复发作，无规律，伴胸闷、寐差等症。于当地医院就诊，查血常规、血沉、胸片等无异常，曾予抗生素静脉点滴数日无效。刻诊：不明原因发热，体温在37℃~38℃之间，无恶寒、身痛、咳嗽、咽痛等症，舌红苔白，脉弦。

[中医诊断] 内伤发热，气郁发热证。

[治　　法] 疏肝理气，解郁泄热。

[处　　方] 柴胡15g，黄芩9g，连翘15g，秦皮6g，芦根20g，清半夏9g，党参9g，白薇12g，地骨皮15g，青蒿15g，生姜3片，大枣4枚，炙甘草6g。7剂，每日1剂，水煎分2次服。

二诊　患者服3剂药后，发热次数减少，服第7剂后精神较前好，胸闷症状减轻。原方加酸枣仁15g，柏子仁15g，再进7剂。后8月15日电话随访，患者未有发热症状，嘱停药观察，两个月后，诉无不适症状。

●按语：柴胡证中往来寒热的"往来"有其特殊含义，其一是指有节律性，或无节律性，或周节律，或月节律；其二是指没有明显节律，时发时止。该患者发热日久，查血常规、血沉、胸片等无异常但诊断不明，用抗生素类药物也未见效，故以其"反复发热，胸闷，脉弦"等症分析此为小柴胡汤证，遂于小柴胡汤加减，效果明显。方中君药柴胡散半表之邪，疏理少阳气机，和解半里；臣药黄芩清半里之热，清泄胆火，连翘、秦皮清泄肝胆热毒，芦根能够清热生津；佐药生姜、半夏和胃降逆，疏通水道；党参、大枣益气扶正，助正祛邪，病邪之所以能够到半表半里，都有一定的正气损伤，用它可以助正祛邪，同时防止半表半里之邪内传；白薇既能祛实热又能退虚热，青蒿、地骨皮能够退虚热；佐使生姜、大枣顾护胃气，甘草调和诸药，防邪内传。

五、四逆散

【原文】《伤寒论·辨少阴病脉证并治法》

第318条："少阴病，四逆，其人或咳，或悸，或小便不利，或腹中痛，或泄利下重者，四逆散主之。"

【组成】甘草（炙），枳实（破，水渍，炙干），柴胡，芍药各十分。

【功用】透邪解郁，疏肝理脾。

【主治】阳郁厥逆证；肝脾气郁证。

【用法】上四味，捣筛，白饮和服方寸匕，日三服。

【方证要点】四逆者，乃手足不温也。其证缘于外邪传经入里，气机为之郁遏，不得疏泄导致阳气内郁，不能达于四肢，而见手足不温。此种"四逆"与阳衰阴盛的四肢厥逆有本质区别。正如李中梓云："此证虽云四逆，必不甚冷，或指头微温，或脉不沉微，乃阴中涵阳之证，惟气不宣通，是为逆冷。"故治宜透邪解郁、调畅气机为法。方中取柴胡入肝胆经升发阳气，疏肝解郁，透邪外出，为君药。白芍敛阴养血柔肝为臣，与柴胡合用，以补养肝血，条达肝气，可使柴胡升散而无耗伤阴血之弊。佐以枳实理气解郁，泄热破结，与柴胡为伍，一升一降，加强舒畅气机之功，并奏升清降浊之效；与白芍相配，又能理气和血，使气血调和。使以甘草，调和诸药，益脾和中。综合四药，共奏透邪解郁、疏肝理脾之效，使邪去郁解，气血调畅，清阳得升，四逆自愈。原方用白饮（米汤）和服，亦取中气和则阴阳之气自相顺接之意。由于本方有疏肝理脾之功，所以后世常以本方加减治疗肝脾气郁所致胁肋脘腹疼痛诸症。本方与小柴胡汤同为和解剂，同用柴胡、甘草。但小柴胡汤用柴胡配黄芩，解表清热作用较强；四逆散则柴胡配枳实，升清降浊，疏肝理脾作用较著。故小柴胡汤为和解少阳的代表方，四逆散则为调和肝脾的基础方。

【临证运用】加减运用：若咳者，加五味子、干姜以温肺散寒止咳；悸者，加桂枝以温心阳；小便不利者，加茯苓以利小便；腹中痛者，加炮附子以散里寒；泄利下重者，加薤白以通阳散结；气郁甚者，加香附、郁金以理气解郁；有热者，加栀子以清内热。

本方常用于胃溃疡、胃炎、胃肠神经官能症、慢性肝炎、胆囊炎、胆石症、胆道蛔虫病、肋间神经痛等肝胆气郁、肝脾不和者。刘教授常用四逆散对药治疗脾胃临床疾病：柴胡配枳实，两者一升一降，可升清降浊，解郁开结，疏达阳气；枳实配芍药，一气一血，调其血气；芍药配甘草，和血益阴，缓急舒挛，调和肝脾。柴胡、甘草配伍能够和中疏郁，柴胡苦平，入肝，能调达肝木，升提肝气，畅达脾土通路，推陈致新。甘草味甘平，调节心肾，入脾土，补益中气，脾气充盛，道路通畅。二药配伍，实为助肝用、补脾体、疏肝气、畅脾道。

【病例】蒋某，女，46岁，河北沧州人，2017年8月2日初诊。

[主　　诉] 腹痛、腹泻1周。

[现 病 史] 患者1周前纳食生冷后出现腹痛，腹泻，每日4~5次，无黏液、脓血，无发热，浑身怕冷。于当地查血常规、便常规等相关检查无异常。服用西药治疗（具体药物不详），后腹痛减轻，大便不爽，每日2~3次，浑身怕冷加重，夏季仍穿棉衣。刻诊：腹痛，为隐痛，大便不爽，每日2~3次，浑身怕冷，手脚冰凉，汗多，面色无华，无发热，无恶心呕吐，纳一般，寐差。舌暗红，苔薄黄，脉弦滑。

[中医诊断] 泄泻病，阳郁厥逆证。

[治　　法] 透邪解郁，疏肝理脾。

[处　　方] 柴胡12g，白芍20g，枳实15g，石菖蒲12g，郁金12g，蒲公英12g，百合12g，乌药12g，葛根20g。7剂，每日1剂，水煎分2次服。

二诊　浑身怕冷症状改善，上方加荆芥15g，紫苏叶12g。7剂，每日1剂，水煎分2次服。

三诊　患者诉近日偶有怕冷，睡眠质量提高，遂继续按上方服用14天。1个月后随访，患者诉无明显不适，浑身怕冷症状消失，汗出减少。

●**按语：**四逆者，乃手足不温也。其证缘于外邪传经入里，气机为之郁遏，不得疏泄导致阳气内郁，不能达于四末，而见手足不温。此种"四逆"与阳衰阴盛的四肢厥逆有本质区别。正如李中梓云："此证虽云四逆，必不甚冷，或指头微温，或脉不沉微，乃阴中涵阳之证，惟气不宣通，是为逆冷。"故治宜透邪解郁、调畅气机为法。方中取柴胡入肝胆经升发阳气，疏肝解郁，透邪外出，为君药。白芍敛阴养血柔肝为臣，与柴胡合用，以补养肝血，条达肝气，可使柴胡升散而无耗伤阴血之弊。佐以枳实理气解郁，泄热破结，与柴胡为伍，一升一降，加强舒畅气机之功，并奏升清降浊之效；与白芍相配，又能理气和血，使气血调和。郁金辛散苦泄，性寒清热，入气分以行气解郁，入血分以凉血消瘀，为血中之气药。石菖蒲味辛温，以芳香为用，其性走窜，善能化湿浊之邪，二者配伍，能够调畅气机。蒲公英味苦甘，性寒，入肝、胃二经，能够散滞气，清湿热。百合、乌药取自百合乌药散，百合味甘平，主邪气，腹胀心痛。乌药味辛性温，能开郁散寒，舒畅经气，调肝宽中。二药一动一静，润而不滞，共奏行气解郁之功。葛根止泻，使以甘草，调和诸药，益脾和中。综合诸药，共奏透邪解郁、疏肝理脾之效，使邪去郁解，气血调畅，清阳得伸，四逆自愈。

六、麦门冬汤

【**原文**】《金匮要略·肺痿肺痈咳嗽上气病脉证并治》

第7条："火逆上气，咽喉不利，止逆下气者，麦门冬汤主之。"

【**组成**】麦门冬七升，半夏一升，人参三两，甘草二两，粳米三合，大枣十二枚。

【**用法**】上六味，以水一斗二升，煮取六升，温服一升，日三夜一服。

【**功用**】滋养肺胃，降逆下气。

【**主治**】虚热肺痿。症见咳唾涎沫，短气喘促，口干咽燥，手足心热，舌红少苔，脉虚数。

胃阴不足证。症见气逆呕吐，口渴咽干，舌红少苔，脉虚数。

【**方证要点**】本方所治虚热肺痿乃肺胃阴虚、气火上逆所致。病虽在肺，其源在胃，盖土为金母，胃主津液，胃津不足，则肺之阴津亦亏，终成肺胃阴虚之证。肺虚而肃降失职，则咳逆上气；肺伤而不布津，加之虚火灼津，则脾津不能上归于肺而聚生浊唾涎沫，随肺气上逆而咳出，且咳唾涎沫愈甚，则肺津损伤愈重，日久不止，终致肺痿。咽喉为肺胃之门户，肺胃阴伤，津不上承，则口干咽燥；虚热内盛，故手足心热。胃阴不足，失和气逆则呕吐；舌红少苔、脉虚数为阴虚内热之佐证。方中重用麦冬为君，甘寒清润，既养肺胃之阴，又清肺胃虚热；人参益气生津为臣。佐以甘草、粳米、大枣益气养胃，胃津充足，自能上归于肺，此正"培土生金"之法；肺胃阴虚，虚火上炎，不仅气机逆上，而且进一步灼津为涎，故又佐以半夏降逆下气，化其痰涎，虽属温燥之品，但半夏用量很轻，与大剂麦门冬配伍，则其燥性减而降逆之用存，且能开胃行津以润肺，又使麦门冬滋而不腻，相反相成。甘草并能润肺利咽，调和诸药，兼作使药。

【临证运用】麦门冬汤为治疗肺胃阴伤的良方，主要功效在于滋阴降逆。临床常将此方用于治疗各种脾胃病，如慢性胃炎、食管炎、消化性溃疡。证属胃阴虚，表现为胃痛或脘腹灼热者，以麦门冬为主药，方中以太子参代替人参，防纯补滋腻碍胃之弊，加入甘草、白芍、乌梅酸甘化阴，取甘守津回之意，加入地榆、仙鹤草、白及促进损伤之胃黏膜恢复。

用于胃阴亏虚、燥扰心神导致的失眠、烦躁。选用滋阴平和之太子参，合麦冬加白芍、当归以滋养心阴；配以甘寒微苦之桑白皮清泄肺火以助降心火，竹叶、栀子清心除烦，炒酸枣仁养心安神以助眠。诸药合用，清而不寒，重在养润。

【病例】陈某，女，78岁，2018年9月17日初诊。

［主　诉］间断胃脘疼痛10年，加重10天。

［现病史］患者10年前因饮食不节出现胃脘疼痛，曾就诊于当地医院，查胃镜示慢性浅表性胃炎，经治疗后（具体用药不详）症状好转。之后每逢饮食不节、情绪不畅时症状反复。患者10天前复因饮食不节出现胃脘疼痛，饭后及夜晚加重，嗳气，烧心，于当地医院就诊，给予口服枳术宽中胶囊、铝碳酸镁片及雷贝拉唑肠溶胶囊，症状缓解不明显。复查胃镜示慢性萎缩性胃炎，病理示（胃窦）黏膜中度慢性炎症，腺体中

度肠上皮化生。刻诊：胃脘疼痛，饭后及夜晚加重，烧心，嗳气，咽干舌燥，乏力，纳少，寐可，大便质可，每日2次，小便可。舌红，苔少，脉细。

[**西医诊断**] 慢性萎缩性胃炎、肠上皮化生（中度）。

[**中医诊断**] 胃痛，气阴两伤证。

[**治　　法**] 益气养阴，和胃止痛。

[**处　　方**] 麦冬20g，太子参15g，甘草6g，清半夏6g，百合20g，乌药12g，北沙参15g，醋香附20g，白芍15g，醋延胡索12g，当归10g，浙贝母15g。7剂，日1剂，水煎取汁300mL，分早晚饭后2小时温服。

二诊 患者胃脘疼痛、嗳气减轻，仍有烧心，口干口苦、乏力稍减，后背沉重不适，纳少，寐可，大便每日1次，质可。舌红，苔少，脉细。上方加葛根12g，桑叶12g，威灵仙10g，秦艽6g，7剂，日1剂，煎服法同前。后随访患者，知晓患者症状基本消失，嘱其继续服药2个月。

●**按语**：患者间断胃痛，每因饮食不节、情志不畅而加重，盖因气机阻滞、湿浊内蕴、日久化热、耗伤气血所致，选用麦门冬汤加减以滋养胃阴，降逆下气。方中太子参代替人参，益气不温燥，养阴不滋腻；百合与乌药相配取百合乌药汤之意，百合可助沙参、麦门冬等滋胃阴，乌药行气而止痛；醋香附、延胡索、当归活血行气止痛；浙贝母活血散结，制酸止痛。临床中许多慢性胃炎病程久的患者伴有后背沉、后背疼痛的症状，此为肺阴不足、不荣则痛且经络不通、肺气不得宣发的表现，巧在太子参、麦冬、沙参等益气养阴药物中配伍桑叶、威灵仙。桑叶、威灵仙配养阴药，疏通不燥；养阴药得桑叶、威灵仙，润燥不滞。诸药合用，肺阴得补，肺气宣发而背痛自消。

七、枳术汤

【原文】《金匮要略·水气病脉证并治》

第14条："心下坚，大如盘，边如旋盘，水饮所作，枳术汤主之。"

【组成】枳实七枚，白术二两。

【功用】行气消痞，健脾利水。

【用法】上二味，以水五升，煮取三升，分温三服，腹中软即当散也。

【主治】气滞水停。症见心下坚，大如盘，边如旋盘，或胃脘疼痛，小便不利，舌淡红，苔腻，脉沉。

【方证要点】本证为脾弱气滞，气机不通，水饮失于传输。其病理是心下胃脘既有气滞不行，又有水气内停，故心下痞坚，大如盘，边如旋盘。方中枳实行气散结消痞；白术健脾淡渗水饮。二味药配伍，行消不伤正，补益不恋邪，为消补兼施之法。吴谦云："李杲法仲景，以此方倍白术，是以补为主也；此方君枳实，是以泻为主。然一缓一急，一补一泻，其用不同，只此多寡转换之间耳。"

【临证运用】用于中焦痞积气滞。患者表现为痞满或胃痛，纳少而不馨，易疲乏，二便尚调，舌淡，脉沉滑。若患者自觉腹内水声作响，受凉、饮水加重，方中加入少量炮姜、桂枝温阳利水。

治疗习惯性便秘。对于大便秘结数日不行，粪质先干后稀，常伴腹胀，应用大黄、芦荟等药则腹泻，不用则便难行，辨证为脾虚气滞、浊阴不降者，刘教授应用枳术汤，因六腑以通为用，麸炒枳实量常大于白术，以通补行气，消补兼施；若气滞甚者，加厚朴、木香，伴纳呆食少者，加炒莱菔子、鸡内金；若脾虚明显者，白术生用，量可用至30~60g。

【病例】张某，女，45岁，2018年6月2日初诊。

［主　诉］胃脘胀满3年，加重1周。

［现病史］患者3年来间断胃脘胀满，每因饮食不适而加重，于当地医院行胃镜检查示慢性浅表性胃炎，其他理化检查未见明显异常，曾服复方阿嗪米特肠溶片、健胃消食片等药物效微不显。1周前与人争吵后胃脘胀满加重，食后加重，脘腹自觉水声作响，晨起口干，身体疲乏，二便尚调，舌淡苔白厚，脉沉滑。

［西医诊断］慢性浅表性胃炎。

［中医诊断］痞满，脾虚气滞、痰湿内停证。

［治　法］健脾行气，化痰除湿。

［处　方］炒枳实20g，炒白术9g，茯苓15g，醋香附15g，佛手15g，白芍12g，陈皮15g，清半夏6g，豆蔻12g（后下），佩兰12g，紫苏叶9g，

炒鸡内金6g，甘草6g。7剂，日1剂，水煎取汁300mL，分早晚饭后2小时温服。

二诊　胃脘胀满稍减，纳增，大便每日1次，偏稀，舌淡边有齿痕，苔白厚，脉沉滑。上方去紫苏叶、半夏，加炒薏苡仁15g，炒山药15g，厚朴9g。7剂，煎服法同前。

三诊　患者诸症得减，上方药量微调，10剂，嘱患者注意饮食调理，适当运动。

●**按语**：患者素有胃疾，脾胃虚弱，水饮不化，痞结心下致脾胃失和，升降失调，运化失司，水饮、食积互结，则胃脘胀满、水饮不化，故见胃中有振水音；脾胃虚弱，升降无力，故纳少；患者情志不畅，日久蕴生痰湿，湿性黏腻，故见晨起口干，身体疲乏。治疗以健脾行气、化痰除湿为主，方用枳术汤行气消痞，健脾利水，二陈汤加强化湿之功，配以佛手、香附、芍药、甘草，疏肝柔肝，豆蔻、佩兰芳香化湿，紫苏叶升发清阳，炒鸡内金消食健胃。二诊时患者症状稍减，去紫苏叶、半夏等温燥之品，加入炒薏苡仁、炒山药以强化健脾理气之功。

八、栀子豉汤

【原文】《伤寒论》

第76条："发汗后，水药不得入口为逆，若更发汗，必吐下不止。发汗吐下后，虚烦不得眠，若剧者，必反复颠倒，心中懊恼，栀子豉汤主之。"

第77条："发汗若下之而烦热，胸中窒者，栀子豉汤主之。"

第78条："伤寒五六日，大下之后，身热不去，心中结痛者，未欲解也，栀子豉汤主之。"

第228条："阳明病，下之，其外有热，手足温，不结胸，心中懊恼，饥不能食，但头汗出者，栀子豉汤主之。"

第375条："下利后更烦，按之心下濡者，为虚烦也，宜栀子豉汤。"

【组成】栀子（擘）十四枚，香豉（绵裹）四合。

【用法】上二味，以水四升，先煮栀子，得二升半，内豉，煮取一升半，去滓，分为二服，温进一服，得吐者，止后服。

【功用】清热除烦，宣发郁热。

【主治】热郁胸膈证。身热懊恼，虚烦不眠，胸脘痞满，按之软而不硬，嘈杂似饥，但不欲食，舌红苔微黄，脉数。

【方证要点】原文"虚烦"是证候名称。烦者，热也，指病因热邪而生，烦者，心烦也，指病证为热扰于心所致。此处"虚"，非指正气之虚，乃是与有形之"实"邪相对而言。表邪入里，若与有形之物，如水、痰饮、宿食等相互搏结，则形成实证。此处"虚烦证"多由误治所致，汗吐下是虚烦之因，并未与有形之物相结，所以称为"虚烦"，应区别于结胸证、阳明病的实热之烦。它与一般的火热证，如心火、肺火、肝火等不同，在于火郁而不发，火热之邪郁结胸膈，其轻者，心烦不得眠；其重者，必反复颠倒，心中懊恼。

火郁当清之、发之，故用栀子豉汤。方中栀子苦寒，既能上入心胸清透郁热以除烦，又能清泄三焦之热，导热下行；豆豉辛凉宣散，透邪畅中，既能宣泄胸中郁热而助栀子除烦，又能开壅散满而和胃。二药相伍，降中有宣，宣中有降，能使郁热得除，虚烦得解。

【临证运用】用于胃中郁热、胃气不降引起的反流性食管炎，以胸骨后、胃脘灼热不适为主症，方中配以蒲公英、黄芩、黄连等清热化湿之药。

用于郁火所致胃痛、胃堵、腹满、嗳气、起卧不安者，可于此方中加入枳实、厚朴。

用于胸膈郁热而引起的不寐。气郁日久、化火伤阴、炼液为痰之不寐重症，配合温胆汤、酸枣仁汤加减应用以化痰安神。

用于焦虑抑郁、神经官能症、自主神经功能紊乱。若兼少气者，加甘草以益气和中；若呕吐者，加生姜，既可降逆和胃止呕，又可协栀、豉以散火郁。

【病例】周某，女，61岁，2017年4月20日初诊。

[主　诉]间断胃脘不适伴嗳气3年，加重1个月。

[现病史]3年前因与家人争执后出现胃脘不适伴嗳气，在当地医院电子胃镜检查示慢性萎缩性胃炎，病理示胃窦部腺体中度肠上皮化生，肝

胆胰脾彩超示未见明显异常。口服西沙比利、多潘立酮、奥美拉唑等药，症状稍有缓解。近一个月来，嗳气频频，平卧时更甚，纳少，寐差。刻诊：胃脘不适，嗳气频发，心烦易怒，失眠多梦，口干口苦，大便偏干，舌尖红苔薄黄，脉滑。

[**西医诊断**] 慢性萎缩性胃炎、肠上皮化生（中度）。

[**中医诊断**] 痞满，火土之郁，胃失和降。

[**治　　法**] 清宣郁热，和胃降逆。

[**处　　方**] 焦栀子9g，淡豆豉6g，连翘15g，黄连6g，紫苏叶12g，枳实15g，厚朴9g，麦冬15g。7剂，日一剂，水煎温服。

二诊　一周后胃脘部不适减轻，嗳气缓解，大便较前通畅，夜寐欠安，上方基础加酸枣仁15g，合欢皮15g，茯苓15g，服药8周后，症状消失，6个月后随访，嗳气未再复发。

●**按语：**患者老年女性，有明显情志不畅史，气机郁滞，日久化火，火土郁结，胃失和降，而发嗳气，方选栀子豉汤清宣郁热，加入连翘"泄心经客热，去上焦诸热"；黄连苦寒，归心、脾胃、肝胆、大肠经，泻心火，"消心下痞满之状"；紫苏叶、厚朴、枳实和胃降逆，助胃和降。火郁日久，耗伤阴血，致心肝血虚则出现失眠、心烦、口干口苦，方中加入麦冬以滋养阴津。二诊时患者诸症得减，唯有虚烦不得眠，方中加入酸枣仁、茯苓宁心安神，合欢皮解郁安神。《名医别录》言酸枣仁："主烦心不得眠，脐上下痛，血转久泄，虚汗烦渴。"合欢皮甘、平，归心、肝、肺经，《神农本草经》曰："主安五脏，和心志，令人欢乐无忧"。诸药合用清心解郁，和胃降逆，则嗳气自除。

九、半夏泻心汤

【原文】《伤寒论》

第149条："伤寒五六日，呕而发热者，柴胡汤证具，而以他药下之，复与柴胡汤。此虽已下之，不可逆，必蒸蒸而振，却发热汗出而解。若心下满而硬痛者，此为结胸也，大陷胸汤主之；但满而不痛者，此为痞，柴胡不中与之，宜半夏泻心汤。"

《金匮要略·呕吐哕下利》

第17条："呕而肠鸣，心下痞者，半夏泻心汤主之。"

【组成】半夏半升，黄芩、干姜、人参（以上）各三两，黄连一两，大枣十二枚，甘草三两。

【用法】上七味，以水一斗，煮取六升，去滓，再煎，取三升，温服一升，日三服。

【功用】寒热平调，消痞散结。

【主治】寒热互结之痞证。症见心下痞，但满而不痛，或呕吐，肠鸣下利，舌苔腻而微黄。

【方证要点】此方所治之痞，原系小柴胡汤证误行泻下，损伤中阳，少阳邪热乘虚内陷，以致寒热错杂，而成心下痞。痞者，痞塞不通，上下不能交泰之谓；心下即是胃脘，属脾胃病变。脾胃居中焦，为阴阳升降之枢纽，今中气虚弱，寒热错杂，遂成痞证；脾为阴脏，其气主升，胃为阳腑，其气主降，中气既伤，升降失常，故上见呕吐，下则肠鸣下利。本方证病机较为复杂，既有寒热错杂，又有虚实相兼，以致中焦失和，升降失常。治当调其寒热，益气和胃，散结除痞。

本方即小柴胡汤去柴胡、生姜，加黄连、干姜而成，变和解少阳之剂，而为调和寒热之方。

方中以辛温之半夏为君，散结除痞，又善降逆止呕。臣以干姜之辛热以温中散寒；黄芩、黄连之苦寒以泄热开痞。君臣相伍，寒热平调，辛开苦降。然寒热互结，又缘于中虚失运，升降失常，故以人参、大枣甘温益气，以补脾虚，为佐药。甘草补脾和中而调诸药，为佐使药。诸药相伍，使寒去热清，升降复常，则痞满可除，呕痢自愈。

【临证运用】治疗反流性食管炎、慢性胃炎、胃及十二指肠溃疡等证属寒热错杂、脾胃不和者。根据疾病不同时期的寒热不同，调节方中各药的比例，实现阴阳和调，气机通畅。如临证应用中常以平补和缓之党参代替温补峻烈之人参；对于部分辨证偏热者则以太子参代替，因其相对党参来说偏于凉性，故可防温燥伤阴之弊。

治疗久泄。患者长期慢性腹泻，伴腹胀、腹痛，无黏液脓血便，口干喜热饮，口中异味。辨证属中焦寒热错杂，气机升降失调。常以半夏泻心汤为主方，加入葛根、升麻升发脾之清阳；茯苓、薏苡仁健脾利湿。

治疗复发性口腔溃疡。患者口腔溃疡反复发作，伴口苦咽痛，腹泻肠鸣，乏力低热，纳呆，胃脘堵闷，舌暗红，苔白，脉弦滑。病机为湿热内蕴，胃气不和，上热下寒，脾胃虚弱。心烦失眠者加酸枣仁、合欢皮；呕而肠鸣、腹泻者加木瓜、白芍。

【病例】李某，女，47岁，2019年4月2日初诊。

［主　　诉］胃脘堵闷2个月，加重伴烧心3天。

［现 病 史］患者2个月前，与人争执后出现胃脘堵闷、隐痛，纳差，自行口服小建中颗粒、荜铃胃痛颗粒，症状稍有缓解，后未予重视。3天前，饮食生冷后胃脘堵闷加重，伴烧心。电子胃镜示非萎缩性胃炎，反流性食管炎。刻诊：胃脘堵闷，烧心，口干渴，胸骨后烧灼、隐痛不适，纳差，乏力，大便每日2次，不成形，舌淡红苔薄黄腻，脉濡缓。

［西医诊断］非萎缩性胃炎，反流性食管炎。

［中医诊断］痞满，寒热互结证。

［治　　法］调和寒热，和胃消痞。

［处　　方］清半夏9g，黄连6g，酒黄芩12g，党参15g，干姜6g，茯苓20g，麸炒枳实15g，煅瓦楞子20g（先煎），炙甘草6g。7剂，日一剂，分早晚水煎服。

二诊　患者诉胃脘堵闷、烧心减轻，仍有胸骨后烧灼感，不敢多食，大便不成形。前方加蒲公英15g，炒麦芽15g，葛根10g。7剂，日一剂，分早晚水煎服。后上方随症加减，服用14剂，诸症明显减轻。

●按语：痞满的发生主要与情志不畅和饮食失节有关。因情志不畅，肝失疏泄，使脾胃气机升降失常，胃气上逆，导致胸骨后烧灼感、咽部不适等症状；饮食失节，进食生冷、油腻，损脾碍胃，日久湿热蕴结中焦，形成脾虚胃热，寒热夹杂，表现为胃脘堵闷、嗳气不舒、食欲不振、大便黏腻不爽等。用半夏泻心汤清热燥湿，苦辛通降，兼顾中气之虚，方中以平补和缓之党参代替大补元气之人参，防气燥伤津；茯苓健脾渗湿，枳实消痞散结，瓦楞子抑制胃酸。二诊时诸症减轻，加蒲公英清热化湿，炒麦芽消食和胃，葛根健脾升清。

十、小陷胸汤

【原文】《伤寒论·太阳病脉证并治》

第138条："小结胸病，正在心下，按之则痛，脉浮滑者，小陷胸汤主之。"

【组成】黄连一两，半夏半升，瓜蒌实大者一个。

【用法】上三味，以水六升，先煮瓜蒌，取三升，去滓，内诸药，煮取二升，去滓，分温三服。现代用法为先煮瓜蒌，后纳他药，水煎温服。

【功用】清热化痰，宽胸散结。

【主治】痰热互结之小结胸证。胸脘痞闷，按之则痛，或咳痰黄稠，口苦，舌苔黄腻，脉滑数。

【方证要点】本方原治伤寒表证误下，邪热内陷，痰浊结于心下的小结胸病。痰热互结心下，气郁不通，升降失司，故胃脘痞闷，按之则痛；痰热互结，肺失宣降，则咳吐黄痰，质黏而稠；舌苔黄腻，脉滑数，无不为痰热之象。故治宜清热涤痰，宽胸散结。方中全瓜蒌甘寒，清热涤痰，宽胸散结，用时先煮，意在"以缓治上"，而通胸膈之痹。臣以黄连苦寒泄热降火，助瓜蒌清热化痰。半夏祛痰降逆，开解消痞，为佐药。半夏配黄连，一辛一苦，辛开苦降。半夏伍瓜蒌，润燥相得，为清热化痰、宽胸散结常用配伍。

【临证运用】治疗痰热内扰导致的胆汁反流性胃炎、反流性食管炎、慢性胃炎等。表现为烧心、反酸，咽部灼热感，伴心烦、口干口苦，或胃胀、胃痛、胁痛，寐差，舌红苔黄腻，脉弦滑者，将小陷胸汤与黄连温胆汤加减合用，清热化痰，和胃利胆。

治疗咳嗽。方中瓜蒌、半夏以治痰收功，无论急慢性咳嗽，刘教授常用此方加减化裁，湿热、痰湿者合用温胆、二陈汤之类；遇外感邪郁之咳嗽，常以小陷胸汤合止嗽散、三拗汤等。

【病例】郑某，女，47岁，2018年6月9日初诊。

[主　诉]胃脘堵闷2天。

[现 病 史]患者平素嗜食辛辣之物，无辣不欢，2天前下班途中淋雨，次日早晨恶寒发热，胃脘堵闷，恶心，纳差，于附近诊所就诊，给予

退热治疗，后诸症有所缓解，未予重视。今日觉胃脘堵闷加重，伴恶心，口苦，头晕，纳差。刻诊：胃脘堵闷，偶有胃痛，伴恶心，口干口苦，渴欲凉饮，饮不解渴，头晕，纳差，寐欠安，大便2日未行，舌红，苔黄腻，脉弦滑。

[**中医诊断**] 痞满，痰热蕴结，气机阻滞。

[**治　　法**] 清热化痰，降逆消痞。

[**处　　方**] 瓜蒌15g，清半夏9g，黄连6g，柴胡12g，黄芩9g，蒲公英15g，麸炒枳实15g，厚朴10g，茯苓15g，生姜3片，大枣3枚。5剂，日1剂，水煎取汁300mL，分早晚2次温服。

二诊　诸症明显减轻，食后稍有胃脘堵闷不舒，纳少，无恶心呕吐，无明显头晕，大便每日2次，质偏干，舌淡红苔薄黄，脉弦滑。前方去柴胡、黄芩，加陈皮、焦三仙各15g，生甘草6g，继服7剂后，患者已无不适。嘱患者注意饮食，保持情绪舒畅。

●**按语**：患者平素嗜食辛辣，体内有热，又遇湿邪侵袭，湿热相合，郁于体内，阻滞气机，胃络不通，故见胃堵、胃痛；胃失和降，胃气上逆则恶心；湿热郁结，胶着不解，津不上承，则口干口渴，渴欲饮水，饮后不解；舌红苔黄腻，脉弦滑均乃痰热内蕴之证。此时，非清不能化其痰，非开不能散其结，故方中用小陷胸汤加柴胡、黄芩、蒲公英清热化痰，枳实、厚朴降逆消痞，茯苓、生姜、大枣健脾和胃，诸药合用使痰热得清，气机通畅而诸症自除。二诊时，患者诸症减轻，纳欠佳，食后胃脘不舒，方中加入陈皮、焦三仙健脾，消食，和胃，生甘草清热兼调和诸药。

十一、葛根芩连汤

【原文】《伤寒论·太阳病脉证并治》

第34条："太阳病，桂枝证，医反下之，利遂不止，脉促者，表未解也。喘而汗出者，葛根黄芩黄连汤主之。"

【组成】葛根半斤，甘草二两（炙），黄芩二两，黄连三两。

【功用】解表散邪，清泄里热。

　　本方主治外感表证未解，热邪入里证。症见身热，下利臭秽，肛门有灼热感，胸脘烦热，口干作渴，喘而汗出，苔黄脉数等。

　　【用法】上四味，以水八升，先煮葛根减二升，内诸药，煮取二升，去滓，分温再服。

　　【方证要点】伤寒表证未解，误下以致邪陷阳明，引起热利，泻下之物臭秽，肛门有灼热感。此时表证未解，里热已炽，故见身热口渴、胸脘烦热、苔黄脉数等症；里热上蒸于肺则作喘，外蒸于肌表则汗出。治宜外解肌表之邪，内清肠胃之热。方中重用葛根为君药，既能解表清热，又能升发脾胃清阳之气而治下利。配伍苦寒之黄芩、黄连为臣，其性寒能清胃肠之热，味苦可燥胃肠之湿，如此则表解里和，身热下利诸症可愈。甘草甘缓和中，并协调诸药为佐使。本方外疏内清，共成解表清里之剂。

　　【临证应用】本方是治疗热泻、热痢的常用方。临床应用以身热下利伴肛门灼热、苔黄厚腻为辨证要点，现在常用于治疗急性肠炎、细菌性痢疾、肠伤寒、胃肠型感冒等属表证未解、里热甚者，虚寒下利者忌用。

　　临证化裁：痛者，加炒白芍以柔肝缓急止痛；热痢里急后重者，加木香、槟榔以行气而除后重；兼呕吐者，加半夏以降逆止呕；夹食滞者，加炒麦芽、山楂等以消食。

　　【病例】魏某，女，25岁，2018年8月18日初诊。

　　[主　　诉]腹泻3天。

　　[现 病 史]患者3天前因进食生冷后出现腹泻，大便每日3次，泻下物臭秽，质稀不成形，肛门灼热，轻微腹痛，无恶心、呕吐，无发热，口干，烦躁不安，纳差，夜寐欠安。舌淡红，苔黄厚稍腻，脉滑。

　　查体：神志清楚，无脱水貌。腹软，脐周正中压痛，无反跳痛，麦氏点无压痛。肠鸣音稍亢进，每分钟6~7次。

　　辅助检查：血常规示白细胞15.4×10^9/L，中性粒细胞比值76.3%。便常规示白细胞5~7/HPF。

　　[西医诊断]急性肠炎。

　　[中医诊断]泄泻，湿热壅滞证。

　　[治　　法]清热利湿，涩肠止泻。

　　[处　　方]葛根20g，黄连9g，黄芩3g，凤尾草15g，飞扬草10g，白

芍20g，仙鹤草15g，木香9g，炒枳壳12g，陈皮15g，炙甘草6g。7剂，日1剂，水煎取汁300mL，分早晚两次服。嘱患者注意休息，进食易消化食物。

二诊 大便次数减少，恶臭轻，腹痛消除，开始进食，但食欲仍不佳，以原方加入炒麦芽20g、莱菔子15g健脾和胃、消食化积之品，服7剂后，大便正常，食量增加，恢复健康。

●**按语**：本病例患者于进食生冷后出现腹泻，泻下臭秽，伴肛门灼热，口干，烦躁，纳食减少，病机为湿热壅滞肠道，故以葛根芩连汤为主方加减化裁。方中重用葛根，升发脾胃清阳之气而治下利，葛根谓其"气轻质重""先煎葛根而后纳诸药"，则"解肌之力优，而清中之气锐"。黄芩、黄连味苦燥湿，清胃肠之热。凤尾草为凤尾蕨科植物，味微苦，性凉，入肝、肾、大肠经，既可清利湿热，又能凉血解毒。飞扬草味辛、酸，性凉，归肺、膀胱、大肠经，功效清热解毒，利湿止痒。二药合用，可增强清热利湿之效。白芍缓急止痛，仙鹤草涩肠止泻。枳壳、木香、陈皮理气健脾。甘草甘缓和中，协调诸药。全方共成清热利湿止泻之剂。二诊时患者腹泻明显好转，腹胀消失，但食欲不佳，此时加入炒麦芽、莱菔子等消食和胃之品调理，脾胃功能得以恢复。

十二、当归芍药散

【**原文**】《金匮要略·妇人妊娠病脉证并治》

第20条："妇人怀妊，腹中疞痛，当归芍药散主之。"

第22条："妇人腹中诸疾痛，当归芍药散主之。"

【**组成**】当归三两，芍药一斤，茯苓四两，白术四两，泽泻半斤，川芎半斤。

【**功用**】养血调肝，健脾利湿。主治妇人妊娠或经期，肝脾两虚证，症见腹中拘急，绵绵作痛，头晕心悸，或下肢浮肿，小便不利，纳呆食少，舌淡苔白腻，脉弦细等。

【**用法**】上六味，杵为散，取方寸匕，酒和，日三服。现代用法为水煎服。

【**方证要点**】脾土为木邪所克，谷气不举，浊淫下流，以塞搏阴血而痛也。本方中芍药具有养血柔肝、通利血脉、缓急止痛、利小便的功效，为此方君药。川芎擅长活血祛瘀，泽泻具有利水渗湿的功效，两药合用，可助芍药疏瘀血，渗利水湿，以消除瘀血或津液阻滞，合为臣药。当归既可养血，又能活血，既可助芍药补肝血不足，又可增加川芎祛瘀之效。白术燥湿，使湿从内化，茯苓渗湿，使湿从下走，二药合用，益气健脾，与当归同为本方的佐药。和酒服用，可以助血行，通经络，酒在本方中充当使药的角色。诸药相配伍，疏肝养血，活血化瘀，健脾利湿，津血流通，筋脉柔和，诸症消失。

【**临证应用**】当归芍药散原为治疗妇人肝脾失调、血滞湿阻证的代表方。此方虽以治疗妇科病症为主，但根据"异病同治"之理，亦可用于脾胃疾病证属肝脾两虚腹痛的治疗之中。

临证化裁：气郁胁胀者，加柴胡、枳实以疏肝理气；气郁不食者，加香附、炒麦芽以行气消食；气郁有热者，加栀子以清热；血虚者，加当归、龙眼肉以养血补血。

【**病例**】李某，女，58岁，2018年10月21日初诊。

[**主　　诉**] 间断腹痛3年，加重5天。

[**现 病 史**] 患者3年前因间断腹痛就诊于当地医院，查结肠镜示慢性结肠炎，间断口服中药，效果不佳，腹痛时轻时重。5天前患者生气后出现左下腹拘急，绵绵隐痛，伴胁肋部胀痛，头目眩晕，周身乏力，纳一般，寐差，大便溏薄不成形，小便可，舌淡红，苔薄白，脉弦细。

[**西医诊断**] 慢性结肠炎。

[**中医诊断**] 腹痛，肝郁脾虚证。

[**治　　法**] 疏肝健脾，理气止痛。

[**处　　方**] 当归9g，芍药30g，泽泻6g，川芎9g，茯苓20g，白术12g，陈皮15g，柴胡6g，枳实10g，葛根20g，仙鹤草15g。7剂，日1剂，水煎取汁300mL，分早晚饭后2小时服。

二诊　2018年10月13日，患者上述症状明显好转，仍有胁痛，寐差，上方加大枳实用量至15g，加青皮10g，香橼15g。服药7剂，患者上述症状基本消失。

●**按语**：本病例患者由于情志不畅出现腹部隐痛、胁肋胀痛，此为肝气郁滞之象，肝气犯脾，脾虚气血不能上荣致头晕、乏力，脾虚清阳不升则便溏，舌淡红，苔薄白、脉弦细亦为肝郁脾虚的表现，治疗当以健脾疏肝为主。方中重用芍药、当归，芍药养血柔肝，当归养血活血，两药合用可缓解腹中隐痛；川芎、泽泻可助归、芍消除郁滞；白术、茯苓、陈皮合用，共奏健脾之效；柴胡、枳实疏肝理气，使得肝脾调和。患者便溏，投仙鹤草、葛根以止泻，全方标本兼治，诸症自消。二诊时患者仍有胁痛，此时加大枳实用量，并加青皮、佛手等理气之品，以增强疏肝之功，继服收效。

十三、酸枣仁汤

【原文】《金匮要略·血痹虚劳病脉证并治》

第6条："虚劳虚烦不得眠，酸枣仁汤主之。"

【组成】酸枣仁二升，甘草一两，知母二两，茯苓二两，川芎二两。

【功用】养血安神，清热除烦。主治肝血不足，虚热内扰证，症见虚烦失眠，心悸不安，头晕目眩，咽干口燥，舌红，脉弦细等。

【用法】上五味，以水八升，煮酸枣仁得六升，内诸药，煮取三升，分温三服。

【方证要点】本方证主要由肝血不足、阴虚内热所致。肝血不足，血不养心，故见心悸；血虚不能上荣，故头晕目眩；阴虚内热，故见虚烦不眠、盗汗、咽干口燥；舌红、脉弦细亦为血虚肝旺之证。方中酸枣仁主入心、肝二经，既可养肝血，又可安心神，故为君药；茯苓宁心安神，知母补不足之阴，消内炎之火，具滋清兼备之功，二药合用，共为臣药；佐以川芎调养肝血、疏达肝气，可防肝气郁滞；甘草和中缓急，调和诸药为使。本方诸药配伍，标本兼治，养中兼清，补中有行，共收养血安神、清热除烦之效。心肝之血滋养有源，阴升阳潜，失眠与一切阴虚阳浮之证得愈。

【临证应用】本方是治心肝血虚而致的虚烦失眠之常用方。《难经·四十六难》认为"胃不和则卧不安"。现代临床观察发现，失眠、心烦等为脾胃病常见并发症状，因此本方可用于慢性胃炎、胃溃疡、功能性消化不良等伴失眠之症的患者。

临证化裁：血虚甚而头目眩晕重者，加当归；白芍、枸杞子增强养血补肝之功；虚火重而咽干口燥甚者，加麦冬、生地黄以养阴清热；若寐而易惊，加龙齿、珍珠母镇静安神；兼见盗汗，加五味子、牡蛎安神敛汗。

【**病例**】赵某，女，50岁，2018年3月15日初诊。

[**主　　诉**]间断胃脘胀满2年，加重7天。

[**现 病 史**]患者2年前因工作劳累出现胃部胀满，心烦易失眠，白天精神尚可，夜间寐差，未予重视。查胃镜示慢性非萎缩性胃炎。7天前患者胃脘胀满加重，严重失眠，夜间入睡困难，醒后难以复睡，心烦，乏力，头晕，纳一般，二便调。舌红，少苔，脉细。

[**西医诊断**]慢性非萎缩性胃炎。

[**中医诊断**]痞满，胃阴不足证。

[**治　　法**]滋阴益胃，消痞安神。

[**处　　方**]炒酸枣仁30g，川芎10g，知母10g，茯苓10g，甘草3g，百合20g，乌药6g，红景天9g，茵陈6g，砂仁3g（后下），北沙参20g，麦冬15g，佛手15g，炒枳壳15g。7剂，水煎分2次服。

二诊　患者服上方7剂后，胃脘胀满减轻，失眠好转，继用上方，连服5剂后，诸症消失，病告痊愈。

●**按语**：慢性胃炎患者多伴寐浅、寐差，甚至彻夜难眠。该患者胃病日久，失眠明显，加之用脑过度，暗耗阴血，肝阴耗而魂不敛，胃阴损而神不宁，故选方以酸枣仁汤为基础方，其中酸枣仁养血养心安神，茯苓健脾宁心化湿。《长沙药解》云："酸枣仁，味甘、酸，入手少阴心、足少阳胆经。宁心胆而除烦，敛神魂而就寐。"《神农本草经》言："茯苓，味甘，平。主胸胁逆气，忧恚，惊邪，恐悸，心下结痛，寒热烦满，咳逆，口焦舌干，利小便。久服安魂养神，不饥，延年。"二药合用，既可健脾益胃，又可安神除烦。百合、乌药养阴和胃，红景天、北沙参益气养阴，使脾胃气机得复，知母滋阴润燥除烦，茵陈、砂仁清热以除烦，川芎行气活血，佛手、炒枳壳理气和胃以除痞满。本病以酸枣仁汤加减，切中病机而收效。

十四、百合地黄汤

【原文】《金匮要略·百合狐惑阴阳毒病脉证治》

第3条："百合病，不经吐、下、发汗，病形如初者，百合地黄汤主之。"

【组成】百合七枚，生地黄汁一升。

【功用】养阴清热，补益心肺。症见心神不安、饮食行为失调、口苦、小便赤、脉微数等。

【用法】以上水洗百合，渍一宿，当白沫出，去其水，更以泉水二升，煎取一升，去滓，内地黄汁，煎取一升五合，分温再服。中病，勿更服。大便当如漆。

【方证要点】本方证乃是心肺阴虚内热，百脉失和，使心神不安及饮食行为失调所致。阴虚内热，扰乱心神，故沉默寡言，欲卧不能卧，欲行不能行，如有神灵；情志不遂致脾失健运，故欲饮食而不能饮食，时而欲食，时而恶食；阴虚生内热，故如寒无寒，如热无热，口苦，小便赤；舌脉亦为阴虚有热之象。治宜养心润肺，益阴清热。方中百合色白入肺，养肺阴而清气热；生地黄色黑入肾，益心营而清血热；泉水清热利小便，诸药合用，心肺同治，阴复热退，百脉因之调和，病可自愈。本方具有清、轻、平、润的特点，能滋阴血，益元气，使五脏真元通畅，内热无以留存而外泄，失调之机得以恢复。

【临证应用】本方为治疗百合病的常用方。现可用于消化系统疾病伴身心疾病的治疗，如慢性胃炎、胃溃疡、肠易激综合征、功能性消化不良伴焦虑抑郁者。临床研究表明，百合地黄汤在一定浓度时有抑制肿瘤的作用，对于胃癌前病变的治疗可斟酌辨证使用。

临证化裁：虚热伤津，可加沙参、玄参、麦冬等养阴生津；心神不安者，加合欢花、炒酸枣仁等宁心安神；便秘者，可加柏子仁、麻子仁润肠通便。

【病例】王某，男，48岁，2018年6月4日初诊。

[主　诉]胃脘疼痛1年，加重2天。

[现病史]患者平日嗜食辛辣，1年前饮食不节后出现胃脘疼痛，初

起口服荜铃胃痛颗粒，痛可缓解，之后胃痛易反复发作，每月2~3次。查电子胃镜示慢性萎缩性胃炎，病理示慢性萎缩性胃炎伴中度肠上皮化生。2天前患者因情志不畅出现胃痛加重，胃内嘈杂灼热，心神不安，口干口苦，纳可，夜寐差，大便干，2日一行，小便调。舌红，少津，脉细数。

　　［**西医诊断**］慢性萎缩性胃炎，肠上皮化生（中度）。

　　［**中医诊断**］胃痛，胃阴不足证。

　　［**治　　法**］养阴生津，和胃止痛。

　　［**处　　方**］百合20g，生地黄12g，白芍20g，延胡索20g，茯苓10g，生甘草6g。28剂，日一剂，水煎取汁300mL，分早晚两次服。

　　二诊　患者胃痛较前好转，仍有灼热感，原方加北沙参15g、麦冬12g。予中药14剂，服法同前。电话随访，患者自行减量口服中药，两日一剂，胃痛症状未再复发。

　　●**按语**：患者喜食生辣，加之嗜酒，日久化火，灼胃作痛，化燥伤阴，故用百合地黄汤清胃热、养胃阴。《本草经解》言："百合气平，禀天秋平之金气，入手太阴肺经；味甘无毒，得地中正之土味，入足太阴脾经。气降味和，阴也"，又言"地黄气寒，禀天冬寒之水气，入足少阴肾经；味甘无毒，得地中正之土味，入足太阴脾经。气味重浊，阴也"；白芍酸甘养阴，缓急止痛，标本兼治；延胡索活血止痛；茯苓既可健脾益胃，又可宁心安神，使患者心烦之症得以消除；甘草调和诸药，全方标本兼治，共奏养阴止痛之效。二诊时，患者胃脘部仍有灼热感，此阴液未复。原方加北沙参、麦冬，既能滋养胃阴，又无壅滞之弊，旨在达到"缓则治本"之效。

十五、半夏厚朴汤

【**原文**】《金匮要略·妇人杂病脉证并治》

第22条："妇人咽中如有炙脔，半夏厚朴汤主之。"

【**组成**】半夏一升，厚朴三两，茯苓四两，生姜五两，干苏叶二两。

【**功用**】行气散结，降逆化痰。此方主要治疗痰气郁结之梅核气。症见咽如有物梗阻，咯吐不出，吞咽不下，胸膈满闷，或咳或呕，舌苔白润或白滑，脉弦滑或弦缓等。

【用法】以水七升，煮取四升，分温四服，日三，夜一服。

【方证要点】本方多因痰气郁结于咽喉所致。情志不遂，肝气郁结，肺胃失于宣降，津液不得正常输布，聚而成痰，痰气相搏，阻于咽喉，则咽中如有物阻、吐之不出、吞之不下；肝气郁结，经气不利，故伴见胁肋胀痛；肺胃失于宣降，故见胸膈满闷，或咳喘急，或恶心呕吐等。本证病机要点为痰气互结，肺胃气逆，治宜行气散结，化痰降逆。方中半夏辛温入肺胃经，化痰散结，降逆和胃，为君药。厚朴苦辛性温，行气开郁，下气除满，助半夏散结降逆，为臣药。君臣相配，苦辛温燥，痰气并治。茯苓甘淡渗湿健脾，以助半夏化痰；生姜辛温散结、宣散水气、和胃止呕，既助半夏化痰散结、和胃降逆，又能制约半夏毒性；苏叶芳香行气，理肺疏肝，助厚朴行气开郁散结，共为佐药。诸药配伍，共奏行气散结、降逆化痰之功。制方特点：行气化痰，痰气并治；辛苦合用，开结降逆。

【临证应用】本方原为治疗痰气郁结所致梅核气的常用方。临床中很多慢性胃炎患者常伴有咽部异物感或咽部不适，故可用于胃咽合病患者。

临证化裁：若气郁较甚者，可酌加香附、郁金助行气解郁之功；胁肋疼痛者，酌加川楝子、延胡索以疏肝理气止痛；咽痛者，酌加冬凌草、板蓝根以解毒利咽。

【病例】何某，女，35岁，2018年4月20日初诊。

[主　　诉]间断胃胀、咽部异物感3年，加重2周。

[现 病 史]患者平素脾胃功能较差，既往慢性咽炎病史。于当地行胃镜检查示慢性非萎缩性胃炎伴糜烂。3年前因工作不顺出现胃胀，咽中异物感，偶有嗳气，乏力、气短懒言，纳一般，夜寐可，大便正常，小便调。舌淡红，苔白滑，脉弦滑。

[西医诊断]慢性非萎缩性胃炎伴糜烂，慢性咽炎。

[中医诊断]痞满，梅核气，脾虚痰阻证。

[治　　法]健脾除满，化痰散结。

[处　　方]清半夏9g，厚朴12g，紫苏叶6g，茯苓15g，生姜9g，白术20g，绞股蓝12g，连翘12g。14剂，日1剂，取汁300mL，分早晚两次服。

二诊　诸症减轻，继续予上方，10剂，服法同前，并嘱其调畅情志，症状全消。

●**按语：**此案属慢性胃炎合并咽炎患者，故以半夏厚朴汤为基础方加减治之。方中半夏散结消痰，和胃降逆；厚朴消痰下气，可增降气除满之功；紫苏叶，色紫，气香，辛温发散，通阳化气，可清肺气，宽中气，下结气，化痰气，乃通阳治气之良药；茯苓、白术健脾益气，燥湿化痰；生姜辛温散结；党参、绞股蓝补气健脾，对症治之。《本草经解》言："连翘轻清平苦，轻而扬之，因而越之，结者散而寒热愈也"，对梅核气之郁结疗效明显。全方补中有降，辛苦并用，辛开其郁结，苦降其逆气，诸症减轻。胃炎和咽炎均与情志因素密切相关，二诊时嘱患者调畅情志，消除病发因素，防止复发。

（郭珊珊、李　念、刘文静）

第二节　复法合方

一、何为复法合方

喻嘉言在《寓意草·论杨季蘅风废之证并答门人四问》提出"治杂合之病，必须用杂合之药"的观点，切合临床实际，直到今日对于临床仍有指导作用。复法合方为治疗杂合之病的辨证施治方法，来源已久，应用广泛。内科病症尤其是病因病机复杂的病症，或是复合的病症，用之往往取得较好的疗效，为临床难治病症的治疗提供了新的思路和方法。

（一）复法

复法即复合立法，是指2种以上治法的联合应用，主要是治疗病机错杂、证候兼夹一类疾病的主要手段。正如《素问·异法方宜论》所说："故圣人杂合以治，各得其所宜，故治所以异，而病皆愈者，得病之情，知治之大体也。"然而对于单一证候有时也需通过复合立法、组方配药，使其相互为用，形成新的功用，进一步增强疗效。

复法的学术思想源于《内经》，《素问·至真要大论》在论述组方原则时提出"奇之不去则偶之，是谓重方"，即用奇方治病不效，就应当用偶方复合。而应用复法组方配伍治疗疾病的实践，最早见于东汉张仲景《伤寒杂病论》。《金匮要略·脏腑经络先后病脉证》有多处复法思想体现，如"夫治未病者，见肝之病，知肝传脾，当先实脾"，就体现了"治肝法"和"实脾法"的辨证复合运用精神。《金匮要略·痰饮咳嗽病脉证并治》中以大青龙汤发汗解表兼清郁热以治疗"邪盛于表，内有郁热"之溢饮；用小青龙汤发汗解表兼温化水饮之法以治疗"表寒里饮俱盛"之溢饮，两方均治疗溢饮，因病机不同而组方有异，但都体现了复法的具体运用。

据复法组方，药物常多达20余味，所选药物绝非肆意堆砌，需寓有巧思，严守病机，主次分明，井然有序，配伍明晰，广络兼备，不同药物相辅相成，相互佐制，扬长避短，效力增倍。如《金匮要略》薯蓣丸中有21味药，集健脾、补气、养血、益阴、温阳、理气、祛风于一方，攻补兼施、寒热并用、气血共调。又如鳖甲煎丸共23味药，行气化瘀，祛痰消癥，多法并用，专于疟母之治，效果显著。

历代医家弘圣贤之道，临证发挥，将仲景复法思想广传于世。如唐代医家孙思邈在《备急千金要方》中指出"病轻用药须少，病重用药即多"，明确了复法大方在临床中的价值。书中载有80余个大方，多是以寒温并进、补泻相合为制方特点。金代医家刘完素创制防风通圣散，运用辛、苦、寒之药，宣之、清之、通之，以疏风清热，解表通里。清代医家徐灵胎在《兰台轨范》中所记载大活络丹一方，全方由50味药组成，堪称复法大方之最，其配伍得当、组方合理、疗效确切，为治疗中风瘫痪、风湿痹痛、痰厥昏迷诸证所倚重。国医大师周仲瑛教授针对恶性肿瘤等疑难杂病，主张"复合施治论"的学术思想，在中医临床复法理论构建和组方运用上做出了较大的贡献。

（二）合方

合方，是方剂化裁的一种特殊形式，它是在中医学辨证思维指导下，以病机为契，由两首已知方剂相合而构成的新方剂，又可以理解为方剂加减变化的重新组方。合方既是中医辨证思维的产物，同时也是中医学辨证思维的体现。

合方之法源于仲景，复经唐宋元明清等历代医家的提倡，凭借其独有的治疗作用，在疾病复杂多变的境况中受到人们的重视。张仲景《伤寒论》中对于太阳病日久、表郁轻证者，方以桂枝麻黄各半汤，为桂枝汤与麻黄汤相合而成，桂枝汤甘酸辛合用，发散邪气力缓，亦能扶助正气，具生阳化阴之妙。与麻黄汤相合，共展祛邪之力，并去麻黄峻悍之性，辛温轻散，小汗解表。《金匮要略·水气病脉证并治第十四》："气分，心下坚，大如盘，边如旋杯，水饮所作，桂枝去芍药加麻辛附子汤主之。"为阳虚而兼表证的水气病，其中桂枝去芍药汤为治疗"脉促，胸满"（《伤寒论》21条），麻黄附子细辛汤为少阴病"发热、脉沉"的经典方，从二者方义来看，均不治水气病。殊不知两方相合，甘草与麻黄相配，即为麻黄甘草汤，主治里水，从而衍生出新效用。刘完素将凉膈散、天水散，合成天水凉膈各半与天水一凉膈半，以治表证兼有内热证。李东垣《脾胃论·随时加减用药法》以消痞丸合滋肾丸泻阴火上逆证。《丹溪心法·泄泻》载以五苓散吞服香连丸治热泄。许多现代名医也常运用合方治疗疾病，如蒲辅周以理中丸合五苓散治疗中虚脾弱之泄泻；杨锦堂以五皮饮合猪苓汤治疗鼓胀；焦树德善用合方，如"痛在心口窝，三合共四合"；刘渡舟把时方与经方进行巧妙结合，用"古方"以补"时方"之纤弱，用"时方"以补"古方"之不全。例如三仁汤与栀子豉汤合用，既能清热除烦，开郁理气，而又不挠于湿热邪气，有利而无害，发挥了合方的优势。

（三）复法合方结合

国医大师周仲英教授提出以病机为核心构建辨证论治新体系，指出中医学的辨证论治绝非僵化的辨证分型论治，而应是基于审证求机、随证治之思想指导下的辨证论治。复法合方是辨证施治的方法，对于病理因素复杂、病机交错复合、证候兼夹多变、多病丛生的情况，根据证候主流，确定处方基本之法后，以主方为基础，辨证配合相应的辅助治疗方药，复合立法，解决病机的兼夹复合情况，选用不同的方剂复合并用，需要强调的是合方乃复法思维的呈现，不同方剂亦不必拘泥原方组成，应针对病机、灵活取数方中部分所需用药合而为之。

内科病症中单一的病机虽然存在，但病证交叉相兼的情况更为多见。

受现代生存环境的变化、生活习惯的改变、饮食结构的调整、社会形态的变化等多种致病因素影响，加之心理、遗传、生物、物理、化学等多种病因交错复合，多病丛生，病理因素复杂，造成多种病机交错互呈，证候兼夹多变。多种疾病同时发生发展，或是先患有一种疾病，疾病未治愈，再生他病，或是单一疾病，病程较长，病机变化。单一治法，单一方剂均不能满足病情治疗的需要，这时需复法合方治疗，有杂合之病，用杂合之方。对于多因素复合致病的复杂疾病，从某一点入手，以常法处方，难免顾此失彼或者病重药轻，难以逆转病势，复法合方治疗往往收获不凡的效果。

《医碥·凡例》说："凡品味庞杂者，必所治之证不一，丹溪所谓杂合之病，须用杂合之药治之也。"曹仁伯曰："每遇病机丛杂，治此碍彼，他人莫能措手者，必细意研求，或于一方中变化而损益之，或合数方为一方而融贯之。"方剂是中医学不同治法的代表，复合立法常常需要不同方剂的复合并用。复法合方的有机配伍，既可从多环节起作用，联合增效，又可产生新的功能，还可反佐监制其偏胜或毒副反应。复法合方"多维融贯，以法制方"，形成一种系统的、复杂的、非线性的组方理念，复法可使辨证更加全面，合方则能发挥成方配伍得当、药效明确的优势，可谓法中有法，方中寓方。在治疗慢性病、疑难病方面显示出其独特优势。裘沛然教授指出："兼备法并不是一个杂凑的方法，其处方既寓有巧思，而配伍又极其精密，这是中医处方学上一个造诣很深的境界。"

（四）常用复法及其代表方

复法合方解决病机的兼夹复合情况，针对疾病的多重复杂病机，组合运用数种治法，需要不同方剂的复合并用。处方药味并非简单堆砌，而是注重小方有机组合，灵活运用成方，要"方中有方，方套方"，环环相扣。脾胃病中许多慢性病病程较长，病机错综复杂，迁延反复，缠绵难愈。多种致病因素（外邪侵袭、饮食不节、情志失调、劳逸过度、禀赋不足）相互作用从而导致气、湿、热、瘀、虚胶结，形成气滞血瘀、湿瘀互结或虚实相兼的复杂证型。刘教授针对脾胃病的病机特点，常用治法为疏肝理气、消食导滞、清热化湿、活血化瘀、养阴益胃、温中健脾。根据不同疾病病机特点，单一立法恐难奏效者，常数法并举，或气血互调，或攻补兼施，或升降相宜，或阴阳互求。当遇湿热与阴虚、瘀血与血虚、气虚与气逆、气阴两虚、毒邪盘踞等造成治疗上攻补两难、清温皆悖的复杂局面时，临证之中应二法兼顾。如气逆与气虚并见，脾胃病患者往往表现为胃气上逆和脾虚泄泻的矛盾，此时徒理气降逆，以通为用，脾气本虚，不耐克伐，泄泻无度；徒健脾固泻，以补为用，胃气本实，增其亢盛之势，症状无解。故应理气降逆与健脾固泻相合立法，权衡轻重，选用理气而不伤正、健脾而不碍中的药物。

在运用复法合方时习用代表方有：小柴胡汤、柴胡疏肝散、逍遥丸、四逆散、半夏厚朴汤、大承气汤、保和丸、枳实导滞丸、麻子仁丸、菖蒲郁金汤、平胃散、二陈汤、小陷胸汤、清中汤、百合乌药散、当归芍药散、芍药甘草汤、清胃散、失笑散、丹参饮、理中丸、四君子汤、归脾汤、当归补血汤、麦门冬汤、二至丸、益胃汤、增液汤、生脉散、一贯煎、参苓白术散、痛泻要方、芍药汤、白头翁汤、葛根芩连汤、酸枣仁汤。临证时采用复法合方，数法并举，多方合用，往往能收获良效。

复法是复合病机之具化，合方是辨证论治之体现，所谓"有是证则用是方"，且所选方剂之间多有明显的主次关系。如胃痛一证，肝气郁结日久，气滞血阻，不通则痛者，常以柴胡疏肝散、小柴胡汤、丹参饮、失笑散化裁，并根据气血偏颇，调整药味及药量；湿热互结者，以平胃散、菖蒲郁金汤、清中汤加减；对于脾气虚弱、化血无源者，以四君子汤合逍遥散；气阴两伤者益胃汤、百合乌药散、芍药甘草汤，若累及肾阴，再合以二至丸。在合方时不必方中药物悉具，而是根据病机、症状选其君、臣之药即表方意。复法合方需因人而异、因病制宜、辨机论治，方能达效。

（五）临床应用（以慢性萎缩性胃炎为例）

慢性萎缩性胃炎病程较长，病机复杂，虚实兼夹、胶结难解。本病可由外感之邪内陷，或饮食不节，或过食膏粱厚味，或嗜食烟酒，损伤脾胃，助湿生热，湿久化生浊邪，酿生毒邪，浊毒为患；又可因情志不畅或忧思郁怒，导致肝气不舒，气机郁滞，木郁土壅，脾失健运，聚水生湿，日久变浊；同时，脾不升清，浊气不降，壅滞中焦，湿浊蕴久，酿生毒邪，浊毒并见，合而为患，损伤胃络；再者，或因先天禀赋不足，脾胃素虚，生化乏源，胃失荣养，致运化失司，浊毒内蕴，损伤胃膜，渐而黏膜萎缩。慢性萎缩性胃炎常遵循气滞、湿阻、浊聚、热郁、浊毒、络瘀、阴伤的规律发展，而浊毒相干为害贯穿于慢性萎缩性胃炎全过程。浊毒搏结，阻于中焦，既可加重气滞湿阻，日久生瘀，又可使脾胃运化失常而产生新的水湿痰饮，阻滞气机而继生络瘀，或浊毒伤及胃阴，形成气滞湿浊瘀毒阴伤相互胶结的病理局面。对于慢性萎缩性胃炎病机复杂、病性多样的证候群，可通过多种病机证素的组合，做出证候诊断。针对慢性萎缩性胃炎的多重复杂病机，治应复法合方。

慢性萎缩性胃炎前期浊毒阻遏气机，致胃失和降，多以实证为主；疾病后期可见虚实夹杂，或浊毒伤阴损络，或浊毒致气阴两伤。针对慢性萎缩性胃炎浊毒相干为害的主病机，拟化浊解毒方：石菖蒲、蒲公英、白芍各20g，砂仁、罗勒、延胡索、茯苓各15g，郁金、茵陈、冬凌草、当归各12g，黄连6g，三七粉（冲）2g。以化浊解毒方为基础方，依据气滞、血瘀、阴伤、气阴两伤等证的轻重或主要症状，再合其他方剂予以治疗。

气滞重者，合香苏散；肝脾不和致胸胁胀闷者合四逆散；气滞水停心下坚满之证配枳术汤；两胁胀痛加金铃子散；肾阴亏虚者常用二至丸；肾阳不足者处方常选用四神丸、理中汤、缩泉丸；胃痛甚者，加芍药甘草汤；胸闷呕恶者加连苏饮；胃脘满闷且便秘为主症的合小陷胸汤；食入即吐或大便不通者，常与大黄甘草汤相合；津亏便秘者合用增液汤；若出现脾虚便溏者，酌加防风、葛根、柴胡升阳药，脾阳升、胃气降，气机流畅；对心血暗耗、虚火内浮、心神不定、寐差者，常重用酸枣仁，仿仲景酸枣仁汤之古义，养心血而安心神，胃腑自安；伴有咽部不适，发干、异物感或咽痛、堵闷，常于方中加入桔梗、甘草、银花，取桔梗甘草汤之意；对于痰气互结咽喉所致咽如物阻、吞吐不得者，合半夏厚朴汤以行气散结、降逆化痰；肝体失养，肝阳上冒巅顶，常加入具有平肝潜阳之功的天麻、钩藤；对于口疮口臭、烦渴易饥、舌红脉数者，可合泻黄散以泻脾胃伏火；伴见身热懊恼者，加栀子豉汤以奏清热除烦之功；忧思焦虑、悲观厌世属心肺阴虚，或气郁化火伤阴，或过劳伤阴者，加百合地黄汤复心肺之阴。

血瘀重者根据患者瘀血所在部位、症状不同，所合方剂亦不同：如见胸背肩膊疼痛麻木逆满等症，化浊解毒方合血府逐瘀汤；血瘀在中焦，见腹中胀满、腰胁着痛，化浊解毒方合膈下逐瘀汤；胁腹痛甚者，喜合失笑散；血瘀气滞所致心胃诸痛者，合用丹参饮。寒邪客胃，气机阻滞所致胃凉者，宜用香苏散合良附丸加减以温胃散寒，行气止痛。慢性萎缩性胃炎由于气郁阴伤，胃镜下黏膜变薄、皱襞细小，黏膜呈灰白色者，常合百合乌药散。

依据复法组合在一起的合方，既有针对主症的主方、主药；又有针对兼症或协助主方发挥治疗作用的辅方、辅药。当证候的轻重、兼夹变异时，其治则也应做出相应调整，灵活变通。虽复法组合，多药杂呈，邪正兼顾，非将药物一味堆砌，而在分清标本缓急、虚实主次下，对多种治法分层次、有序地组合，攻补兼施，祛邪而不伤胃气，益胃而不敛邪气。

临床当中病因病机复杂的病证不胜枚举，单方单法的治疗效果不甚明显。许多医家推重经方，善用古方，合方而用往往能愈奇病，起沉疴。合方可以是经方合用，时方合用，或是经方加时方的合用。针对复杂的病因，杂合之病机，确定治法，复法合方，效果明显。

二、病案实录

医案是医生治疗疾病时辨证、立法、处方用药的连续记录。本书选取治疗复合病机的病案8则，涉及胃痛、痞满、便秘、泄泻等常见病证，以期体现诊疗过程，并用按语加以剖析，以案证理。

（一）慢性非萎缩性胃炎（胃痛）

患者姓名：林某某　　　　性别：女　　　出生日期：1957年4月
就诊日期：2019年3月27日　　初诊　　　发病节气：春分
［主　　诉］间断胃痛6个月，加重3天。
［现 病 史］患者缘于半年前饮食不节后出现胃痛、胃胀，伴嗳气，于当地诊所服用药物（具体不详），症状可缓解，后病情时有反复。14天前查电子胃镜示慢性非萎缩性胃炎伴糜烂，贲门炎。给予输液和口服药

物（具体用药及剂量不详）治疗，经治疗症状缓解不明显。3天前着凉后胃痛症状加重。现主症为胃脘胀满疼痛，夜晚加重，嗳气，口干欲饮，咽干，乏力，无烧心反酸，无恶心呕吐，纳少，寐差，盗汗，大便每日1~2次，伴有黏滞感，小便次数多。

[既　往　史]平素健康状况一般，既往糖尿病病史10年，空腹血糖最高达9.6mmol/L，规律应用胰岛素治疗。否认肝炎、结核或其他传染病史，预防接种史不详。否认外伤史。否认输血史。

[过　敏　史]否认药物及食物过敏史。

[体格检查]发育正常，营养中等。腹平坦，全腹触之柔软，剑突下压痛，肝脾肋缘下未触及，无腹肌紧张及反跳痛，墨菲征阴性，麦氏点无压痛，肝区无叩痛，肠鸣音正常存在。舌暗红，花剥苔，少津，脉细数。

[辅助检查]电子胃镜示慢性非萎缩性胃炎伴糜烂，贲门炎。

[中医诊断]胃痛。

[证候诊断]湿热中阻，气阴两伤。

[西医诊断]慢性非萎缩性胃炎伴糜烂，贲门炎，2型糖尿病。

[治　　　法]清化湿热，益气养阴。

[处　　　方]

石菖蒲20g	郁金12g	当归9g	芍药10g
砂仁9g（后下）	川芎6g	党参9g	天冬6g
干地黄15g	清半夏6g	麦冬20g	北沙参15g
佛手12g	延胡索15g	茵陈6g	炙甘草6g
合欢花15g	茯苓10g		

7剂，日1剂，水煎取汁300mL，分早晚饭后2小时温服。

二诊　2019年4月2日，患者胃痛明显减轻，偶胃胀，嗳气，口干减轻，无烧心反酸，纳增，寐差，大便每日2次，仍有黏滞感。舌暗红，花剥苔，少津，脉细数。上方加厚朴6g，炒山楂15g，炒酸枣仁20g。7剂，日1剂，煎服法同前。

三诊　2019年4月9日，患者胃痛基本缓解，无胃胀，偶有嗳气，口干减轻，纳可，寐尚安，大便每日1次，质可。舌暗红，花剥苔，少津，脉细数。上方去佛手、川芎，石菖蒲减为12g，郁金减为9g。14剂，日1剂，煎服法同前。

四诊　患者不适症状基本消失，上方加百合20g，石斛12g，服14付后可停药观察。

●**按语：**根据患者临床症状、体征及舌脉归属胃痛范畴，辨证为湿热中阻、气阴两伤证。湿热之邪，阻滞中焦，脾气不升，胃气不降，升降之枢受损，且患者糖尿病病史10年，湿热郁积日久，伤及气阴，以致气阴两伤。治疗应以恢复中枢功能为要，清热化湿，益气养阴。选用菖蒲郁金汤、当归芍药散、三才汤、麦门冬汤四方合方加减治疗。

方中石菖蒲、郁金、砂仁、茵陈清热化湿；清半夏、麦冬、北沙参、炙甘草清养胃阴，降逆下气；党参、干地黄、天冬益气养阴清热；佛手、延胡索、川芎活血理气止痛；当归、芍药、茯苓健脾养血利湿；合欢花安五脏，和心志。菖蒲郁金汤出自《温病全书》，郁金和石菖蒲配伍疏郁滞，化痰瘀，宣壅利窍。方中石菖蒲化痰浊，开心窍，醒心神，化湿开胃和中。郁金行气解郁，凉血祛瘀，清心化浊。二药合用，相得益彰，宣壅开闭，通窍功效益增。当归芍药散出自《金匮要略》，有养血调肝、健脾利湿之功。三才汤出自《温病条辨》原方主治暑邪久热，阴液元气两伤者，考虑人参性温，本方换用性平之党参，不仅可以补中益气，还可养血生津。麦门冬汤润燥得宜，滋而不腻，燥不伤津。四方加减合用，不仅清热化湿，益气养阴，同时还可理气养血、通窍安神。

（二）慢性非萎缩性胃炎（痞满）

患者姓名：李某　　　　性别：女　　出生日期：1974年8月
就诊日期：2019年2月27日　初诊　　发病节气：雨水

[**主　　诉**]间断胃脘胀满5月余，加重4天。

[**现 病 史**]患者缘于5个月前因情志不畅出现胃脘胀满，嗳气，曾于2018年12月19日查胃镜示慢性胃炎伴局灶萎缩、胆汁反流，服用奥美拉唑肠溶片、康复新液、胃复春等，病情好转后停药。而后，症状断断续续，未予系统治疗。4天前因进食不当，胃脘胀满不适加重，伴恶心欲呕。现主症为胃脘胀满，饭后加重，伴恶心，嗳气，咽堵，偶胃痛、烧心、口

苦、口干，焦虑不安，纳少，不欲食，寐浅，大便每日1~2次，质黏腻，小便可。

［**既 往 史**］平素健康状况良好，否认肝炎、结核或其他传染病史，预防接种史不详。否认外伤史。否认输血史。

［**过 敏 史**］否认药物及食物过敏史。

［**体格检查**］发育正常，营养中等。腹平坦，全腹触之柔软，剑突下无压痛，叩鼓音，肝脾肋缘下未触及，无腹肌紧张及反跳痛，墨菲征阴性，麦氏点无压痛，肝区无叩痛，肠鸣音正常存在。舌质红，苔黄腻，脉弦滑。

［**辅助检查**］电子胃镜示慢性胃炎伴局灶萎缩、胆汁反流。

［**中医诊断**］痞满。

［**证候诊断**］湿热中阻，肝胃不和。

［**西医诊断**］慢性胃炎伴胆汁反流。

［**治   法**］清热化湿，理气和胃。

［**处   方**］

白芍20g	当归12g	白术12g	茯苓15g
柴胡12g	薄荷6g（后下）	清半夏5g	陈皮15g
焦山楂10g	炒麦芽15g	连翘12g	冬凌草12g
浙贝母15g	炒酸枣仁20g	炙甘草6g	猪苓12g
泽泻10g			

7剂，日1剂，水煎取汁300mL，分早晚饭后2小时温服。

二诊 2019年3月6日，患者胃胀明显减轻，嗳气次数减少，仍咽堵，偶口苦，口干，焦虑减轻，纳食好转，寐一般。舌质红，苔黄腻，脉弦。上方柴胡改为9g，加木蝴蝶6g。7剂，日1剂，煎服法同前。

三诊 2019年3月13日，患者胃胀基本缓解，嗳气基本消失，无烧心反酸，无口干口苦，纳食可，寐一般。舌质红，苔薄黄腻，脉弦。上方去浙贝母、冬凌草。7剂，日一剂，水煎取汁300mL，分早晚饭后2小时温服。

嘱患者保持心情舒畅，勿着急、生气。后随访患者诉未有不适。

●**按语：**痞满是指心下痞塞，胸膈满闷，触之无形，按之不痛、望无胀大，且常伴有胸膈满闷。得食则胀，嗳气则舒。多为慢性起病。发病和加重常与饮食、情绪、起居、冷暖等诱因有关。该案患者因情志不舒而发病，肝与胃在生理功能上相互依存，病理上相互影响。中焦气机阻滞，升降失和，则脘闷不舒，进食不消，日久则湿热内蕴，同时湿热又会加重不欲饮食，中焦气滞。如《素问·六元正纪大论篇》云："太阴所至为积饮否隔。"又如《素问·病机气宜保命集》云："脾小能行气于肺胃，结而不散则为痞。"肝气的畅达，有利于脾土的疏通。木气条达、土气自舒，脾胃肝胆功能协调才能够共同完成对饮食物的消化吸收，气血运行正常，则无疾病产生。

治疗本案患者不单单注重和胃消痞，缓解其胀满、嗳气之标，应重视其发病之本为情志不舒，缠绵日久湿热内蕴、阻碍运化。如此肝郁得疏，痞满得消，湿热渐除，乃是治疗之重。选用逍遥散、保和丸、四苓汤合方加减针对病机症状共同治疗。逍遥散为肝郁血虚、脾失健运之证而设，四苓汤清热化湿，使湿邪祛除有道，两方加减可针对本病湿热中阻、肝胃不和之病机。保和丸出自《丹溪心法》，是治疗胃失和降之痞满良方，用于食积停滞，脘腹胀满，嗳腐吞酸，不欲饮食。可针对治疗本病胀满、纳少不欲食，食后不消等症状。三方合用，共奏清热化湿、疏肝健脾、消食和胃之功。方中既有柴胡疏肝解郁，又有焦山楂、炒麦芽消食除积；薄荷少许，助柴胡疏肝郁而生之热；取当归之芳香，助清半夏、陈皮理气和胃行气，气机调达可缓解嗳气、咽堵之症；白芍、连翘既可柔肝养血，又可清热散结；猪苓、泽泻、白术、茯苓健脾祛湿，使运化有权，气血有源；浙贝母、冬凌草清热泻火制酸，可减轻烧心、反酸之症；炒酸枣仁养肝宁心，安神助眠；炙甘草益气补中，缓肝之急，虽为佐使之品，却有襄赞之功。如此配伍既补肝体，又助肝用，气血兼顾，湿热并除，消食导滞，肝脾并治，立法全面，用药周到。

（三）反流性食管炎（吐酸病）

患者姓名：白某某　　　　性别：男　　　出生日期：1974年6月
就诊日期：2018年10月26日　初诊　　　发病节气：霜降
[主　　诉]烧心、反酸6年余，加重4天。

[**现 病 史**] 患者缘于6年前因工作劳累出现烧心、反酸、胃堵，查电子胃镜示反流性食管炎，慢性非萎缩性胃炎。给予口服药物（具体用药及剂量不详），经治疗后症状时轻时重。患者自诉4天前饮食不节出现烧心、反酸。现主症为烧心、反酸，晨起明显，胃堵，偶口干、口苦，两胁刺痛，痛处固定，纳可，寐尚安，大便每日1~2次，基本成形，小便调。

[**既 往 史**] 否认肝炎、结核或其他传染病史，预防接种史不详。否认外伤史。否认输血史。

[**过 敏 史**] 否认药物及食物过敏史。

[**体格检查**] 发育正常，营养中等。腹平坦，全腹触之柔软，剑突下轻压痛，肝脾肋缘下未触及，无腹肌紧张及反跳痛，墨菲征阴性，麦氏点无压痛，肝区无叩痛，肠鸣音正常存在。舌暗红，有瘀斑，苔黄腻，脉弦滑。

[**辅助检查**] 电子胃镜示反流性食管炎，慢性非萎缩性胃炎。

[**中医诊断**] 吐酸病。

[**证候诊断**] 肝胃郁热，气滞络瘀。

[**西医诊断**] 反流性食管炎，慢性非萎缩性胃炎。

[**治　　法**] 清热降逆，理气通络。

[**处　　方**]

黄芩9g	滑石20g（包煎）	茯苓15g	大腹皮10g
豆蔻6g（后下）	木香6g	黄连6g	瓜蒌15g
清半夏5g	浙贝母15g	木蝴蝶9g	蝉蜕6g
煅瓦楞子15g（先煎）	蒲黄6g（包煎）	五灵脂6g（包煎）	丹参15g
砂仁6g（后下）	檀香3g		

7剂，日1剂，水煎取汁300mL，分早晚饭后2小时温服。

二诊 2018年11月2日，患者烧心减轻，仍反酸，胃堵明显减轻，口苦、口干晨起明显，两胁疼痛减轻，纳可，寐尚安。二便可。舌暗红，有瘀斑，苔黄腻，脉弦滑。上方加八月札20g，牡蛎20g。7剂，日1剂，煎服法同前。

三诊 2018年11月9日，患者烧心、反酸明显减轻，胃堵基本消失，口干口苦明显减轻，偶有两胁刺痛，纳可，寐尚安。舌暗红，瘀斑减轻，苔薄黄腻，脉弦滑。上方去大腹皮。14剂，日1剂，煎服法同前。

四诊 患者诉诸症明显减轻，偶烧心、反酸，余未见明显不适，嘱患者守方治疗1个月，不适随诊，无症状后可停药。

●**按语：** 反流性食管炎是指胃内容物反流入食管、口腔（包括喉部）或肺所致的症状和并发症，可发生于任何年龄的人群，成人发病率随年龄增长而升高。本案患者以烧心、反酸为主症，西医诊断为反流性食管炎，慢性非萎缩性胃炎。中医诊断为吐酸病，证候诊断为肝胃郁热，气滞络瘀。胃居中焦，为阳腑，"传化物而不藏"，宜降宜通，《素问·逆调论篇》曰："胃者，六腑之海，其气宜下行"。本病多为久病，气机不利，日久入里化生火热，火性炎上，则浊气上逆，发为反流。此谓："胃膈热甚则为呕，火气炎上之象也。"叶天士提出："初气结在经，久则血伤入络。"治疗若单单着眼于抑酸、降气，则只能缓解本病之标，而其本在于日久气机不利，郁而化热，病久入络，徒清热则瘀血不去，新血不生，徒活血则热邪难清，且活血化瘀时，要配伍行气药，正如叶天士所言："数年痛必入络，治在血中之气"，这样，才能达到"气行则血行"，使活血药发挥更大作用。故治疗应兼顾清热、降逆、止酸、活血、行气，取黄芩滑石汤清热利湿，小陷胸汤降逆宽胸，失笑散化瘀止痛，丹参饮活血行气和胃，如此热邪可祛，血瘀可行。

本方中以黄芩、黄连清泄湿热：黄芩味苦，性寒，入肺、胆、胃、大肠经，苦能燥湿，寒能泄热，最善清肺经气分之热，治肠胃湿热之疾。黄连味苦，性寒，入心、肝、胆、胃、大肠经，最善入心清热止血，入肠胃清热燥湿。二者性味相投，功效相似，相须为用，清热坚阴除痞，清热泻火解毒，清热燥湿止利，清热凉血止血，功专力强，效果益彰。予辛温之清半夏燥湿化痰降逆，使得方中辛苦并存，有升有降；瓜蒌甘寒，清热涤痰，宽胸散结，以缓治上，通胸膈之痹；滑石清热通窍，茯苓益气利湿，大腹皮温化行气，共助渗利湿浊之功；豆蔻与黄芩、黄连配伍兼防苦寒药伤中，与瓜蒌、滑石等利湿药配伍，使湿得温而化；木香，香能通气，和合五脏，为调诸气要药；五灵脂、蒲黄、丹参活血化瘀止痛，檀香、砂仁行气和胃；再加以浙贝母、煅瓦楞子制酸止痛；蝉蜕、木蝴蝶清热利咽，从而逆气得降，浊气郁热得除。诸药相互为用，互相结合，互相补充，清热化湿又避免苦寒伤阴，甘寒养阴又瘀血得去，且正气不伤，气血并治，刚柔相济，达到清热、祛湿、活血、祛瘀、行气、止痛之功。

（四）慢性非萎缩性胃炎（呕吐）

患者姓名：钱某　　　　性别：女　　　出生日期：1980年3月

就诊日期：2016年6月26日　　初诊　　　发病节气：夏至

[主　　诉]反复恶心、呕吐2年，加重2天。

[现 病 史]患者2年前因失业后情绪抑郁而出现恶心、呕吐，每日呕吐1~3次，进食后加重，呕吐物多为胃内容物或黄绿苦水、无咖啡样物及隔夜宿食，非喷射性呕吐，与体位变化无关，伴有胃胀、嗳气、食欲减退等，后就诊于当地社区医院，具体用药不详，服药后症状缓解。2年期间患者反复出现恶心、呕吐、食欲减退等症状，间断服用奥美拉唑、多潘立酮、蒲元和胃治疗，效果不明显。2天前，因夫妻情感不和，症状加重。查电子胃镜示慢性非萎缩性胃炎、胆汁反流性胃炎，查肝胆胰脾彩超示慢性胆囊炎。现主症为恶心，呕吐，每日2~5次，呕吐物多为胃内容物或黄绿苦水，两胁胀痛，胃脘胀满，进食后加重，伴嗳气，反酸，乏力，头晕，心烦，口干口苦，食欲差，纳少，寐欠安，大便干，2日1次，小便可。

[既 往 史]既往体健，否认肝炎、结核或其他传染病史，预防接种史不详。否认外伤史。否认手术史。否认输血史。

[过 敏 史]无药物及食物过敏史。

[体格检查]发育正常，营养中等，全身皮肤黏膜未见黄染及出血点，周身浅表淋巴结未触及异常肿大。咽无充血，双侧扁桃体不大。胸廓对称无畸形，双肺呼吸音清，未闻及干湿性啰音，叩心界不大，心率每分钟80次，律齐，心音正常，各瓣膜听诊区未闻及病理性杂音。腹平坦，全腹触之柔软，剑突下压痛，肝脾肋缘下未触及，无腹肌紧张及反跳痛，墨菲征阴性，麦氏点无压痛，肝区无叩痛，肠鸣音正常存在。舌质淡，苔少无津，脉弦细弱。

[辅助检查]电子胃镜示慢性非萎缩性胃炎伴胆汁反流；肝胆胰脾彩超示慢性胆囊炎。

[中医诊断]呕吐。

[证候诊断]肝气犯胃，气阴两虚。

[**西医诊断**] 慢性非萎缩性胃炎，伴胆汁反流，慢性胆囊炎。

[**治　　法**] 疏肝和胃，益气生津。

[**处　　方**]

柴胡10g	黄芩10g	白梅花10g	预知子10g
清半夏6g	厚朴6g	茯苓10g	枳壳10g
太子参10g	麦冬10g	北沙参10g	五味子6g
浙贝母10g			

7剂，日1剂，水煎取汁300mL，分早晚饭后2小时温服。

二诊　患者呕吐次数减少，两胁、胃脘胀满减轻，嗳气减轻，烧心减轻，纳食好转，仍有头晕，寐差，大便较前顺畅，1~2天1次，舌淡，苔薄少津，脉弦细。于原方加入石菖蒲6g，升麻6g，酸枣仁20g。7剂，日1剂，煎服法同前。

三诊　患者已不呕吐，两胁、胃脘基本不胀满，偶觉恶心、口干口苦，乏力好转，无烧心反酸，纳寐尚可，二便调，舌淡，苔薄黄，脉弦细数。于原方去清半夏、厚朴、浙贝母、升麻，加黄芪10g，五爪龙10g，连翘10g。7剂，日1剂，煎服法同前。

四诊　患者未诉有任何不适，嘱原方继服7剂后可停药。

●**按语**：患者因情志不畅引发呕吐，且可见呕吐物多为胃内容物或黄绿苦水，肝气郁结，木郁克土，胃失和降，发为呕吐。《景岳全书·呕吐》云："呕吐一证，最当详辨虚实。"本案患者属虚实夹杂之证，因情志不舒引起，呕吐物为黄绿苦水，两胁胀痛，为肝气犯胃之表现，"吐下之余，定无完气"，患者兼有乏力、头晕、舌淡少津、脉弦细弱等气阴两虚证的表现。本案复法合方四方，分别为小柴胡汤、半夏厚朴汤、生脉饮、沙参麦冬汤，其中《伤寒论》第96条载："伤寒五六日，中风，往来寒热，胸胁苦满，嘿嘿不欲饮食，心烦喜呕，或胸中烦而不呕，或渴，或腹中痛，或胁下痞硬，或心下悸、小便不利，或不渴、身有微热，或咳者，小柴胡汤主之"。选小柴胡汤和解少阳，以利枢机而止呕，半夏厚朴汤行气降逆化痰以散胸中郁结，和降胃气，生脉饮益气养阴以复正气，沙参麦冬汤养阴益胃以补胃中所失之津液，将四方合而用之以奏疏肝和胃、益气养阴之功。

方中柴胡、白梅花、预知子疏肝解郁和胃，柴胡与黄芩合用以和解少阳，半夏、厚朴辛开苦降，以消中焦郁结，茯苓甘淡渗湿以护脾土，枳壳理气行滞以畅胃土，太子参补气生津、麦冬滋阴润燥、五味子酸涩收敛，一气一阴一敛，使气阴得复，胃喜润恶燥，沙参、麦冬二者合用以强胃阴，浙贝母苦寒以清热除烦，以防气郁化火，且浙贝母有抑酸之功。二诊患者头晕、寐差，于方中加入石菖蒲以开窍醒脾，升麻以升脾中清阳，清阳得升，浊阴得降，则头目清利，酸枣仁以养心安神。三诊患者症状好转，仍有恶心、乏力、口干等症状，此时以虚证为主，遂去半夏、厚朴、浙贝母、升麻等，加黄芪、五爪龙以清补脾胃，连翘以消郁热。四诊患者症状基本消除，予以原方巩固一周。

（五）慢性萎缩性胃炎伴肠上皮化生（纳呆）

[**患者姓名**]张某　　　**性别**：男　　　**出生日期**：1971年10月
[**就诊日期**]：2018年3月8日　　**初诊**　　　**发病节气**：惊蛰

[**主　　诉**]不欲饮食4年，加重2个月。

[**现 病 史**]患者4年前因饮食不节复加饮酒后出现食欲减退，纳食量减少，查电子胃镜示慢性非萎缩性胃炎，予奥美拉唑、补中益气丸、舒肝颗粒等药物间断口服，效果不明显。后未予重视，2个月前患者饮酒后症状加重，不欲饮食，纳食量减少，食后胃脘胀满，查电子胃镜示慢性萎缩性胃炎，病理示胃窦黏膜中度慢性炎症，腺体萎缩伴中度肠上皮化生，予质子泵抑制剂、消化酶制剂等药物口服，未曾明显改善，2个月体重下降5kg。现主症为不欲饮食，食量较少，患者自述用天平称食物，进食30g后尚可，若进食40g，则胃脘胀满，口干咽干，口苦口黏，嗳气，头晕，身沉，面色萎黄，乏力，无烧心反酸，寐差，大便每日3~4次，不成形，便后不爽。

[**既 往 史**]既往糖尿病病史4年，空腹血糖最高达9.5mmol/L，规律应用胰岛素治疗。否认肝炎、结核或其他传染病史，预防接种史不详。否认外伤史。否认输血史。

[**过 敏 史**]否认食物、药物过敏史。

[**体格检查**]发育正常，营养中等，全身皮肤黏膜未见黄染及出血点，周身浅表淋巴结未触及异常肿大。咽不红，双侧扁桃体不大。胸廓对称无畸形，双肺呼吸音清，未闻及干湿性啰音，叩心界不大，心率每分钟82

次，律齐，心音正常，各瓣膜听诊区未闻及病理性杂音。腹平坦，全腹触之柔软，剑突下压痛，肝脾肋缘下未触及，无腹肌紧张及反跳痛，墨菲征阴性，麦氏点无压痛，肝区无叩痛，肠鸣音正常。舌淡，苔黄厚腻，有裂纹，脉弦细弱。

[**辅助检查**] 电子胃镜示慢性萎缩性胃炎。病理示胃窦黏膜中度慢性炎症，腺体萎缩伴中度肠上皮化生。

[**中医诊断**] 纳呆。

[**证候诊断**] 湿热中阻，气阴两虚。

[**西医诊断**] 慢性萎缩性胃炎，肠上皮化生（中度），2型糖尿病。

[**治　　法**] 清热化湿，益气养阴。

[**处　　方**]

石菖蒲20g	郁金12g	百合20g	乌药12g
茵陈15g	栀子6g	蒲公英15g	砂仁6g（后下）
党参10g	白术12g	茯苓20g	北沙参15g
麦冬15g	墨旱莲15g	女贞子15g	枳壳15g
八月札15g	隔山消15g	甘草6g	

7剂，日1剂，水煎取汁300mL，分早晚饭后2小时温服。

二诊　患者食欲变好，进食40g后未曾胃胀，口干咽干减轻，口苦减轻，身体较前有力气，大便较前顺畅，但进食1个馒头、1个鸡蛋后仍胃胀，睡眠质量不佳，舌淡，苔黄厚腻，有裂纹，脉弦细弱。于上方加陈皮10g，炒神曲10g，炒酸枣仁15g。14剂，日1剂，煎服法同前。

三诊　患者食欲变好，纳食量较前变大，可较正常吃饭，进食后胃胀减轻，口干口苦减轻，乏力感减轻，睡眠较前稳定，大便每日1~2次，大便仍不成形，舌淡，苔微黄腻，有裂纹，脉弦细。于上方去茵陈、栀子、党参、白术，加白花蛇舌草15g，石见穿15g，山药20g，山萸肉15g。14剂，日1剂，煎服法同前。

四诊　患者食欲好转，纳食量增加，饮食如常人，有食欲，晨起口苦，平日不口苦，口干咽干已好转，劳动后偶见乏力，睡眠质量变好，大便每日1~2次，大便基本成形，舌淡，苔薄黄，脉滑。于上方加当归10g，厚朴花15g，藤梨根15g，14剂，日1剂，煎服法同前。

五诊 患者服药2个月以来，体重增加7.5kg，症状基本缓解。因患者有中度肠上皮化生，患者诉症状消除，胃镜下改变并不一定可以消除，需要持续服药至少3个月，以逆转肠上皮化生，后守方加减治疗3个月。

半年后，患者复查胃镜示慢性非萎缩性胃炎。

●**按语：** 纳呆是慢性萎缩性胃炎的常见症状之一，纳指胃容纳饮食，呆指迟滞、呆迟。纳呆是指不思饮食，饮食减少或食不知味，或虽有食欲，但食后、进食过量，或进食生冷后感到胃脘部胀满不适或消化不良。纳呆之病，有虚实之分，本案患者乃虚实夹杂之证候。陈修园在《医学实在易》中说道："不能食者，胃中元气虚也。"叶天士云："纳食主胃，运化主脾，脾宜升则健，胃宜降则和。"糖尿病在中医学中称为消渴病，基本病机为阴虚为本，燥热为标，故用药也需兼顾消渴病的治疗，加强清热滋阴之力。本案复法合方六方，分别为菖蒲郁金汤、百合乌药汤、茵陈蒿汤、四君子汤、沙参麦冬汤、二至丸，其中，取菖蒲郁金汤化湿醒脾之功，百合乌药汤疏肝行气散湿之功，茵陈蒿汤清热燥湿之功，四君子汤益气健脾之功，沙参麦冬汤益胃生津之功，二至丸滋阴益肾之功，将六方合用，共奏清热化湿、益气养阴之功。

方中茵陈清热燥湿；蒲公英、栀子清热解毒，砂仁、石菖蒲芳香化湿，四药合用，共奏清热化湿之功效；党参、白术、茯苓健脾益气；百合、麦冬、沙参滋养胃阴；墨旱莲、女贞子滋养肾阴，胃肾同滋，生化有源，乌药、枳壳、八月札理气和胃；隔山消消食化积；甘草调和诸药，诸药合用，共奏清热化湿、益气养阴之功。二诊时患者食欲增加，但食后仍有胃胀、寐较差，苔黄厚腻，湿热蕴结中焦，气机难以升降，饮食郁滞，遂加陈皮以燥湿理气，增强处方清热化湿之力，加炒神曲以强消食导滞之能，加酸枣仁以安神宁心。三诊时患者纳食改善，乏力感减轻，大便仍不成形，苔微黄腻，遂去茵陈、栀子以减苦寒之品用量，去党参、白术以防温燥伤阴，加白花蛇舌草、石见穿以清热解毒，且现代药理研究表明，此二味药具抗癌、逆转肠化之功效，加山药、山萸肉以平补脾胃，而无过热之弊。四诊时患者症状基本减轻，遂加当归以活血通络，正如叶天士所云："久发频发之恙，必伤及络，络乃聚血之所，久病必瘀闭"。加厚朴花以理气和胃，藤梨根清热解毒散结。五诊时患者症状基本改善，遂守方治疗，以逆转肠上皮化生。

（六）功能性便秘（便秘）

患者姓名：薛某　　　　　性别：女　　出生日期：1963年9月

就诊日期：2018年3月26日　　初诊　　　发病节气：春分

[主　　诉]间断性便秘2年余。

[现 病 史]患者2年前因饮食不节后出现便秘，大便4~5日一行，排便时间长，排便乏力，经常需要开塞露帮助大便排出，遂间断于社区门诊治疗，服用药物（具体药名未提供）后便秘症状稍有改善，大便2~3日一行，但逐渐出现了小腿及脚踝肿胀等症状。现主症为大便2~3日一行，粪质稍干，排便无力，下腹胀满，有矢气，无腹痛，无恶心、呕吐，口干，无口苦，腰膝酸软，间断头晕，纳可，寐可，小便可。

[既 往 史]平素健康状况一般。糖尿病病史10余年，血糖最高达15.2mmol/L，服用二甲双胍，每次0.5g，每日2次，血糖控制尚可。否认肝炎、结核或其他传染病史，预防接种史不详。否认外伤史。否认输血史。

[过 敏 史]否认食物、药物过敏史。

[体格检查]发育正常，营养中等，全身皮肤黏膜未见黄染及出血点，周身浅表淋巴结未触及异常肿大。咽不红，双侧扁桃体不大。胸廓对称无畸形，双肺呼吸音清，未闻及干湿性啰音，叩心界不大，心率每分钟73次，律齐，心音正常，各瓣膜听诊区未闻及病理性杂音。腹平坦，全腹触之柔软，剑突下压痛，肝脾肋缘下未触及，无腹肌紧张及反跳痛，墨菲征阴性，麦氏点无压痛，肝区无叩痛，肠鸣音正常。舌红少苔，脉弦细弱。

[辅助检查]电子肠镜未见明显异常。

[中医诊断]便秘。

[证候诊断]气阴两虚，腑气不通。

[西医诊断]功能性便秘，2型糖尿病。

[治　　法]益气养阴，顺气导滞。

[处　　方]

黄芪30g	麦冬30g	玄参20g	生地15g
当归12g	火麻仁12g	大黄6g	瓜蒌10g

木香9g	枳实15g	乌药9g	厚朴6g
女贞子15g	天冬12g	太子参12g	桃仁12g

7剂，日1剂，水煎取汁300mL，分早晚饭后2小时温服。

二诊 2018年4月1日，患者大便得解，大便2~3日一行，腹胀稍有缓解，纳寐可，排便仍无力，口干。舌红少苔，脉沉细弱。于上方加山萸肉9g，郁李仁12g。14剂，煎服法同前。嘱患者每日按时蹲便，形成良好排便习惯。

三诊 2018年4月9日，服药期间患者大便每日1~2次，腹胀、排便无力等明显好转，纳可、寐可，舌红少苔，脉弦细弱。继予以上方14剂，日半剂，水煎取汁300mL，每日晚饭后2小时温服。

四诊 2018年4月25日，便秘症状基本缓解，大便可维持1~2天行一次，无排便乏力，无腹胀、腹痛，食欲良好，夜寐可。舌红苔薄，脉弦细。于上方基础上去大黄，减黄芪、麦冬为20g，减瓜蒌至6g，其余维持原方。14剂，日半剂，水煎取汁300mL，每日晚饭后2小时温服。

●**按语：**便秘是指粪便在肠内滞留过久，秘结不通，排便周期延长，或周期不长，但粪质干结，排出艰难，或粪质不硬，虽有便意，但便而不畅的病证。便秘有实秘和虚秘之分，该案患者为老年女性，素有糖尿病病史10余年，加之饮食不节，耗伤气阴，气虚则大肠传送无力，阴亏则肠道失荣，从而出现大便干结、便下困难等症。《兰室秘藏·大便燥结》云："年老气虚，津液不足而结燥者，治法云肾恶燥，食辛以润之，结者散之……大抵治病必究其源，不一概用巴豆、牵牛子下之，损其津液，燥结愈甚。"虚秘不可妄用攻下，如妄以峻利药逐之，则津液走，气血耗，虽暂通而即秘矣，要以补为通，通补结合，治疗时应多从健运脾胃、益气养血着手，兼以补益其他脏腑，辅以行气通滞之法。本案患者以气阴两虚为主，大肠气机不通为辅，故刘教授以增液汤、润肠丸滋阴养血润肠，再加以六磨汤调节肠道气机，使补中有行，通补相合。

方中生地黄、玄参、麦冬三药咸寒苦甘同用，养阴清热，滋肺、胃、肾三脏之阴，达增液汤增水行舟之效；辅以女贞子、天冬以滋肾阴以养大肠等脏腑之阴；加以黄芪、太子参益气健脾；加桃仁、火麻仁、当归等以养阴润燥、活血和血；木香调气，厚朴行气，乌药顺气，瓜蒌清热降气，四药合用，以达补中有行之效；大黄、枳实通腑导滞，诸药合用使肠道干涩得解，闭塞得通。二诊时患者大便得解，但仍有排便无力、口干的症状，故在上方的基础上加山萸肉、郁李仁增强养阴润肠之效。三诊时患者大便情况明显改善，出现偏稀次数偏多的情况，故嘱其每日半剂，观察大便情况。四诊时患者自诉减半服用后，大便良好，可维持1~2天行一次，且乏力、腰酸等症状亦逐步改善，故去大黄，减黄芪、麦冬、瓜蒌的用量，应其需求，每日半剂，继续服用，以巩固疗效。

（七）肠易激综合征（泄泻病）

患者姓名：李某　　　　　　性别：男　　出生日期：1980年3月
就诊日期：2018年7月23日　　初诊　　　发病节气：大暑

[主　　诉] 间断腹泻5年。

[现 病 史] 患者缘于5年前，焦虑劳累后出现腹泻，大便每日3~4次，质稀，伴有腹部隐痛，部位不固定，腹痛即泻，泻后痛减，肠鸣腹胀，食少、面色萎黄，肢体倦怠，心烦，失眠多梦，未行系统治疗，自行改善饮食与作息后，症状可稍作缓解，但上述症状每于焦虑紧张时加重，加重时常自行口服氟哌酸、蒙脱石散等药物，症状偶可改善。1周前，查电子肠镜及电子胃镜，均未见明显异常，大便常规示黏腻便、色黄，镜检见有未消化食物，血常规、便常规未见明显异常。现主症为大便每日3~5次，排便黏腻不爽，时伴有腹痛，泻后疼痛可稍有缓解，偶伴见腹胀、肠鸣，面色萎黄，头晕，乏力，烦躁，纳差，口黏、口臭，失眠、多梦，小便可。

[既 往 史] 平素健康状况一般，否认肝炎、结核或其他传染病史，预防接种史不详。否认外伤史。否认输血史。

[过 敏 史] 否认食物、药物过敏史。

[体格检查] 发育正常，营养中等，全身皮肤黏膜未见黄染及出血点，周身浅表淋巴结未触及异常肿大。咽不红，双侧扁桃体不大。胸廓对称无畸形，双肺呼吸音清，未闻及干湿性啰音，叩心界不大，心率每分钟76次，律齐，心音正常，各瓣膜听诊区未闻及病理性杂音。腹平坦，全腹触之柔软，剑突下压痛，肝脾肋缘下未触及，无腹肌紧张及反跳痛，墨菲征阴性，麦氏点无压痛，肝区无叩痛，肠鸣音正常。舌暗红、苔黄腻，脉弦滑。

［**辅助检查**］电子胃镜示慢性非萎缩性胃炎。电子肠镜未见明显异常。

［**中医诊断**］泄泻病。

［**证候诊断**］肝脾不和，湿热内蕴。

［**西医诊断**］肠易激综合征，慢性非萎缩性胃炎。

［**治　　法**］疏肝健脾，清热化湿。

［**处　　方**］

柴胡12g	白芍20g	当归12g	白术10g
茯苓15g	枳实12g	陈皮15g	佩兰12g
老鹳草20g	葛根15g	黄连6g	黄芩6g
合欢皮20g	石菖蒲12g	郁金9g	炒麦芽15g

7剂，日1剂，水煎取汁300mL，分早晚饭后2小时温服。

二诊　大便每日1~2次，质稍稀，腹痛缓解，腹胀、肠鸣，偶有嗳气，纳可，寐欠安，舌暗红、苔黄腻，脉弦滑。故在原方的基础上加醋莪术6g，清半夏9g，白茅根20g，芦根15g，增强行气降浊、清热祛湿之效。7剂，日1剂，水煎取汁300mL，分早晚饭后2小时温服。

三诊　每日大便1~2次，质可，无腹痛，腹胀、肠鸣等明显改善，无嗳气，纳寐可，舌暗红、苔黄腻，脉弦滑。在上方的基础上减预知子、合欢皮至10g，其余维持原方。14剂，日半剂，水煎取汁300mL，每日晚饭后2小时温服。

●**按语**：肠易激综合征是临床常见的功能性胃肠病之一，以慢性或反复发作的腹痛伴排便异常或排便习惯改变为特征，属于中医学之腹痛、腹泻等范畴。该案患者由多种病因所致，一则饮食不节，患者素爱油腻辛辣食物；二则劳逸失调，该案患者日常作息不规律、经常劳累过度；三则情志不畅，患者常可见焦虑、精神紧张等。饮食不节、劳累过度日久，或使湿热邪气蕴积，或直接损伤脾胃，皆可使脾胃功能失调，运化失司，失于升清降浊，则小肠无以分清泌浊，大肠无法传导变化，水反为湿，谷反为滞，合污而下，发生泄泻，正如《素问·阴阳应象大论篇》云："清气在下，则生飧泄，浊气在上，则膜胀"。

脾胃虚弱，复加情志焦虑紧张，则肝失疏泄，或横逆乘脾、脾气更虚，或使脾胃气机升降使司，或直接导致肠道气滞，皆可加重患者病情，出现诸如腹胀、肠鸣、嗳气等肝气郁滞之症。故该病病机主要责之于肝郁脾虚、湿热内蕴，治疗时以健脾疏肝清热化湿为主法，将四逆散、痛泻要方、菖蒲郁金汤、葛根芩连汤四方合用共同施治。

　　方中以柴胡、枳实、青皮、陈皮疏肝理脾为君；辅以茯苓、白术、佩兰健脾祛湿；加以石菖蒲醒脾化湿，郁金行气解郁，增强疏肝醒脾化湿之效；黄芩、黄连苦寒下行、清热燥湿；老鹳草、葛根皆属风药，其性上行、升清止泻，与芩连共用，使升中有降、降中有升，以达清热祛湿、调肠祛滞之效；白芍、当归既可以养血柔肝止痛，又可防行气燥湿之药伤阴；再加以合欢皮疏肝解郁、宁心安神，炒麦芽消食和胃，诸药合用共达疏肝健脾、清热化湿之效。二诊时患者症状改善，尚存在腹胀、肠鸣、嗳气等气滞之症，且舌苔黄腻，故于方中加莪术行气、清半夏降气，白茅根、芦根清热化湿。三诊时患者症状基本消除，予以原方基础上减少用量巩固两周。

（八）溃疡性结肠炎（久痢）

患者姓名：孟某　　　　　　性别：男　　出生日期：1981年3月
就诊日期：2017年2月20日　　初诊　　发病节气：雨水

[主　　诉]腹泻伴黏液脓血便3年，加重20天。

[现 病 史]患者3年前因大量饮酒后出现腹泻，每日3~4次，伴有少量黏液脓血，电子结肠镜检查诊断为溃疡性结肠炎，间断服用温脾固肠散、枯草杆菌二联活菌胶囊及美沙拉嗪等药物后，上述症状缓解。20天前患者饮食不节后，出现腹泻次数增多，大便每日6~7次，伴黏液脓血增多，自行口服美沙拉嗪等药物后，症状未见明显改善。现主症为腹泻，每日大便6~7次，含有黏液脓血，排便黏腻不爽，肛门灼热，里急后重，偶有腹胀、肠鸣，胃脘胀满不适，时有嗳气、反酸、恶心，无呕吐，烦躁焦虑，乏力，近3年内体重下降7.5kg，口黏，纳差，寐欠安，小便量少，色黄，无尿痛，无发热。

[既 往 史]平素健康状况一般，否认肝炎、结核或其他传染病史，预防接种史不详。否认外伤史。否认手术史。否认输血史。

[过 敏 史]无药物、食物过敏史。

[体格检查]发育正常，营养中等，全身皮肤黏膜未见黄染及出血点，

周身浅表淋巴结未触及异常肿大。咽无充血，双侧扁桃体不大。胸廓对称无畸形，双肺呼吸音清，未闻及干湿性啰音，叩心界不大，心率每分钟80次，律齐，心音正常，各瓣膜听诊区未闻及病理性杂音。腹平坦，全腹压痛，肝脾肋缘下未触及，无腹肌紧张及反跳痛，墨菲征阴性，麦氏点无压痛，肝区无叩痛，肠鸣音正常存在。舌暗红，苔黄腻，脉弦滑。

［**辅助检查**］电子肠镜检查显示溃疡性结肠炎（升结肠、横结肠、降结肠及乙状结肠可见多发溃疡病变）。

［**中医诊断**］久痢。

［**证候诊断**］湿热内蕴，肝郁脾虚。

［**西医诊断**］溃疡性结肠炎。

［**治　　法**］清热化湿，健脾疏肝。

［**处　　方**］

地榆20g	黄连6g	黄芩9g	败酱草20g
葛根20g	赤芍20g	仙鹤草20g	合欢皮20g
炒白术10g	薏苡仁20g	茯苓20g	柴胡6g
炒枳实20g	木香9g	炮姜6g	党参12g

7剂，日1剂，水煎取汁300mL，分早晚饭后2小时温服。

二诊　大便次数减少，每日4~5次，仍伴有脓血黏液，肛门灼热缓解，仍有肠鸣、腹胀，周身乏力，纳增，寐可，舌暗红，苔黄腻，脉弦滑。在前方的基础上加老鹳草15g、八月札20g以增强疏肝行气、清热解毒之效。14剂，日1剂，水煎取汁300mL，分早晚饭后2小时温服。

三诊　大便每日2~4次，无脓血，偶可见黏液，肛门灼热、腹胀肠鸣等症状明显改善，仍有乏力，舌暗红，苔黄腻、脉弦滑，故在二诊的基础上去地榆、仙鹤草，减败酱草、飞扬草至15g，加黄芪12g，山萸肉12g，石斛9g。14剂，日1剂，水煎取汁300mL，分早晚饭后2小时温服。

四诊　大便每日1~2次，质稀，每于受凉后大便次数增多，未见黏液脓血，无明显腹痛、腹胀，上方加紫苏叶12g，防风6g，服药28剂，后守上方随症治疗2个月，患者大便每日1~2次，偶有不成形，未诉腹痛及其他不适，随访5个月，未再复发。

●**按语**：该案患者以腹泻、伴黏液脓血便为主症，肠镜显示溃疡性结肠炎，中医学将该病归属于"久痢"等病范畴。患者因饮食失节日久，湿热下注蕴结肠腑，致使邪留肠间，气血壅滞，传导失司，脂膜血络受损，化腐成脓故而为痢；湿热日久导致脾胃虚弱，湿热留滞，使泄痢更甚，从而出现腹泻伴黏液脓血加重、乏力、纳差等症状；肝主疏泄，肝失调达，则大肠气滞，该患者因病久反复难愈，渐渐出现烦躁抑郁等肝气郁滞等症状，清代唐容川在《血证论》中云："木之性主乎疏泄，食气入胃，全赖肝木之气以疏泄之，则水谷乃化。设肝之清阳不升，则不能疏泄，渗泄中满之证在所不免"，肝郁肠道气机不畅，则可见腹胀、里急后重、肠鸣、失气等症状。该案患者以湿热蕴结、脾虚肝郁为主症，故刘教授以清热化湿、健脾疏肝为主法，将芍药汤、葛根芩连汤、参苓白术散、四逆散四方合用，共同施治。

方中黄芩、黄连清热燥湿解毒；赤芍、当归行血和营，以治脓血；木香、枳实行气导滞，以除后重；败酱草增强清热解毒、祛瘀排脓之效；加以葛根升清阳而止泻；仙鹤草、地榆凉血止血，兼可补虚酸涩止泻；加以茯苓、炒白术、薏苡仁、党参健脾祛湿；柴胡、合欢皮疏肝行气、解郁安神；少佐炮姜辛温通结。诸药共用，以达清热化湿、疏肝健脾之效。二诊时患者大便次数较前减少，但腹痛、腹胀等湿热阻滞肠道气机的症状较重，故在前方的基础上加老鹳草清热利湿、预知子疏肝理气。三诊时患者诸症皆减，但患者仍有疲乏无力等症状，考虑其邪势不足、正气既虚，方中当酌减祛邪力度，佐以养阴益气固本之品，故去地榆、仙鹤草，减败酱草、飞扬草至15g，而加黄芪12g，山萸肉12g，石斛9g，既可扶正祛邪，又能防止苦寒之药耗伤阴气。四诊时患者每于着凉后症状反复，故刘教授予紫苏叶12g，防风6g，两者皆为风药，即有解表之功，又有升清之性，二者与其余沉降下行之属相配，升降有司，助中州复运，为巩固疗效。

（李京尧、王 蕊、卫静静、赵蓓蓓）

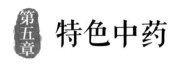

特色中药

第一节　常用药物

一、解表药

紫苏叶

【药物归属】 本品为唇形科植物紫苏的干燥叶。

【性味归经】 辛，温。归肺、脾经。

【功效应用】

行气和胃　本品味辛能行，能行气以宽中除胀，和胃止呕，兼有理气安胎功效，可用于治疗中焦气机郁滞胸脘胀满，恶心呕吐。偏寒者常与砂仁、丁香等温中止呕药同用；偏热者与黄连、芦根等清胃止呕药同用。

解表散寒　本品辛散性温，发汗解表散寒之力缓和。本品外能解表散寒，内能行气和胃，且兼化痰止咳之功，故风寒表证而兼气滞，胸脘满闷、恶心呕吐，或咳嗽痰多者较为适宜，可配伍香附、陈皮，取香苏散之义。

解鱼蟹毒　对于进食鱼蟹中毒而致腹痛吐泻者，能和中解毒。可单用本品煎汤服，或配伍陈皮、生姜、藿香等。

【引经论据】

《名医别录》："下气，除寒中。"

《本草正义》："紫苏芳香气烈……外开皮毛，泻肺气而通腠理。上则通鼻塞、清头目，为风寒外感灵药；中则开胸膈、醒脾胃、宣化痰饮，解郁结而利气滞。"

【现代研究】

化学成分　本品主要含挥发油，如紫苏醛、紫苏酮、苏烯酮、矢车菊苏、薄荷醇、薄荷酮、二氢紫苏醇等。

药理作用　紫苏叶煎剂有促进消化液分泌、促进胃肠蠕动的作用；能减少支气管分泌，缓解支气管痉挛；有缓和的解热作用；对大肠埃希菌、痢疾杆菌、葡萄球菌有抑制作用；能缩短血凝时间、血复钙时间和凝血酶时间；紫苏油可使血糖升高。

【评述】紫苏有苏叶与苏梗之分，功效略有不同。苏叶辛散性温，外可轻宣表邪，风寒轻证时可单用此药，较重时可配荆芥、防风以助解表；内可行气和胃，外感表证兼有胃脘气滞者常与黄连配伍，苏叶芳香行气宽中，黄连苦寒泻火燥湿，二药寒温并用，宣肺气以降胃气，顺应胃气下降之性，行胃中气滞，常用于治疗胃热恶心呕吐者。苏叶与半夏、厚朴配伍用于治疗七情郁结，痰火气滞之梅核气。临床苏叶常用量为6~15g。

苏梗功善理气宽中，止痛安胎，苏梗无发表之力，更专于理气，故患者中焦气机不利、胸膈痞闷、胃脘疼痛、嗳气时选用苏梗。

薄荷

【药物归属】本品为唇形科植物薄荷的干燥叶上部分。

【性味归经】辛，凉。归肺、肝经。

【功效应用】

化湿和中　本品芳香辟秽，具有化湿和中之功，用治夏令感受暑湿之邪，脘腹胀痛，呕吐泄泻，常与香薷、厚朴同用。

疏肝行气　本品入肝经，能疏肝行气，常配伍白芍、柴胡、当归等疏肝理气调经之品，治疗肝郁气滞、胸胁胀痛、月经不调，如逍遥散。

疏散风热　本品辛以发散，凉以清热，清轻凉散，其辛散之性较强，是辛凉解表药中最能宣散表邪的，具有一定发汗作用之药，为疏散风热常用之药，故风热感冒和温病卫分证十分常用。用治风热感冒或温病初期、邪在卫分，发热、微恶风寒等症，如银翘散的应用。

清利头目 本品清扬升浮、芳香通窍，功善疏散上焦风热，清头目，利咽喉。用治风热上攻，头痛眩晕，宜与川芎、石膏、白芷等祛风、清热、止痛药配伍。治疗风热上攻之目赤多泪，可与桑叶、菊花、蔓荆子等同用；用治风热壅盛，咽喉肿痛，常配伍桔梗、生甘草。

【引经论据】

《本草纲目》："薄荷，辛能发散，凉能清利，专于消风散热。故多用治头痛头风、眼目咽喉口齿诸病、小儿惊热及瘰疬、疮疥。"

《本草经疏》："病人新瘥勿服，以其发汗虚表气也。咳嗽若因肺虚寒客之而无热症者勿服，以其当补而愈。阴虚人发热勿服，以出汗则愈竭其津液也。脚气类伤寒勿服，以其病主下而属脾故也。血虚头痛，非同诸补血药不可用。小儿身热由于伤食者不可用，小儿身热因于疳积者不可用。小儿痘疮诊得气虚者，虽身热初起，亦不可用。"

《药品化义》："薄荷，味辛能散，性凉而清，通利六阳之会首，祛除诸热之风邪。取其性锐而轻清，善行头面，用治失音，疗口齿，清咽喉。同川芎达巅顶，以导壅滞之热。取其气香而利窍，善走肌表，用消浮肿，散肌热，除背痛，引表药入营卫以疏结滞之气。"

《本草新编》："薄荷，不特善解风邪，尤善解忧郁，用香附以解郁，不若用薄荷解郁之更神。薄荷入肝胆之经，善解半表半里之邪，较柴胡更为轻清。"

【现代研究】

化学成分 本品主要含挥发油，如薄荷脑、薄荷酮、异薄荷酮、胡薄荷酮、柠檬烯等。

药理作用 薄荷油能抑制胃肠平滑肌收缩，能对抗乙酰胆碱而呈现解痉作用。薄荷醇有利胆作用。此外，本品还有祛痰、止咳、抗病原微生物作用。

【评述】善用薄荷化厚腻之苔。中医学认为舌苔乃脾胃之气上熏、胃津上朝、凝聚于舌面而生，是脾胃功能的外候。若舌苔厚腻则提示有湿邪，病程较长，或为实证，化厚腻之苔可选苍术、佩兰、罗勒、藿香、薄荷等，然佩兰性平，藿香、罗勒性温，适用于舌质暗、苔白而腻者，而薄荷性凉，适用于舌质红、苔黄而厚腻者。久病易郁而化热，苔易转黄，故刘教授临床多用薄荷。需注意的是舌苔厚腻少津者忌用此药，因薄荷辛凉，具发汗之力，故气虚血燥、舌苔少津者忌用，或可酌加石膏、竹叶借其生津止渴之力辨证应用。

二、清热药

连翘

【药物归属】本品为木犀科植物连翘的干燥果实。

【性味归经】苦，微寒。归肺、心、小肠经。

【功效应用】

清热解毒　本品苦寒泄降，兼有清心利尿之功。治湿热所致小便不利，淋沥涩痛，可配伍车前子、白茅根、竹叶等药。

消肿散结　治疗疮痈脓出，红肿溃烂，常与牡丹皮、天花粉同用，如连翘解毒汤；治乳痈肿痛，常与蒲公英、紫花地丁、漏芦等药同用；若血热毒盛、丹毒红肿者，可与大青叶、板蓝根、紫花地丁等配伍。

疏散风热　本品苦寒，外可疏散风热，内可清热解毒，故常相须为用治外感风热及温热病。治外感风热或温病初起，发热，咽痛，口渴，配伍薄荷、牛蒡子等疏散风热药，如银翘散。

【引经论据】

《神农本草经》："主寒热、鼠漏瘰疬，痈肿恶疮，瘿瘤，结热。"

《药性论》："主通利五淋，小便不通，除心家客热。"

《日华子本草》："通小肠，排脓。治疮疖，止痛，通月经。"

【现代研究】

化学成分　主要含醛酮类、醇酯醚类化合物等挥发油，连翘酯甘A、C、D等苯乙醇苷类，连翘苷等木脂素，咖啡酸等有机酸。

药理作用　其乙醇提取物对肿瘤细胞有抑制作用；其甲醇提取物有抗炎和止痛作用，还有抗过敏活性等。

【评述】连翘清热解毒不仅善清心经火热，用于治疗小便不利、淋漓涩痛等症，且善清胃火，用于治疗食积化热、咽喉不适、口臭、牙龈肿痛等症。连翘亦可疏散风热，使"火郁发之"以治疗外感风热或温病初期症见发热、心烦、口渴者。连翘解毒之功不仅用于热邪病中，还可用于有化热趋势的疾病以截断其发展，如胃病日久，舌苔虽不发黄，热象也不甚明显，但证属实证者，或患者阳盛体质，或兼有瘀血、痰湿者都可酌加连翘防止化热。连翘虽苦可清热，然性属微寒却无败胃之弊，故胃病常用此药，临床常用量为12~30g。

蒲公英

【**药物归属**】本品为菊科植物蒲公英的干燥全草。

【**性味归经**】苦，甘、寒。归肝、胃经。

【**功效应用**】

清热解毒　本品苦寒，善于清热解毒，消痈散结，主治内外热毒疮痈诸证。主归肝、胃经，兼能通乳，为治乳痈要药。治痈肿疔疮，常与金银花、紫花地丁、野菊花等清热解毒药同用，如五味消毒饮；治肠痈腹痛，常与大黄、牡丹皮、桃仁同用；治肺痈吐脓，常与鱼腥草、冬瓜仁、芦根等同用。

消肿散结　治疗瘰疬，常与夏枯草、连翘、浙贝母等药配伍。本品解毒消肿散结，与板蓝根、玄参等配伍，可用治咽喉肿痛。

利湿通淋　本品清利湿热，利尿通淋作用较佳，常用治湿热黄疸、热淋涩痛。治湿热黄疸，常与茵陈、栀子、大黄等利湿退黄药同用；治热淋涩痛，常与白茅根、金钱草、车前子等利尿通淋药同用。

【**引经论据**】

《医林纂要》："补脾和胃，泻火，通乳汁，治噎膈。"

《岭南采药录》："炙脆存性，酒送服，疗胃痛。"

《新修本草》："主妇人乳痈肿。"

《滇南本草》："敷诸疮肿毒，疥癞癣疮；祛风，消诸疮毒，散瘰疬结核；止小便血，治五淋癃闭，利膀胱。"

《本草纲目》："乌须发，壮筋骨。"

【现代研究】

化学成分　主要含有有机酸类成分，如咖啡酸、绿原酸等；挥发油，如正乙醇、樟脑、正辛醇、反式石竹烯等；黄酮类成分，如槲皮素-3-O-葡萄糖苷、槲皮素-3-O-β-半乳糖苷、槲皮素等。

药理作用　本品对金黄色葡萄球菌、溶血性球菌、溶血性链球菌及卡他球菌有较强的抑制作用。蒲公英地上部分水提取物能活化巨噬细胞，有抗肿瘤作用。体外实验提示本品能激发机体的免疫功能。尚有利胆、保肝、抗内毒素及利尿作用。

【评述】
多数医家认为蒲公英苦寒可致腹泻，治疗胃肠疾病时少用。此药虽苦寒，但辨证应用、灵活配伍疗效亦佳，如治疗消化性溃疡时与地榆配伍应用，消化性溃疡局部病理与痈疡有相似之处，治疗时应攻毒祛邪，敛疮生肌。地榆凉血止血，解毒敛疮，《神农本草经》载："主治妇人乳至痛，七伤带下病，止痛，除恶肉，止汗，疗金疮"。蒲公英清热解毒，消肿散结善治内外热毒疮痈诸症，且现代药理研究表明其有抑杀幽门螺杆菌作用，二药合用，邪正兼顾，祛毒邪，防出血且有敛疮之效。治疗胃痛时喜与木香配伍，蒲公英入肝、胃经，《岭南采药录》载其"炙脆存性，酒送服，疗胃痛"，木香辛散苦降而温通，芳香性燥，可升可降，通胃肠气滞，二者相合治疗胃满闷痛兼苔黄便干者。治疗腹泻有少气乏力、畏寒怕冷者喜与鹿衔草、黄芪配伍；治疗腹泻、便质稀溏、肛门下坠者与仙鹤草、葛根配伍；治疗气滞、湿热、瘀毒壅滞肠腑而腹泻者与木香、诃子肉配伍。蒲公英入肝经，可疏肝清肝，治疗乳房胀痛胁肋不适者效果亦佳。

生地黄

【药物归属】本品为玄参科植物地黄的干燥块根。

【性味归经】甘，寒。归心、肝、肾经。

【功效应用】

清热解毒　本品甘寒，入营血分，善于清热凉血，故常用治温病热入营血，温毒发斑。治温热病热入营分，壮热烦渴、神昏舌强者，多配伍玄参、黄连等药物，如清营汤。本品善于清营分之热而有凉血止血之功，用治血热便血、尿血，常与地榆同用，如两地丹。

养阴生津 本品甘寒质润，治疗热病伤阴、烦渴多饮、舌绛者，常配伍麦冬、沙参、玉竹等药，如益胃汤。本品入肾经，能滋肾阴降虚火，养阴津而泄伏热，治疗阴虚内热、骨蒸潮热可与知母、麦冬、地骨皮同用。

【引经论据】

《本草纲目》载生地黄："诸经血热，滋阴退阳。蜜丸服，治女人发热成劳。蜜煎服治小儿壮热，烦渴昏沉。"熟地黄："血虚劳热，产后虚热，老人虚燥。同生地黄为末，姜汁糊丸，治妇人劳热。"

《神农本草经逢原》："生地黄治心热，手心热，益肾水，凉心血，其脉洪实者宜之。若脉虚者，则宜熟地黄。"

【现代研究】

化学成分 主要含梓醇、乙酰梓醇、地黄苷、桃叶珊瑚苷、密力特苷。此外，尚含多种氨基酸和糖类。

药理作用 本品具有抗胃溃疡、促进造血、止血、降压作用。地黄浸剂、醇浸膏及地黄苷有一定的降血糖作用。地黄苷、地黄低聚糖可增强体液免疫和细胞免疫功能。

【评述】以生地配牡丹皮应用，两者配伍用于治疗胃热阴伤，症见胃脘部灼热疼痛、食后痛剧、饥不欲食、心烦、寐差、便秘等。生地有清热养血、养阴生津之功。丹皮清热凉血，活血化瘀，两者配伍之妙正如《重庆堂随笔》曰"丹皮虽非热药，而气香味辛，为血中气药，专于行血破瘀……唯入于养阴剂中，则阴药借以宣行而不滞，并可收其凉血之功，故阴虚热入血分而患赤痢者，最为妙品"。此外，因生地清热养阴，故常用此治疗舌红少苔、排便不畅之阴虚便秘者。

胡黄连

【药物归属】本品为玄参科植物胡黄连的干燥根茎。

【性味归经】苦，寒。归肝、胃、大肠经。

【功效应用】

清湿热　本品苦寒入肠、胃经，能清热燥湿。治疗湿热泄痢，常与黄柏、白头翁等清热燥湿止痢之品同用。又入肝经，兼能清利肝经湿热。

退虚热　本品性寒，入肝经血分，有退虚热、除骨蒸之功。治疗阴虚发热，骨蒸潮热，常与鳖甲、知母、地骨皮等滋阴清虚热药配伍，如清骨散。

除疳热　本品清虚热，除疳热。治疗小儿疳疾发热、腹胀消瘦、低热不退，常与山楂、党参、白术等同用，如肥儿丸。

【引经论据】

《新修本草》："主骨蒸劳热，补肝胆，明目。治冷热泄痢，益颜色，厚肠胃，治妇人胎蒸虚惊，三消五痔，大人五心烦热；以人乳浸点目甚良。"

《开宝本草》："主久痢成疳，伤寒咳嗽，温疟，骨热，理腰肾，去阴汗，小儿惊痫，寒热，不下食，霍乱下痢。"

《丹溪心法》："去果子积。"

《本草正》："治吐血、衄血。"

【现代研究】

化学成分　主要含胡黄连苷、胡黄连素、梓醇等环烯醚萜类及少量生物碱、酚酸、甾醇等。

药理作用　提取物有保肝、利胆、抗炎、抗氧化等作用。此外，尚有抗胃溃疡、抗肿瘤、降脂、降糖等作用。

【评述】《新修本草》载胡黄连："主骨蒸劳热，补肝胆，明目。治冷热泄痢，益颜色，厚肠胃，治妇人胎蒸虚惊，三消五痔，大人五心烦热；以人乳浸点目甚良。"本品善清虚热、退骨蒸，临床常与青蒿、地骨皮合用。胡黄连可与乌梅合用治疗湿热下利。胡黄连入肝、胃、大肠经，苦寒而降，功善荡涤肠胃湿热，治疗湿热泻痢，《本草正义》载："盖苦降直坠，导热下趋，最为迅疾，且不致久留中州，妨碍脾胃冲和之气耳"。乌梅味酸涩而偏温，涩肠止痢。二药相伍以胡黄连为主，乌梅为佐，湿热得苦寒则清化，下痢得酸涩则收敛，两者一收一散，一开一合，相反相成，邪可祛，泻可敛，又可固阴。对于湿热蕴结肠腑所致泻下痢不止、热毒壅滞肠道、损伤肠络、见大便大量脓血、腹坠痛或灼痛者尤为适宜。

夏枯草

【药物归属】本品为唇形科植物夏枯草的干燥果穗。

【性味归经】辛，苦、寒。归肝、胆经。

【功效应用】

清肝泻火　本品苦寒降泄，主入肝经，善清泻肝火以明目。治肝火上炎目赤肿痛，常与桑叶、菊花、决明子等清肝明目药同用；若肝虚目珠疼痛、入夜加剧者，可与生地黄、当归、白芍等滋养肝血之品配伍，如夏枯草散。治疗肝火上攻，头痛眩晕者与钩藤、决明子、菊花等长于清肝、平肝药同用。

散结消肿　本品清肝火，散郁结，治瘰瘤常与昆布、玄参同用；若肝郁化火，痰火郁结之瘰疬，可与海藻、浙贝母、玄参等消痰散结药配伍。治疗乳痈、乳癖、乳房胀痛，常与蒲公英、浙贝母、柴胡等同用。

【引经论据】

《本草纲目》："黎居士《易简方》，夏枯草治目疼，用沙糖水浸一夜用，取其能解内热，缓肝火也。楼全善云，夏枯草治目珠疼至夜则甚者，神效或用苦寒药点之反甚者，亦神效。盖目珠连目本，肝系也，属厥阴之经。夜甚及点苦寒药反甚者，夜与寒亦阴故也。夏枯禀纯阳之气，补厥阴血脉，故治此如神，以阳治阴也。"

《滇南本草》："祛肝风，行经络。治口眼歪斜，行肝气，开肝郁，止筋骨疼痛，目珠痛，散瘰疬，周身结核。"

【现代研究】

化学作用　本品主要含迷迭香酸等有机酸，熊果酸等三萜类成分，芸香苷、木犀草素等黄酮类，还含甾类、香豆素、挥发油等。

药理作用　夏枯草煎剂、醇浸剂有抗病原微生物作用。水煎、醇提等不同的夏枯草提取物对多种肿瘤细胞株有明显抑瘤作用。夏枯草醇有明显降糖作用。此外，夏枯草还有抗炎、免疫抑制等作用。

【评述】《滇南本草》言夏枯草"治目珠肿痛，消散瘰疬，周身结核，手足周身筋骨酸痛"。本品辛以散结，苦以泄热，有良好的清肝火、散郁结作用，常用于治疗痤疮、甲状腺肿大、乳腺结节等疾病。刘教授认为痤疮形成多为肝郁不舒，气血不调，瘀血与痰湿交阻，郁久化热上熏面部胸背而致，治以解郁疏肝、清热散结为法。夏枯草善清肝火、散郁结，现代药理研究发现夏枯草对痤疮丙酸棒状杆菌有明显的抑制作用，故临床常与柴胡、土贝母配伍治疗痤疮。若结节囊肿较重者，重用夏枯草配伍连翘，二者同用，取其清散郁火、解毒散结之功，以消除痤疮增生、结节、囊肿等病理表现。

白花蛇舌草

【药物归属】本品为茜草科植物白花蛇舌草的干燥全草。

【性味归经】微苦、甘，寒。归胃、小肠、大肠经。

【功效应用】

清热解毒　本品苦寒，有清热解毒的作用，治疗肠痈腹痛，常与大血藤、败酱草、牡丹皮同用；治疗咽喉肿痛，与黄芩、玄参、板蓝根等同用。

利湿通淋　本品甘寒，有清热利湿通淋之效，单用本品治疗膀胱湿热。小便淋漓涩痛，常与白茅根、车前草、石韦等同用。

【引经论据】

《潮州志·物产志》："茎叶榨汁次服，治盲肠炎，又可治一切肠病。"

《广西中药志》："治小儿疳积，毒蛇咬伤，癌肿。外治白泡疮，蛇癞疮。"

《泉州本草》："清热散瘀，消痈解毒。治痈疽疮疡，瘰疬。又能清肺火，泻肺热。治肺热喘促、嗽逆胸闷。"

【现代研究】

化学成分　本品主要含三十一烷、豆甾醇、熊果酸、β-谷甾醇、β-谷甾醇-D-葡萄糖苷、对香豆酸等。

药理作用　本品有抗肿瘤作用。在体外抑菌作用不明显，高浓度煎剂对金黄色葡萄球菌和痢疾杆菌有微弱的抑制作用；在体内能增强白细胞吞噬能力，具有抗炎作用。尚有抑制生精作用和保肝利胆作用。

【评述】白花蛇舌草味苦，性寒，功效为清热解毒，消痈散结，利尿除湿。现代药理研究表明其具有增强机体免疫力、抑制肿瘤及保肝利胆作用，故多用于肿瘤的防治，临床常与半枝莲配伍治疗胃癌前病变。半枝莲味苦，性寒，清热解毒，活血化瘀，消肿止痛，《泉州本草》载其能"通络，清热解毒。祛风散血，行气利水，破瘀止痛"。现代药理研究表明半枝莲能抑制肿瘤生长、改善患者症状、延长患者的生命周期。二药合用，取其清热解毒、化瘀散结之功，可逆转腺体萎缩、肠上皮化生和不典型增生，将可能发生的胃癌消灭在萌芽阶段。

地锦草

【药物归属】本品为大戟科植物地锦或斑地锦的干燥全草。

【性味归经】辛，平。归肝、大肠经。

【功效应用】

清热解毒　本品有清热解毒止痢、凉血止血功效，故常用于湿热、热毒所致的泄痢不止，大便脓血。若用治血痢大便脓血者，可与马齿苋、地榆等配伍以增强疗效。

凉血止血　本品既能凉血止血，又能活血散瘀，具有止血而不留瘀的特点，故用于血热所致的咯血、衄血、便血、尿血、痔血、崩漏以及外伤出血。治血热之咯血、衄血，与生地黄、牡丹皮、赤芍等配伍；治便血、痔血，与地榆、槐花等配用；本品既能止血，又能利尿通淋，可治疗血尿、血淋，常与白茅根、小蓟等同用。

利湿退黄　本品既能清热解毒，又能利湿退黄，可单用本品煎服。治疗湿热黄疸小便不利，可与茵陈、栀子、黄柏等同用。

【引经论据】

《本草纲目》："主痈肿恶疮，金刃扑损出血，血痢，下血，崩中，能散血止血，利小便。"

《本草汇言》："凉血散血，解毒止痢之药也。善通流血脉，专消解毒疮。凡血病而因热所使者，用之合宜。设非血热为病，而胃气薄弱者，又当斟酌行之。"

【现代研究】

化学成分　本品主要含黄酮类，如槲皮素、异槲皮苷、黄芪苷等；香豆素类，如东莨菪素、伞形花内酯、泽兰内酯；有机酸类，如没食子酸及棕榈酸等。

药理作用　地锦草鲜汁、水煎剂及水煎浓缩乙醇提取物等体外实验均有抗病原微生物作用，对金黄色葡萄球菌、溶血性链球菌、白喉杆菌、大肠埃希菌、伤寒杆菌、痢疾杆菌、绿脓杆菌、肠炎杆菌等多种致病性球菌有明显抑制作用；同时具有中和毒素作用。本品尚有止血作用及抗炎止泻作用。

【评述】地锦草味辛，性平，尤善入血分，有解毒止痢、凉血止血之效。《本草汇言》称其："凉血散血，解毒止痢之药也。善通流血脉，专消解毒疮。"现代药理研究表明，地锦草有抗炎、抗菌、止血、止泻等作用，常以此药治疗湿热瘀毒壅滞胃肠之证，临床常配伍豨莶草应用。豨莶草长于祛风、解毒，为祛风之要药，其味苦入血，性寒则凉血，血自归经，出血可止，其味辛散风，风去血自止，泻亦可敛，屡屡用之，确有效验。二药相互辅佐，走而不泄，气血并治，增清热除湿败毒之力，消湿热胶着留恋之势，防苦寒太过之弊，邪去身安，功力斯倍。用于肠镜下黏膜多发性、弥漫性糜烂或溃疡，红肿明显，黏膜易脆、易出血者。

大血藤

【药物归属】为木通科植物大血藤的干燥藤茎。

【性味归经】味苦，性平。归大肠、肝经。

【功效应用】

清热解毒　本品苦降开泄，长于清热解毒，消痈止痛，主归大肠经，善散肠中郁滞，故为治肠痈要药，也可用于其他热毒疮疡。治肠痈腹痛，常与桃仁、大黄等药同用。治热毒疮疡，常与连翘、浙贝母、金银花等同用。

活血　本品能活血散瘀，消肿止痛，治经闭痛经，常与当归、香附、益母草等同用。治跌打损伤、瘀血肿痛常，与骨碎补、续断、赤芍等同用。

祛风止痛　本品有活血化瘀、祛风止痛之效。治风湿痹痛、腰腿疼痛、关节不利，常与独活、牛膝、防风等同用。

【引经论据】

《本草图经》："攻血，治血块。"

【现代研究】

化学成分　主要含蒽醌类成分，如大黄素、大黄素甲醚、大黄酚、三萜类、木脂素类、甾醇类及多种酚及酚苷。

药理作用　本品煎剂对金黄色葡萄球菌及乙型链球菌有较强的抑制作用，对大肠埃希菌、白色葡萄球菌、卡他球菌、甲型链球菌及绿脓杆菌亦有一定抑制作用。本品水溶提取物提高实验动物耐缺氧能力，扩张冠状动脉，缩小心肌梗死范围。

【评述】大血藤，味苦，性平，长于清热解毒，祛风止痛，善散肠络瘀滞，为治疗肠痈要药，临床常与仙鹤草配伍应用。《闽东本草》言大血藤："治心腹绞痛，赤白痢疾。"仙鹤草又名泻痢草，以凉血止血止痢为其所长，还能健脾补虚和中，相关研究显示其具有免疫调节作用。大血藤易散易泻，仙鹤草善补善敛，清解消痈中兼具固本，苦寒沉降中亦有健中之效。二者合用散中寓补，补中兼疏，清湿热，涤瘀毒，补中虚，安肠络，以期止痢止痛而不伤正，常用于治疗湿、热、郁、瘀之邪留恋不去，而正气已伤之虚实夹杂证者。现代药理研究大血藤具有抑菌、抗炎、抗病毒、镇痛等作用，大血藤提取液对术后腹腔粘连有抑制作用，对腹腔感染细菌有抑制活性，临床可配伍治疗腹腔和盆腔的感染性疾病，如儿童腹膜后淋巴结肿大，腹腔术后等。

三、祛风湿药

威灵仙

【药物归属】本品为毛茛科植物威灵仙、棉团铁线莲或东北铁线莲的干燥根及根茎。

【性味归经】辛、咸，温。归膀胱经。

【功效应用】

祛风湿，通经络，止痛　本品辛散温通，性猛善走，既能祛风湿，又能通经络而止痛，为治风湿痹痛要药。凡风湿痹痛，肢体麻木，筋脉拘挛，屈伸不利，无论上下皆可应用，尤宜于风邪偏盛，拘挛掣痛，游走不定者。还可用治跌打伤痛。

消骨鲠　本品味咸，能软坚而消骨鲠，可单用或与砂糖、醋煎后慢慢咽下。《本草纲目》则与砂仁、砂糖煎服。

【引经论据】

《本草衍义》："治肠风。"

《南京民间药草》："鲜根泡酒服治胃痛；和白糖打烂敷脑门处一昼夜，见皮肤生泡即除去，治牙龈肿胀。"

【现代研究】

化学成分　本品含原齐墩果酸、常春藤皂苷元、原白头翁素等。

药理作用　威灵仙有镇痛、抗利尿、抗疟、降血糖、降血压、利胆等作用；原白头翁素对革兰阳性及阴性菌和真菌都有较强的抑制作用。煎剂可使食管蠕动节律增强，频率加快，幅度增大，能松弛肠平滑肌；醋浸液对鱼骨刺有一定软化作用，并使咽及食道平滑肌松弛，增强蠕动，促使骨刺松脱；其醇提取物有引产作用。

【评述】后背沉重或后背痛者，乃肺胃阴虚、经络失养之表现，常以威灵仙配北沙参，滋阴通络。《本草备要》言威灵仙可"通行十二经络"，在临床上除祛风湿之外，可用于气滞、湿阻、郁热所致的经络不通而导致的疼痛，亦可用于经络不通、阳气不达四末所导致的四肢冰凉。另外，慢性萎缩性胃炎患者之胃凉乃"不通则凉"，其病机为气机郁滞，阳郁不达，胃失温煦，此时，于方中加入威灵仙6~9g，可通经络、畅气机，使胃脘得温。对于慢性萎缩性胃炎伴有胃痛饥饿时加重者，常以威灵仙配伍熟地，此乃阴血不足、脉络失养所致，故以熟地补其阴血，但其性黏腻，易助湿碍胃，故以威灵仙制其黏滞之性，二者合之，阴可补，痛可止。且阴虚则生内热，此种患者多有阴虚咽痛，威灵仙亦有利咽之效，取一箭双雕之功。

四、利水渗湿药

茯苓

【药物归属】本品为多孔菌科植物真菌茯苓的干燥菌核。

【性味归经】甘、淡，平。归心、肺、脾、肾经。

【功效应用】

利水渗湿　味甘而淡，甘则能补，淡则能渗，药性平和，为利水消肿之要药，可用治寒热虚实各种水肿。另外，本品善于渗泄水湿，使湿无所聚，痰无由生，可治痰饮之目眩心悸，亦可用于饮停于胃而呕吐者。

健脾　本品能健脾渗湿而止泻，尤宜于脾虚湿盛泄泻。

宁心　常用于心脾两虚、气血不足之心悸、失眠、健忘。

【引经论据】

《神农本草经》："主胸胁逆气，忧恚惊邪恐悸，心下结痛，寒热烦满，咳逆，口焦舌干，利小便。"

《药性论》："开胃，止呕逆，善安心神。主肺痿痰壅。治小儿惊痫，心腹胀满，妇人热淋。"

《医学启源》："除湿，利腰脐间血，和中益气为主。治溺黄或赤而不利。《主治秘诀》云止泻，除虚热，开腠理，生津液。"

【现代研究】

化学成分　本品含 β-茯苓聚糖，占干重约93%，还含有茯苓酸、蛋白质、脂肪、卵磷脂、胆碱、组氨酸、麦角甾醇等。

药理作用　茯苓浸剂对大鼠实验性胃溃疡有防治作用，能抑制胃液分泌；对家兔离体肠肌有直接松弛作用，使肠肌收缩振幅减小，张力下降。

【评述】茯苓气味俱薄，升而复降，补而不腻，利而不峻，既能扶正，又能祛邪，为淡渗利水、健脾和胃、宁心安神之要药。《本草纲目》言："茯苓气味淡而渗，其性上行，生津液，开腠理，滋水源而下降，利小便。"茯苓健脾同时给邪以出路，对于脾虚湿盛泄泻者，可重用茯苓40g。茯苓与猪苓配伍可用于一切水湿停聚病症，或水湿夹寒，或水湿夹热，或水湿夹虚。猪苓与茯苓均为菌核，性味甘淡平，茯苓归心、脾、肾经，猪苓归肾、膀胱经，故猪苓专于利水渗湿，而茯苓兼可健脾安神，因此茯苓亦用于补益剂中，猪苓利水作用较茯苓为强。

薏苡仁

【药物归属】本品为禾本科植物薏苡的干燥成熟种仁。

【性味归经】甘、淡，凉。归脾、胃、肺经。

【功效应用】

利水渗湿　既能利水消肿，又能健脾补中，常用于水肿、脚气浮肿、小便不利等症。

健脾止泻　尤宜治脾虚湿盛之泄泻。

除痹　本品渗湿除痹，能舒筋脉，缓和拘挛，常用治湿痹而筋脉挛急疼痛者。

排脓　本品上清肺热，下利肠胃之湿，可治湿热壅滞所致的肺痈、肠痈等症。

解毒散结　用于赘疣，癌肿。

【引经论据】

《神农本草经》："主筋脉拘挛不可屈伸，风湿痹，下气，……其根能下三虫。"

《名医别录》："利肠胃，消水肿，令人能食。"

《本草纲目》："健脾益胃，补肺清热，祛风胜湿，……治热淋。"

【现代研究】

化学成分　本品含脂肪油、薏苡仁酯、薏苡仁内酯、薏苡仁多糖（A、B、C）和氨基酸、维生素B_1等。

药理作用　薏苡仁煎剂、醇及丙酮提取物对癌细胞有明显抑制作用。薏苡仁内酯对小肠有抑制作用。

【评述】薏苡仁为药食同源之品，临床应用亦非常广泛。脾虚湿盛之泄泻，常用炒薏苡仁；祛除水肿、小便不利、痹证之湿邪，则用生薏苡仁。慢性萎缩性胃炎患者，湿重热轻、脘腹痞闷者，常以薏苡仁配伍滑石。滑石味淡性寒，质重而滑，能渗湿清热，薏苡仁性寒而不伤胃，补中土而不滋腻，清补淡渗之品，二者合用，湿渗于下，热清于内。另外，薏苡仁对于慢性萎缩性胃炎胃黏膜急性活动性炎症充血红肿有明显的治疗效果，且薏苡仁有散结的作用，可一定程度上控制胃肠息肉的发展。薏苡仁作为日常保健的食品而言，可有效增强免疫功能、降血糖。

冬瓜皮

【药物归属】本品为葫芦科植物冬瓜的干燥外层果皮。

【性味归经】甘，凉。归脾、小肠经。

【功效应用】

利尿消肿　本品长于清热利水消肿，用于水肿胀满、小便不利之症。

清热解暑　常用于暑热、口渴、小便短赤等症。

【引经论据】

《本草纲目》："治肠痈。"

《本草再新》："走皮肤，去湿追风，补脾泻火。"

【现代研究】

化学成分　本品含蜡类及树脂类物质、烟酸、胡萝卜素、葡萄糖、维生素（B_1、B_2、C）。

药理作用　冬瓜皮提取物具有一定的抗氧化活性，且乙酸乙酯萃取部位粗提物抗氧化活性最为明显。

【评述】冬瓜皮为治水肿常用药，有通利小便、排出水湿以消除肿胀之功，但药力较弱，一般用作辅助药。临床上，某些患者常自觉身肿、四肢肿胀，查体却未见其存在水肿，体重亦未增加，此时亦可用冬瓜皮消除患者的肿胀感。另外，冬瓜皮能上清肺之蕴热，下导肠之积垢，而有祛痰排脓的作用，故对湿热内蕴、日久成脓之肺痈、肠痈均属常用，效果较好。

茵陈

【药物归属】本品为菊科植物滨蒿或茵陈蒿的干燥地上部分。

【性味归经】苦，辛，微寒。归脾、胃、肝、胆经。

【功效应用】

清利湿热，利胆去黄　本品善于清利脾胃肝胆湿热，使之从小便而出，为治黄疸之要药。另外，本品气清芬，可治疗外感湿温或暑湿。

【引经论据】

《神农本草经》："主风湿寒热邪气，热结黄疸。"

《医学衷中参西录》："善清肝胆之热，兼理肝胆之郁，热消郁开，胆汁入小肠之路毫无阻隔也。"

【现代研究】

化学成分　茵陈含挥发油，油中有 β-蒎烯、茵陈二炔烃、茵陈炔酮等多种成分。全草还含有香豆素、黄酮、有机酸、呋喃类等成分。

药理作用　茵陈有显著利胆作用，并有解热、保肝、抗肿瘤和降压作用。其煎剂对人型结核杆菌有抑制作用。

【评述】 茵陈用量不同疗效亦不同，对于舌苔黄厚腻者，常用茵陈12~30g，可起到清热利湿的作用；对于肝郁气滞者，于疏肝理气药物中加茵陈6g，可增强疏肝之效。《素问·四气调神大论》云："圣人不治已病治未病"，利用季节的变化不仅能够顺时调节自己的身体状况，还可做到预防疾病的发生。俗言"三月茵陈四月蒿"，立春前后，顺应肝木升发之气，巧用茵陈，可以起到预防疾病发生的作用。

五、理气药

陈皮

【药物归属】 本品为芸香科植物橘及其栽培变种茶枝柑（广陈皮）、大红袍、温州蜜柑、福橘的干燥成熟果皮。

【性味归经】 辛、苦，温。归脾、肺经。

【功效应用】

理气健脾　本品辛香走窜，温通苦燥，入脾胃经，有行气、除胀、燥湿之功，故为治脾胃气滞、湿阻之脘腹胀满、食少吐泻之佳品，对寒湿阻滞中焦者，最为适宜。

止呕　《名医别录》谓其"下气，止呕"，为治呕吐、呃逆之佳品。

燥湿化痰　长于燥湿化痰，又能理气宽胸，为治湿痰、寒痰之要药。

通痹止痛　本品辛行温通，入肺走胸，能行气通痹止痛，常用于痰气交阻之胸痹，胸中气塞，短气。

【引经论据】

《名医别录》："下气，止呕咳，除膀胱留热、停水、五淋，利小便，主脾不能消谷，气冲胸中，吐逆霍乱，止泄，去寸白。"

《本草纲目》："疗呕哕反胃嘈杂、时吐清水、痰痞疟疟、大肠秘塞、妇人乳痈，入食料，解鱼腥毒。"

【现代研究】

化学成分　主要含挥发油、黄酮类化合物、有机胺和微量元素等。挥发油主要为柠檬烯；黄酮类化合物主要为橙皮苷、新皮苷、陈皮素、柚皮苷、新柚皮苷等。

药理作用　陈皮水煎液对唾液淀粉酶活性有明显的促进作用，能抑制家兔离体十二指肠梗阻的自发活动，使其收缩降低，紧张性下降；对离体、在体胃及肠运动均有直接抑制作用。

【评述】见"青皮"。

青皮

【药物归属】本品为芸香科植物橘及其栽培变种的幼果或未成熟果实的果皮。

【性味归经】苦、辛，温。归肝、胆、胃经。

【功效应用】

疏肝破气　本品具有疏肝破气止痛作用，以醋炒者为佳。用于治疗肝郁气滞证。

消积化滞　健胃作用同陈皮，破气消积化滞之力较强，用治食积气滞、胃脘胀痛或气滞血瘀疼痛。

【引经论据】

《珍珠囊》："破坚癖，散滞气，去下焦诸湿，治左胁肝经积气。"

《本草纲目》："治胸膈气逆、胁痛、小腹疝气。消乳肿，疏肝胆，泻肺气。"

【现代研究】

化学成分　本品所含主要成分与陈皮相似，但所含成分的量有所不同，如对羟基福林含量青皮比较高。另外含多种氨基酸，如天冬氨酸、谷氨酸、脯氨酸等。

药理作用　本品所含挥发油对胃肠道有温和的刺激作用，能促进消化液的分泌和排出肠内积气；其煎剂能抑制肠管平滑肌，呈解痉作用，此作用强于陈皮。本品对胆囊平滑肌有舒张作用，还有利胆作用。

【评述】陈皮味辛、苦而性温，气芳香而入脾肺。辛则散而行气滞，苦温则燥湿而祛寒。滞气行则脾胃自健，寒湿去则痰涎自消，为理气健脾、燥湿化痰之要药。刘教授谓其"同补药则补，同泻药则泻，同升药则升，同降药则降"，应用十分广泛。陈皮、青皮同出一物，陈皮为成熟果皮，青皮为未成熟果实。治疗肝胃不和、脘腹胀痛连胁者，常与青皮合用，青皮偏于疏肝理气，主升主疏，而陈皮偏入胃经降胃气为佳，主通主降，不可不辨。叶天士在《临证指南医案》中指出："肝为起病之源，胃为传病之所"，从肝治胃，青皮、陈皮合用，肝胃两调，疏肝气，降胃逆，理气止痛，亦为脾胃病治疗必不可少之对药，乃从根本治疗之药。

枳实

【药物归属】本品为芸香科植物橘酸橙及其栽培变种或甜橙的干燥幼果。

【性味归经】苦、辛、酸，微寒。归脾、胃经。

【功效应用】

破气消痰　对于脾虚而湿阻气滞，胃脘痞闷、饮食不消及水湿痰饮停蓄、心下痞坚者，常与白术配伍，如枳术汤。结胸证而有热者，常与瓜蒌、黄连等药配伍。

散积消痞　常用于热结便秘腹胀满者，或湿热积滞而见里急后重之症。

【引经论据】

《神农本草经》："主大风在皮肤中如麻豆苦痒，除寒热结，止痢，长肌肉，利五脏，益气。"

《名医别录》："除胸胁痰癖，逐停水，破结实，消胀满，心下急，痞痛，逆气，胁风痛，安胃气，止溏泄。"

《汤液本草》："枳实，益气则佐之以人参、干姜、白术；破气则佐之以大黄、牵牛、芒硝；此《神农本草经》所以言益气而复言消痞也。非白术不能去湿，非枳实不能除痞。壳主高而实主下，高者主气，下者主血，主气者在胸膈，主血者在心腹。"

【现代研究】

化学成分 本品含黄酮类成分，如橙皮苷、橙皮素、柚皮苷、柚皮素、柚皮芸香苷等；生物碱类成分，如辛弗林、乙酰去甲辛弗林等；挥发油如 α-水茴香萜、α-蒎烯、柠檬烯等。

药理作用 枳实调节胃肠运动，微量枳实煎剂可明显降低肠平滑肌的活动，小量对肠平滑肌有抑制作用；能缓解乙酰胆碱或氯化钡所致的小肠痉挛；对胃肠道平滑肌又有兴奋作用，可使胃底平滑肌的张力明显升高，有促进胃运动、加速胃排空的作用。其中黄酮苷对大鼠离体肠平滑肌的收缩有抑制作用，挥发油则呈先兴奋后抑制作用。还具有抗溃疡、利胆等作用。

附药：枳壳

本品为芸香科植物酸橙及其栽培变种的干燥未成熟果实。性味、归经与枳实相同，但作用较为缓和。

【评述】枳实、枳壳二者性味、归经相同，皆可理气宽中。枳实善于消积除痞、导滞通便，既可消无形之湿满，又可消有形之实满。枳壳力较为缓和，如只需消除患者两侧胁肋部之胀气，而无有形之积，则常选用枳壳来消除胀满。枳实或枳壳与补中益气等药物配伍应用，对于治疗胃下垂、胃扩张、脱肛及疝气等疾病有明显的治疗效果。

木香

【药物归属】本品为菊科植物木香的干燥根。

【性味归经】辛、苦，温。归脾、胃、大肠、三焦、胆经。

【功效应用】

行气止痛，健脾消食 本品辛行苦泄温通，芳香气烈，能通理三焦，尤善行脾胃之气滞，故为行气调中止痛之佳品，又能健脾消食，故食积气滞尤宜。其次，本品善行大肠之滞气，为治湿热泻痢、里急后重之要药。另外，木香味苦能泄，走三焦和胆经，能疏理肝胆和三焦之气，常用治胸胁胀痛、黄疸、疝气疼痛。

【引经论据】

《神农本草经》："主邪气、辟毒疫……，强志，治淋露。"

《大明本草》："治心腹一切气，止泻，霍乱，痢疾，安胎，健脾，消食，疗羸劣，膀胱冷痛，呕逆反胃。"

《珍珠囊》："散滞气，调诸气，和胃气，泄肺气。"

【现代研究】

化学成分　本品含挥发油，其中主要为萜内酯类成分，如去氢木香内酯、木香烃内酯，还含有种类众多的烯类成分，少量的酮、醛、酚等化合物。

药理作用　木香超临界提取物对盐酸-乙醇型急性胃溃疡具有显著的抑制作用，对小鼠利血平型胃溃疡和大鼠醋酸损伤型慢性胃溃疡也有明显的抑制作用；超临界提取物及水煎物对健康人胃能促进生长抑素的分泌，水煎液能促进胃肠运动。煨木香具有显著的抗腹泻作用。

【评述】木香善于行脾胃、大肠之滞气，在疾病治疗前期常应用此药治疗痞满胀痛等症，然其性芳香气烈，恐其温燥伤阴，故患者症状缓解后常及时调整该药用量。对于胃脘满闷疼痛且苔黄便干者，常以木香配伍蒲公英，木香，辛散苦降而温通，芳香性燥，可升可降，蒲公英，苦甘性寒，尤善清热解毒，《本草衍义补遗》言其"散滞气"。二者相伍，木香之辛燥得蒲公英而不伤胃津，蒲公英之苦寒得木香而不伤胃腑，常用于慢性萎缩性胃炎病理活检伴有肠上皮化生者，对肠上皮化生有一定的消除作用。

香附

【药物归属】本品为莎草科植物莎草的干燥根茎。

【性味归经】辛、微苦、微甘、平。归肝、脾、三焦经。

【功效应用】

疏肝解郁　本品辛香行散，味苦疏泄，主入肝经，善理肝气之郁结并止痛，肝气郁滞诸症均宜，故为疏肝解郁之要药。可用于肝郁气滞、胸胁胀痛、疝气疼痛等症。

理气宽中 本品味辛能行，入脾经，有行气宽中之功，故常用于治疗脾胃气滞证。

调经止痛 本品疏肝理气，善调经止痛，故为妇科调经之要药。

【引经论据】

《名医别录》："主除胸中热，充皮毛，久服利人，益气，长须眉。"

《新修本草》："大下气，除胸腹中热。"

《本草纲目》："散时气寒疫，利三焦，解六郁，消饮食积聚，痰饮痞满，跗肿，腹胀，脚气，止心腹、肢体、头、目、齿、耳诸痛，痈疽疮疡，吐血，下血，尿血，妇人崩漏带下，月候不调，胎前产后百病。"

【现代研究】

化学成分 本品主要含挥发油，油中主要成分为倍半萜类，如 β-蒎烯、香附子烯、α-香附酮、广藿香酮、β-莎草醇、α-莎香醇、柠檬烯、丁香烯等。

药理作用 水煎剂可明显增加胆汁流量，促进胆汁分泌，并对肝细胞有保护作用；其挥发油能够提高胃肠动力生物活性，促进小肠平滑肌细胞增殖。

【评述】香附味辛甘微苦，芳香性平，辛能散肝气之郁，苦能降肝气之逆，甘能缓肝气之急，性平又无寒，热之偏胜，故为疏肝理气解郁之要药。《本草纲目》谓其"利三焦，解六郁，消饮食积聚，痰饮痞满"，对于慢性胃炎患者表现为胃脘胀满、痞闷者，常将香附与青皮配伍，除肝胃气滞、脘腹胀满，对慢性胃炎伴胆汁反流者用之更佳。然亦能耗气，气弱者不宜单独使用。用醋制者，可增加入肝止痛作用。对于肝郁气滞血瘀所致之胃痛，常用香附配郁金，疏肝理气，活血化瘀，气血同调，解郁止痛。

乌药

【药物归属】本品为樟科植物乌药的干燥块根。

【性味归经】辛，温。归肺、脾、肾、膀胱经。

【功效应用】

行气止痛　本品辛温，能疏理气机，散寒止痛，入肺、脾、肾经，故能治三焦寒凝气滞疼痛。对于胸腹胀痛，可与香附、木香等同用；寒疝腹痛，常与小茴香、青皮、川楝子同用。另外，本品还可用治妇女肝气郁滞、经寒腹痛等症。

温肾散寒　可用于虚寒性的小便频数，遗尿，常与益智仁、山药配伍。

【引经论据】

《本草拾遗》："主中恶心腹痛、蛊毒……宿食不消、天行疫瘴、膀胱、肾间冷气攻冲背膂、妇人血气、小儿腹中诸虫。"

《本草求真》："凡一切病之属于气逆，而见胸腹不快者，皆宜用此。功与木香、香附同为一类。但木香苦温，入脾爽滞，每于食积则宜；香附辛苦入肝胆二经，开郁散结，每于忧郁则妙。此则逆邪横胸，无处不达，故用以为胸腹逆邪要药耳。"

【现代研究】

化学成分　本品含挥发油，其中主要含龙脑、柠檬烯、β-草烯等。

药理作用　本品对胃肠道有兴奋和抑制的双向调节作用，能促进消化液的分泌。

【评述】乌药辛散温通，上入脾肺，能疏畅胸腹之气滞，下达肾与膀胱，能温肾散寒以除膀胱之冷气，用于治疗小腹冷痛。临证之时，常百合、乌药同用，百合归心、肺经，安心益智，滋养阴津；乌药开郁散寒，舒畅经气，二药一静一动，润而不滞，共奏行气解郁、清热止痛之功。百合乌药散对于慢性萎缩性胃炎气郁阴伤，胃镜下黏膜变薄、皱襞细小，黏膜呈灰白色者用之最恰。

香橼

【药物归属】本品为芸香科植物枸橼或香橼的干燥成熟果实。

【性味归经】辛、苦、酸，温。归肝、脾、肺经。

【功效应用】

疏肝理气　本品辛能行散，苦能疏泄，入肝经，能疏肝理气而止痛。

治肝郁胸胁胀痛，可与柴胡、郁金、佛手等同用。

行气宽中 本品气香醒脾，辛行苦泄，入脾胃以行气宽中，用治脾胃气滞之脘腹胀痛。

化痰 本品苦燥降泄以化痰止咳，辛行入肺而理气宽胸，用于湿痰咳嗽、痰多胸闷等症。

【引经论据】

《本草拾遗》："去气，除心头痰水。"

《本草通玄》："理上焦之气，止呕逆，进食，健脾。"

《医林纂要》："治胃痛，宽中顺气，开郁。"

【现代研究】

化学成分 香橼果实含油0.3%~0.7%，果皮含油6.5%~9%，其成分为d-柠檬烯、柠檬醛、水芹烯和柠檬油素。种子含黄柏酮和黄柏内酯。

药理作用 本品有促进胃肠蠕动、健胃及祛痰作用，还有抗炎、抗病毒作用。

【评述】见"佛手"。

佛手

【药物归属】本品为芸香科植物佛手的干燥果实。

【性味归经】辛、苦、酸，温。归肝、脾、胃、肺经。

【功效应用】

疏肝理气 本品辛香行散，味苦疏泄，善于疏肝解郁、行气止痛，治肝郁气滞及肝胃不和之胸胁胀痛、脘腹痞满等。

和胃止痛 本品入脾胃经，能理气和中止痛，可用于脾胃气滞之脘腹胀痛，呕恶食少。

燥湿化痰 本品苦温燥湿而化痰，辛香又能行气，故善治湿痰咳嗽、痰多胸闷者。

【引经论据】

《滇南本草》："佛手，味甘、微辛，性温。入肝、胃二经，补肝暖胃，止呕吐，消胃家寒痰，治胃气疼，止面寒疼、和中、行气。"

【现代研究】

化学成分　佛手果皮含挥发油，其中主要为柠檬油素、柠檬烯、萜品油烯、β-月桂烯、β-蒎烯、邻-散花烃等。果实含香豆精类化合物，如佛手内酯、柠檬内酯，以及黄酮、多糖等。

药理作用　佛手醇提取物对肠道平滑肌有明显的抑制作用。另外，佛手有一定的平喘、祛痰作用。

【评述】佛手，味辛苦温，归肝、脾、肺、胃经，疏肝解郁，理气和中，理气快膈，尤善理肝胃气滞，且有燥湿化痰之功效，对于肝郁兼有脾虚湿盛者尤为适宜。香橼，味辛酸温，归肝、脾、肺、胃经，《本草从新》论其"平肝舒郁，理肺气"，善于宽中理气。二者相须为用，疏肝理气，宽中畅膈，对于肝气郁滞导致的胃脘胀满疼痛、呕逆嗳气疗效显著。

玫瑰花

【药物归属】本品为蔷薇科植物玫瑰的干燥花蕾。

【性味归经】甘、微苦，温。归肝、脾经。

【功效应用】

行气解郁　本品芳香行气，味苦疏泄，归肝、胃经，既能疏肝，又能宽中和胃，常用于肝胃不和之胸胁脘腹胀痛，呕恶食少。

和血　本品善于疏肝行气止痛，治肝郁气滞之月经不调，经前乳房胀痛。

止痛　本品味苦疏泄，性温通行，有活血止痛之功，可用治跌扑伤痛。

【引经论据】

《本草纲目拾遗》："气香性温，味甘微苦，入脾、肝经，和血行血，理气治风痹。"

【现代研究】

化学成分　本品含挥发油，主要为玫瑰油、香茅醇、牻牛儿醇、橙花醇、丁香油酚、苯乙醇。此外，尚含槲皮苷、鞣质、脂肪油、有机酸等。

药理作用　玫瑰油对大鼠有促进胆汁分泌作用。

【评述】玫瑰花味甘、微苦，性温，香气浓郁，清而不浊，和而不猛，柔肝醒脾，理气活血，宣通窒滞而绝无辛温刚燥之弊，对于胃脘隐痛、饥不欲食、口燥咽干、五心烦热、舌红少津的阴亏胃痛患者，在养阴润燥剂中佐入芳香疏气之玫瑰花，注重畅达气机，防阴柔之品滞气耗气。玫瑰花兼有养颜润肤的功效，脾胃病患者日久情志不佳，往往肝郁化火长痘生斑，此时，可用玫瑰花配白梅花作为代茶饮，具有祛痘、淡斑的美容效果。

川楝子

【药物归属】本品为楝科植物川楝树的干燥成熟果实。

【性味归经】苦，寒；有小毒。归肝、小肠、膀胱经。

【功效应用】

疏肝泄热，行气止痛　本品苦寒清泄，既能清肝火，又能行气止痛，为治肝郁气滞疼痛之良药，尤善治肝郁化火诸痛症。

杀虫　可与槟榔、使君子等驱虫药同用，治疗蛔虫等引起的腹痛。

【引经论据】

《神农本草经》："主温疾、伤寒太热烦狂，杀三虫疥疡，利小便水道。"

《珍珠囊》："主上下部腹痛，心暴痛。"

《医林纂要》："泻心火，坚肾水，清肺金，清肝火。核：怡疝，去癀冷。"

【现代研究】

化学成分　本品含川楝素、黄酮、多糖、脂肪油等。

药理作用　川楝子有松弛奥迪括约肌、收缩胆囊、促进胆汁排泄的作用；能兴奋肠管平滑肌，使其张力和收缩力增加。川楝素有驱虫作用，作用缓慢而持久，对猪蛔虫、蚯蚓、水蛭等有明显的杀灭作用。

【评述】《素问·痿论》云："肝气热，则胆泄口苦。"《灵枢·四时气》篇亦载："善呕，呕有苦……邪在胆，逆在胃，胆液泄则口苦，胃气逆则呕苦。"慢性胃炎、消化性溃疡、反流性食管炎患者临床常见呕吐酸腐、呃逆苦水等表现，治疗该证常以川楝子疏利肝胆、清降和胃，其味微酸、微苦，性寒。酸者入肝，苦者善降，能引肝胆之热下行自小便出，故治肝气横恣、胆火炽盛、致胁下掀疼，并治胃脘气郁作疼，以木能疏土也。

六、化湿药

广藿香

【药物归属】本品为唇形科植物广藿香的干燥地上部分。

【性味归经】辛，微温。归脾、胃、肺经。

【功效应用】

芳香化湿　本品为芳化湿浊的要药，对于脾湿内阻、运化失常所致的胸脘痞闷食少作呕、神疲体倦等症，每与苍术、厚朴等配伍。

健胃止呕　长于健胃止呕而又能化湿浊，用于湿浊中阻或胃寒等原因引起的呕吐证。

发表散邪　藿香叶能发散表邪、内化湿滞，故善治外感风寒、内伤湿滞之证。

【引经论据】

《名医别录》：“疗风水毒肿，去恶气，疗霍乱、心痛。”

《药品化义》：“藿香，其气芳香，善行胃气，以此调中，治呕吐霍乱，以此快气，除秽恶痞闷。且香能和合五脏，若脾胃不和，用之助胃而进饮食，有醒脾开胃之功。辛能通利九窍，若岚瘴时疫用之，不使外邪内侵，有主持正气之力。凡诸气药，独此体轻性温，大能卫气，专养肺胃。但叶属阳，为发生之物，其性锐而香散，不宜多服。”

《本草图经》：“治脾胃吐逆，为最要之药。”

【现代研究】

化学成分　含挥发油约1.5%，油中主要成分为广藿香醇，其他成分有苯甲醛、丁香油酚、桂皮醛等。另有多种其他倍半萜，如竹烯等。尚含生物碱类。

药理作用　挥发油能促进胃液分泌，增强消化力，对胃肠有解痉作用。有防腐和抗菌作用，此外，尚有收敛止泻、扩张微血管而略有发汗等作用。

【评述】见“佩兰”。

佩兰

【**药物归属**】本品为菊科植物佩兰的干燥地上部分。

【**性味归经**】辛，平。归脾、胃、肺经。

【**功效应用**】

芳香化湿　能芳香化湿浊而助脾胃运化，为治脾湿内阻、运化失常而致脘闷呕恶、口中甜腻、多涎口臭的要药。如用于湿温初起，须酌情配合清热除湿的黄芩、茵陈、大豆卷之类。

辛散表邪　鲜佩兰气味清香，长于辛散表邪、芳化湿浊，善治外感暑湿的恶寒发热、头胀胸闷等症。

【**引经论据**】

《神农本草经》："主利水道，杀蛊毒。"

《中药志》："发表祛湿，和中化浊。治伤暑头痛，无汗发热，胸闷腹满，口中甜腻，口臭。"

《现代实用中药》："为芳香性健胃、发汗、利尿药。"

【**现代研究**】

化学成分　全草含挥发油0.5%~2%，油中含聚伞花素（对异丙基甲苯）、乙酸橙花醇酯、叶含香豆精、邻香豆酸、麝香草氢醌；还含有三萜类化合物。

药理作用　佩兰挥发油及其有效单体对伞花烃灌胃具有明显祛痰作用。

【**评述**】《本草正义》言："藿香芳香而不嫌其猛烈，温煦而不偏于燥热，能祛除阴霾湿邪，而助脾胃正气，为湿困脾阳、倦怠无力、饮食不甘、舌苔浊垢者最捷之药""藿香虽不燥烈，然究是以气用事，惟舌有浊垢而漾漾欲泛者，最佳。若舌燥光滑，津液不布者，咸非所宜"。临证之时，对于患者湿邪偏重、舌苔黄厚腻者，应用藿香，每获良效。佩兰辛平，芳化之力较弱，但兼能醒脾开胃，增进食欲，口中甜腻之"脾瘅"证，非此不除，在脾胃病临床中，属湿热中阻者颇多，在清利湿热之品中佐以藿香、佩兰之辛香芳化，湿热浊邪消散快，症状改善明显，能明显缩短疗程，符合"湿为阴邪，非温不化"之古训。

苍术

【**药物归属**】本品为菊科多年生草本植物茅苍术或北苍术的干燥根茎。

【**性味归经**】辛、苦，温。归脾、胃、肝经。

【**功效应用**】

燥湿健脾　用于湿阻脾胃、食欲不振、脘闷呕恶、腹痛泄泻、舌苔白腻而浊最为适合，常与厚朴、陈皮等同用，如平胃散。

祛风除湿　宜用于湿邪偏重的痹证。亦可用于湿热痹痛，但须与清热燥湿药黄柏之类合用，如二妙散。

祛风散寒　本品辛香燥烈，能开肌腠而发汗，祛肌表之风寒表邪，又因其长于胜湿，故以风寒表证挟湿者最为适宜。

明目　用于夜盲症，眼目干涩。

【**引经论据**】

《本草纲目》："治湿痰留饮，或挟瘀血成窠囊，及脾湿下流，浊沥带下，滑泻肠风。"

《用药法象》："除湿、发汗、健胃、安脾、治痿要药。"

【**现代研究**】

化学成分　主要含挥发油，油中主含苍术醇（系 β-桉油醇和茅术醇的混合结晶物）。其他含少量苍术酮、维生素 A 样物质、维生素 B 及菊糖。

药理作用　对交感神经介质肾上腺素引起的肠肌松弛，苍术制剂能促进肾上腺抑制作用的振幅恢复。茅术醇有促进胃肠运动作用，对胃平滑肌也有微弱收缩作用。

【**评述**】见"厚朴"。

厚朴

【**药物归属**】本品为木兰科植物厚朴或凹叶厚朴的干燥干皮、根皮及枝皮。

【**性味归经**】苦、辛，温。归脾、胃、肺、大肠经。

【**功效应用**】

行气燥湿　本品能除胃肠滞气，燥湿运脾，适用于湿阻中焦、气滞不利所致的脘闷腹胀、腹痛，或呕逆等证。腹胀痛而便秘之属于实证者，常与枳实、大黄等配伍。

降逆平喘　对于宿有喘病，因外感风寒而发作者，可与桂枝、杏仁等配伍；对于痰湿内阻、胸闷咳喘者，可与苏子、半夏等同用。

【引经论据】

《神农本草经》："主中风、伤寒头痛、寒热惊悸、气血痹死肌，去三虫。"

《名医别录》："温中益气，消痰下气，疗霍乱及腹痛胀满，胃中冷逆，胸中呕不止，泄痢淋露，除惊，去留热，心烦满，厚肠胃。"

《药性论》："主疗积年冷气，腹内雷鸣虚吼，宿食不消，除痰饮，去结水，破宿血，消化水谷，止痛，大温胃气，呕吐酸水，主心腹满，满人虚而尿白。"

【现代研究】

化学成分　含挥发油约1%，油中主要含β-桉油醇和厚朴酚。此外，还含有少量的木兰箭毒碱、厚朴碱及鞣质等。

药理作用　厚朴碱、木兰箭毒碱能松弛横纹肌；对肠管，小剂量出现兴奋，大剂量则为抑制。厚朴酚对实验性胃溃疡有防治作用。

【评述】脾为太阴湿土，喜燥恶湿，居中州而主运化。湿为浊腻阴质，性善黏滞脾胃，困阻气机，从而导致慢性胃病。对于该类患者脘腹胀满、不思饮食、口淡无味、舌苔白厚黏腻之症状，常用苍术配厚朴，取平胃散之义。《本草逢源》谓："凡欲补脾，则用白术；凡欲运脾，则用苍术。"苍术辛香入脾，苦温燥湿，厚朴味苦而性辛燥，辛可以清痰，苦可以下气也，温可以燥湿，为行气化湿、消积除胀之良药。苍术、厚朴二药相合，同入脾经，芳化湿浊，辛苦行滞，使气行湿化，脾运有权，则气津输布，胃自安和。

七、止血药

炮姜

【药物归属】炮姜为姜科姜的干燥根茎的炮制加工品。

【性味归经】苦、涩，温。归脾、肝经。

【功效应用】

温经止血　主治脾胃虚寒、脾不统血的出血证。治疗虚寒性吐血、便血，常配合人参、黄芪、附子等同用。治疗冲任虚寒，崩漏下血，可与乌梅、棕榈同用。

温中止痛　本品适用于虚寒性腹痛、腹泻。治疗脾虚冷泻不止，可与厚朴、附子同用；治疗寒凝脘腹痛，常与高良姜配合应用；与当归、川芎、桃仁等同用可治疗产后血虚寒凝、小腹疼痛。

【引经论据】

《本草正》："阴盛格阳，火不归原，及阳虚不能摄血而为吐血、下血者，但宜炒熟留性用之，最为止血要药。"

《得配本草》："炮姜守而不走，燥脾胃之寒湿，除脐腹之寒痞，暖心气，温肝经，能去恶生新，使阳生阴长，故吐衄下血有阴无阳者宜之。"

【现代研究】

化学成分　含挥发油，多数为萜类化合物。另含姜酚类、多糖及无机元素。

药理作用　炮姜能显著缩短出血和凝血时间，有抗炎活性，对应激性及幽门结扎型胃溃疡、醋酸诱发的胃溃疡均有抑制作用。此外具有一定的抗肿瘤、抗氧化作用。

【评述】炮姜药性温和，入脾、肝经，具守而不走之特性，其作用可固守于中焦而不走窜，善暖脾胃，具温中止痛之功。对于因寒邪凝滞胃脘所致的慢性胃炎伴胃脘疼痛者尤为适宜。炮姜、生姜、干姜均有温中之功，且生姜尚有发汗解表、止呕之功效，如生姜泻心汤，但生姜温中作用不及炮姜和干姜。炮姜与干姜均属辛热之品，但炮姜经炮制之后，辛燥之性不剧烈。干姜尚有回阳通脉之功，如四逆散；而炮姜守而不走，对于胃寒疼痛伴有腹泻者较为适宜，故临床多选用炮姜，用量为6~9g。此外，对于胃痛属湿热者可小量应用本品，配伍于清热解毒药中，既无伤津、伤阴之弊，又能起到很好的温中止痛、止泻之效。

地榆

【药物归属】地榆为蔷薇科植物地榆或长叶地榆的干燥根。

【性味归经】苦、酸、涩，微寒。归肝、大肠经。

【功效应用】

凉血止血　地榆性下降，尤宜于下焦便血、痔血、崩漏下血。因热便血者常与生地、白芍、黄芩、槐花等同用。治疗痔疮出血鲜红者，常与槐角、防风、黄芩、枳壳等同用；治疗血热崩漏量多色红者，常与生地、黄芩、牡丹皮等同用。

解毒敛疮　本品可治疗水火烫伤，湿疹及皮肤溃烂，疮疡痈肿。

【引经论据】

《本草纲目》："地榆，除下焦热，治大小便血证。"

《本草求真》："地榆，诸书皆言因其苦寒，则能入于下焦血分除热，俾热悉从下解。又言性沉而涩，凡人症患吐衄崩中肠风血痢等症，得此则能涩血不解。按此不无两歧，讵知其热不除，则血不止，其热既清，则血自安，且其性主收敛，既能清降，又能收涩，则清不虑其过泄，涩亦不虑其或滞，实力解热止血药也。"

【现代研究】

化学成分　以鞣质及酚酸类、皂苷、黄酮和多糖为主，除此还有少量的有机酸、甾体及蒽醌类。

药理作用　地榆有抗炎、抗菌、抗肿瘤、抗过敏、止血及增强免疫等功效。地榆具有改变血液中各种血细胞含量的作用，并可修复受损的皮肤，对绿脓杆菌、金黄色葡萄球菌、表皮葡萄球菌、枯草杆菌、变形杆菌和甲型链球菌有抑制作用。

【评述】地榆苦寒入血分，且性味酸涩，具有凉血止血、解毒敛疮之功，可用于治疗消化性溃疡、炎症性肠病等疾病。该类疾病相当于中医内痈性疾病。正如《本草纲目》载地榆："止脓血、诸瘘、恶疮、热疮。"对于胃镜下见黏膜糜烂出血、胃溃疡、十二指肠溃疡者，常将本品与蒲公英配伍，以泄降滞气，收敛止血。若肠镜下见黏膜充血水肿，症见腹痛、腹泻，甚或伴有血便者，可与葛根、秦皮、木香等同用，以清下焦血分湿热。对于炎症性肠病伴脓血多于黏液者，可将本品由10g增至30g，以加强其止血之效。

八、活血化瘀药

王不留行

【药物归属】王不留行为石竹科植物麦蓝菜的干燥成熟种子。

【性味归经】苦，平。归肝、胃经。

【功效应用】

活血通经　常与当归、川芎、香附、红花等同用治疗血瘀经闭，痛经；治疗妇女难产，可配伍五灵脂、刘寄奴等药物。

下乳消痈　常与穿山甲同用治疗产后乳汁不下；若由产后气血亏虚所致乳少，可配伍黄芪、当归等；还可用于治疗乳痈肿痛，常配伍蒲公英、夏枯草、瓜蒌等。

利尿通淋　可与石韦、瞿麦、冬葵子配伍治疗多种淋证。

【引经论据】

《神农本草经》："主金疮，止血逐痛，出刺，除风痹内寒。"

《日华子本草》："治发背，游风，风疹，妇人血经不匀及难产。"

【现代研究】

化学成分　包含三萜皂苷、环肽、黄酮类、氨基酸及多糖等化学成分。

药理作用　可以促进动物的乳腺发育和泌乳能力，增加产奶量，改善乳中有效成分，防治乳房炎，还具有预防骨质疏松、抗炎镇痛、抑制新生血管、抗氧化、抗肿瘤、抗凝血等药理作用。

【评述】王不留行可通利血脉，走而不守，具有活血通经下乳作用。本品虽为妇科常用药物，但应用于脾胃疾病疗效亦佳。胃为多气多血之腑，疾病中、后期多以血瘀、血虚并见，常于组方时加入王不留行6~9g，并配伍山萸肉，以达活血不伤正、补血不留瘀之效。若刺痛明显，夜间加剧，舌暗或有瘀斑，可配伍丹参、赤芍；若气短乏力，消瘦症状明显，则加用黄精、当归。此外，本品也可用于治疗前列腺炎、甲状腺炎、胰腺炎等腺体类疾病，临证中常与鬼箭羽配伍应用，以增强活血散结之功。

莪术

【药物归属】 莪术为姜科植物蓬莪术、广西莪术或温郁金的干燥根茎。

【性味归经】 辛、苦，温。归肝、脾经。

【功效应用】

破血行气　本品治疗气滞血瘀、食积日久所致的癥瘕积聚、经闭腹痛时，常与三棱、当归、香附等同用；治疗胁下痞块，可配伍丹参、三棱、鳖甲、柴胡等；与当归、红花、牡丹皮相伍，可治疗血瘀经闭、痛经；治疗胸痹心痛，可配伍丹参、川芎；若治疗体虚瘀血不去，常配伍黄芪、党参同用。

消积止痛　常配伍青皮、槟榔治疗食积不化所致的脘腹胀痛；治疗脾虚所致的食积脘腹胀痛，常与党参、茯苓、白术同用。

【引经论据】

《日华子本草》："治一切血气，开胃消食，通月经，消瘀血，止扑损痛，下血及内损恶血等。"

【现代研究】

化学成分　莪术中含有两大类成分，即挥发油（1%~2.5%）和姜黄素类。油中含的成分有莪术呋喃酮、表莪术呋喃酮、莪术呋喃烃、莪术双酮、莪术醇、樟脑、龙脑等。

药理作用　姜黄素类物质有抗炎、抗肿瘤、降血脂、抗氧化、消除自由基等作用。此外，还有抗早孕、抗菌、保肝、抗银屑病等作用。

【评述】 莪术苦泄辛散温通，既入血分，又入气分，可破血行气散瘀，多用于治疗慢性萎缩性胃炎、不典型增生、肠上皮化生辨证属血瘀者。本品除活血化瘀作用外，尚有散结之功，故运用于糜烂性胃炎、胃息肉或胃镜下铺路石样改变者常收显效。对于伴有不思饮食者，常以莪术配伍太子参、白术以健脾消食化积。当临床中见气滞、血瘀所致的疼痛较重，且应用其他行气活血药效果欠佳时，常以莪术配伍三棱，二者相须，行滞气，破瘀血，功效倍增。应用之时亦要辨病辨证，按需使用，病程短、病情轻，体质弱者用6g；病程日久、程度较重、身体强壮者，可用至15g。

九、化痰止咳平喘药

半夏

【药物归属】半夏为天南星科植物半夏的块茎。

【性味归经】辛，温。有毒。归脾、胃、肺经。

【功效应用】

燥湿化痰　若治疗痰饮壅盛、胃不和卧不安者，常与秫米相伍应用；治疗痰湿壅滞的咳喘咳痰，常配伍陈皮、茯苓；配伍天麻、白术治疗湿痰上犯，头窍失养之头痛、眩晕。

降逆止呕　本品尤适宜治疗痰饮或胃寒所致的呕吐，常与生姜同用；治疗胃热呕吐可与黄连相伍；与石斛、麦冬合用治疗胃阴虚呕吐。

消痞散结　本品常与干姜、黄连、黄芩合用治疗痰热所致的心下痞满；治疗痰热结胸证常与瓜蒌、黄连相伍；也可与紫苏、厚朴、茯苓同用治疗梅核气。

消肿止痛　本品可与昆布、贝母等同用治疗瘿瘤痰核；还可用于治疗痈疽肿毒，毒蛇咬伤。

【引经论据】

《名医别录》："消心腹胸膈痰热满结，咳嗽上气，心下急痛坚痞，时气呕逆；消痈肿，堕胎，疗痿黄，悦泽面目。生令人吐，熟令人下。"

《药性论》："消痰涎，开胃健脾，止呕吐，去胸中痰满，下肺气，主咳结。新生者摩涂痈肿不消，能除瘤瘿。气虚而有痰气，加而用之。"

《医学启源》："治寒痰及形寒饮冷伤肺而咳，大和胃气，除胃寒，进饮食。治太阳痰厥头痛，非此不能除。《主治秘要》云，燥胃湿，化痰，益脾胃气，消肿散结，除胸中痰涎。"

【现代研究】

化学成分　半夏化学成分主要有生物碱类，刺激性成分主要为2，5-二羟基苯乙酸及其苷、L-脯氨酸-L-缬氨酸和原儿茶醛、3，4-二羟基苯甲酸及其苷，还含有挥发油类、有机酸类成分。

药理作用　半夏能抑制胃液分泌和胃蛋白酶活性，降低胃液总酸度和游离酸度，对急性黏膜损伤有保护和促进修复作用，对消炎痛型、幽门结扎型、慢性醋酸型溃疡有显著的防治作用。此外，还具有抗肿瘤、抗早孕、祛痰止咳、镇吐作用。

【评述】生半夏性温有毒，可引起失音、呕吐、腹泻等副作用，故临证时常选用无毒副作用之清半夏。清半夏辛燥之性不烈，药性轻灵，慢性胃炎伴有嗳气、呃逆、恶心、呕吐等症者，可于方中加入本品9g以降逆和胃。此外，临证中常将本品与茯苓、陈皮配伍应用，治疗脾虚湿盛所致胃脘痞满不适；若症见头晕头痛因痰浊上蒙所致者，则与天麻、白术相伍为用；症见痰气郁结之梅核气者，可与厚朴、紫苏梗同用；亦可与夏枯草配伍以交通阴阳，半夏得阴而生，夏枯草得阳而长。

胆南星

【药物归属】本品为制天南星的细粉与牛、羊或猪胆汁经加工而成，或为生天南星细粉与牛、羊或猪胆汁经发酵加工而成。

【性味归经】苦、微辛，凉。归肺、肝、脾经。

【功效应用】

清热化痰　用于治疗热痰咳嗽、咳痰黄稠，常配伍黄芩等药同用。

息风定惊　可用于治疗中风痰迷，癫狂惊痫。

【引经论据】

《开宝本草》："主中风，除痰，麻痹，下气，破坚积，消痈肿，利胸膈，散血堕胎。"

【现代研究】

化学成分　3-异丙基吡咯并（1,2a）哌嗪-2,5-二酮即是L-脯氨酰-L-缬氨酸酐，3,6-二异丙基-2,5-哌嗪二酮即是L-缬氨酰-L-缬氨酸酐，3-异丙基-6-叔丁基-2,5-哌嗪二酮，3-异丙基-6-甲基-2,5-哌嗪二酮等成分。

药理作用　胆南星具有抗惊厥、镇痛、镇静、祛痰作用。

【评述】胆南星由天南星加入猪胆汁加工而成，性寒之胆汁去天南星辛温燥热之性，留有清热化痰之功，且加工后其毒性明显减低。胆南星属温化寒痰药，常用于治疗痰火喘咳、头风眩晕。此外，其对于恶性肿瘤所致的疼痛有一定止痛作用，临床遇慢性胃炎、胆囊炎等所致胃脘及胁肋部疼痛辨证属痰浊壅盛者，常加用此药。止痛药物种类繁多，亦需辨证选用，如敛阴止痛用白芍，行气止痛选川芎，祛瘀止痛择丹参等。胆南星虽经炮制毒性减轻，但由于个体存在差异，有可能会产生肝毒性，使用时要中病即止，并嘱患者定期复查肝功能。

浙贝母

【**药物归属**】本品为百合科植物浙贝母的干燥鳞茎。

【**性味归经**】苦，寒。归肺、心经。

【**功效应用**】

清热化痰止咳　治疗风热咳嗽可与桑叶、牛蒡子同用；治疗痰热咳嗽则配伍瓜蒌、知母。

解毒散结消痈　可配伍玄参、牡蛎治疗痰火瘰疬结核；治疗瘿瘤常与海藻、昆布同用；配伍连翘、蒲公英治疗疮毒乳痈；治疗肺痈咳吐脓血，常配伍鱼腥草、芦根、桃仁等。

【**引经论据**】

《本草正》："大治肺痈肺萎，咳喘，吐血，衄血，最降痰气，善开郁结，止疼痛，消胀满，清肝火，明耳目，除时气烦热，黄疸淋闭，便血溺血；解热毒，杀诸虫及疗喉痹，瘰疬，乳痈发背，一切痈疡肿毒，湿热恶疮，痔漏，金疮出血，火疮疼痛，较之川贝母，清降之功，不啻数倍。"

【**现代研究**】

化学成分　浙贝母中含有生物碱、多糖和总皂苷等有效成分，其中生物碱包含贝母甲素、贝母乙素等；皂苷包括贝母碱苷、西贝素苷。

药理作用　浙贝母具有明显的镇咳、祛痰、抗炎、镇痛、抗菌、抗溃疡、止泻作用。

【**评述**】浙贝母味苦，性寒，具清解热毒之功，浙贝母对于慢性胃炎及胃食管反流病出现反酸、烧心的症状有明显的治疗效果，常于方中加入本品15g，以达抑酸之功。若反酸明显者，用量可加至30g，并配伍煅瓦楞子以增其效。对于反酸、烧心伴有疼痛者，常以浙贝母配伍乌药，二者相合，酸可制，痛可止。此外，浙贝母性偏于泄，其散结之功可用于胃肠道内隆起及息肉的治疗；另可清热化痰，降泄肺气，对于反酸烧心或胃息肉伴有咳嗽咳痰者，可显一药多用之效。

瓦楞子

【药物归属】本品为蚶科动物毛蚶、泥蚶或魁蚶的贝壳。

【性味归经】咸，平。归肺、胃、肝经。

【功效应用】

　　制酸止痛　本品可单用或与甘草配伍治疗肝胃不和所致的胃痛吐酸。

　　消痰软坚　常与海藻、昆布配伍应用治疗瘰疬、瘿瘤。

　　化瘀散结　本品既可单用也可与三棱、莪术、醋鳖甲配伍应用治疗气滞血瘀及痰积所致的癥瘕痞块。

【引经论据】

　　《医林纂要》："去一切痰积，血积，气块，破癥瘕，攻瘰疬。"

　　《本经逢原》："（魁蛤壳）与鳖甲、䗪虫，同为消疟母之味，独用醋丸，则消胃脘痰积。"

【现代研究】

　　化学成分　主含碳酸钙，并含有磷酸钙、硅酸盐、磷酸盐及少量铁、镁、硅酸盐、磷酸盐等。

　　药理作用　碳酸钙能中和胃酸，减轻胃溃疡之疼痛，治疗胃及十二指肠溃疡。本品有抑制幽门螺杆菌的作用。

【评述】瓦楞子味咸，入胃经，擅入血分而软坚，具有化坚痰、消瘀血之功，属散结之品，临证中常用此药治疗胃息肉、隆起，效果显著。胃息肉、隆起等乃因胃气壅滞、血行不畅、气结血瘀、气血壅结所致，故治疗需化瘀散结。气结得散，血结得行，则息肉、隆起可消。此外，瓦楞子煅用具有较好的制酸之功，其亦入肝经，对于肝胃不和所致的泛吐酸水及胃食管反流病所致烧心反酸尤为适宜。无论治疗胃息肉或泛吐酸水，常将本品与海螵蛸配伍应用，二者相须，可增强制酸止痛之功。

苦杏仁

【**药物归属**】本品为蔷薇科植物山杏（苦杏）、西伯利亚杏（山杏）、东北杏或杏的干燥成熟种子。

【**性味归经**】苦，微温。有小毒。归肺、大肠经。

【**功效应用**】

降气止咳平喘　治疗风寒咳喘常配伍麻黄、甘草等药；治风热咳嗽则与桑叶、菊花相伍；治疗燥热咳嗽配伍桑叶、浙贝母、北沙参；若治疗肺热咳喘，常与石膏同用。

润肠通便　常与柏子仁、火麻仁同用治疗肠燥便秘。

【**引经论据**】

《滇南本草》："止咳嗽，消痰润肺，润肠胃，消面粉积，下气。治疳虫。"

《药性论》："治腹痹不通，发汗，主温病。治心下急满痛，除心腹烦闷，疗肺气咳嗽，上气喘促。入天门冬煎，润心肺。可和酪作汤，益润声气。宿即动冷气。"

《主治秘诀》："润肺气，消食，升滞气。"

【**现代研究**】

化学成分　含苦杏仁苷、脂肪油、苦杏仁酶、苦杏仁苷酶、樱叶酶、雌酮、α-雌二醇、链甾醇等。

药理作用　苦杏仁中含有苦杏仁苷，苦杏仁苷在体内能被肠道微生物酶或苦杏仁本身所含的苦杏仁酶水解，产生微量的氢氰酸与苯甲醛，对呼吸中枢有抑制作用，达到镇咳、平喘作用。杏仁富含脂肪油，能提高肠内容物对黏膜的润滑作用。此外，还有一定的抗炎、抗肿瘤、镇痛、增强机体免疫力、抗消化性溃疡等作用。

【**评述**】杏仁质润多脂，有润肠通便之功，用于治疗肠燥便秘，与瓜蒌仁、火麻仁等润肠药配伍，效果更佳。临床中不同证型的便秘均可应用本品，如与大黄、枳实同用可治疗实证便秘属胃肠积热者；治疗血虚便秘则与当归、生地配伍；阴虚便秘者则与生地、玄参、麦冬同用。此外，在临证中应用杏仁时喜与桃仁相须，二者均有止咳平喘、通降肺气之功，尤其适用于感染后咳嗽伴便秘者，其肃降肺气之功既能止咳，又有助于肠腑之气通降，止咳而不滞气，肺气降，腑气通，糟粕得以下行。值得注意的是本品有小毒，内服不宜过量，6~9g为宜。

紫菀

【药物归属】本品为菊科植物紫菀的干燥根及根茎。

【性味归经】苦、辛、甘，微温。归肺经。

【功效应用】

润肺化痰止咳　治疗风寒咳嗽、咯痰不爽者，常配伍荆芥、桔梗、百部等；治疗阴虚劳嗽、痰中带血者，常与川贝母、阿胶同用。

【引经论据】

《神农本草经》："主咳逆上气，胸中寒热结气，去蛊毒、痿蹷，安五藏。"

《药性论》："补虚下气，治胸胁逆气，劳气虚热。"

【现代研究】

化学成分　主要含萜类成分，如紫菀酮、表紫菀酮、表木栓醇；黄酮类成分，如槲皮素、山奈酚等；香豆素类成分：东莨菪碱等；蒽醌类成分：大黄素等；还含甾醇、肽等。

药理作用　紫菀及其多种成分均有祛痰及镇咳作用；紫菀对大肠埃希菌、痢疾杆菌（宋内氏）、变形杆菌、伤寒杆菌、副伤寒杆菌、绿脓杆菌及霍乱弧菌等有一定的抑制作用。从紫菀中分离出的表无羁萜醇对艾氏腹水癌有一定抗癌作用。

【评述】紫菀常用于治疗胃脘胀满不适兼咳嗽者，胃病患者多病程较长，并非一二日即可治愈，且胃病三分治，七分养，故在其治疗期间常有不慎感受外邪，而发生感冒、咳嗽。止咳药多辛温性燥或苦寒辛散，多用于实证咳喘，而胃病患者多有正气虚损，且胃有喜润恶燥之特性，滥用止咳之品恐伤及脾胃而加重病情。此时常选用味甘滋润之紫菀，其质润而不燥，性温而不热，长于润肺下气，无论虚实寒热均可用之。此外，大剂量应用紫菀可用于治疗便秘，临证中常用到20~30g，取其宣肺利气之功，肺与大肠相表里，肺气宣发有助于腑气通降，起到提壶揭盖的作用，使肠腑传导顺畅。

十、安神药

酸枣仁

【药物归属】 本品为鼠李科植物酸枣的干燥成熟种子。

【性味归经】 甘、酸，平。归心、肝、胆经。

【功效应用】

养心补肝，宁心安神　可用于治疗心肝阴血亏虚所致的心悸怔忡、健忘、失眠多梦、眩晕等症，常与当归、白芍、何首乌、龙眼肉同用；若用于治疗肝虚有热所致的心烦不寐，则与知母、茯苓、川芎同用；若失眠由心脾气血亏虚所致，则配伍黄芪、当归、党参等；若治疗心肾不交所致心悸失眠、健忘者，则与麦冬、生地、远志同用。

敛汗　常与五味子、山茱萸、黄芪同用治疗自汗、盗汗。

生津　可用于治疗津伤口渴，常与生地、麦冬、天花粉同用。

【引经论据】

《名医别录》："主烦心不得眠，脐上下痛，血转久泄，虚汗烦渴，补中，益肝气，坚筋骨，助阴气，令人肥健。"

《本草汇言》："敛气安神，荣筋养髓，和胃运脾。"

【现代研究】

化学成分　主含三萜皂苷类，如羽扁豆烷型三萜类化合物、达玛烷型三萜皂苷类化合物；并含黄酮类、生物碱类、脂肪类化合物；另含阿魏酸、氨基酸、挥发油、多糖、维生素等成分。

药理作用　酸枣仁有镇静催眠、抗焦虑、抗抑郁、抗炎、抗惊厥、保护心肌细胞、抗心律失常、改善血液流变学、抑制动脉粥样硬化和降低血压等现代药理学作用。

【评述】 酸枣仁为治疗失眠常用药，前人有"熟用治不眠，生用治好眠"之说。但临床多炒用，因其炒后质脆易碎，更易于煎出有效成分。酸枣仁味甘，入心、肝经，除借其养心阴之功治疗失眠外，更偏于用其益肝血作用，对于失眠伴心肝血虚者疗效显著。论安神药，重镇安神之朱砂、磁石等似乎疗效更佳，但胃病患者脾胃本已受损，恐服用质重沉降之品损伤脾胃，加重病情。故胃病伴有失眠的患者，常选用甘润滋养之酸枣仁，既具有良好的安神作用，又无伤胃之弊。对于素体虚弱者，稍有夜寐不安即可加用本品以养肝血、安心神，常与茯苓、川芎、知母等同用，取"酸枣仁汤"之意。

合欢皮

【药物归属】本品为豆科植物合欢或山合欢的干燥树皮。

【性味归经】甘，平。归心、肝、肺经，

【功效应用】

解郁安神　可用于治疗情志不遂所致的烦躁失眠，心神不宁，多与柏子仁、酸枣仁、郁金等药同用。

活血消肿　可治疗肺痈、胸痛、咳吐脓血，常与鱼腥草、桃仁、芦根等药同用；与蒲公英、紫花地丁、连翘等同用可治疗疮痈肿毒；还可用于治疗跌打骨折、血瘀肿痛之症，常与桃仁、红花、乳香、没药同用。

【引经论据】

《神农本草经》："合欢，味甘平。主安五脏，利心志，令人欢乐无忧……生山谷。"

【现代研究】

化学成分　主要含三萜皂苷化合物、黄酮、木脂素、生物碱、鞣质及多糖等成分。

药理作用　合欢皮有镇静安神、抗生育、抗肿瘤、增强免疫等作用。合欢催产素有收缩子宫的作用。临床还用于治疗细菌性肝脓肿。

【评述】合欢皮为悦心安神要药，入心、肝二经，具有疏肝解郁之功，对于肝郁所致的心悸不寐尤为适宜。迫于生活压力、情绪紧张、忧思气结等，有更多的胃病患者伴有不易入睡、睡后易醒、夜梦多等夜寐差的表现。合欢皮性平，具调和心脾之功，心为一身之主，脾为气血生化之源，二脏调和，则五脏自安，精神自畅，临证中常与柏子仁、白芍、郁金等药配伍治疗虚烦失眠，无论青年、壮年、老年均可应用。此外，对于失眠较重患者，可与合欢皮、合欢花相须为用，以增强解郁安神之功。

灵芝

【药物归属】本品为多孔菌科真菌灵芝或紫芝的干燥子实体。

【性味归经】甘，平。归心、肺、肝、肾经。

【功效应用】

补气安神　可用于治疗气血不足、心神失养所致的心神不宁、失眠多梦、心悸神疲等症，可与当归、白芍、酸枣仁、柏子仁等同用。

止咳平喘　可用于治疗痰湿或虚寒所致的咳喘痰多症，常与党参、五味子、干姜、半夏等同用。

补养气血　常与山茱萸、人参、地黄同用治疗虚劳短气、手足逆冷，或烦躁口干等症。

【引经论据】

《本草纲目》："灵芝，无毒，主治胸中结，益心气，补中，增智慧。"

【现代研究】

化学成分　主含氨基酸、多肽、蛋白质、真菌溶菌酶，以及糖类（还原糖和多糖）、麦角甾醇、三萜类、香豆精苷、挥发油、硬脂酸、苯甲酸、生物碱、维生素B_2及维生素C等。

药理作用　具有免疫调节、抗病毒、抗肿瘤、降血脂、保护心脏、抗炎、抗骨质疏松、保肝、镇痛等药理作用。

【评述】灵芝味甘性平，具有补养气血之功，常用于肿瘤术后及放化疗后正气虚损的患者，因其性平而不燥热，补益而不滋腻，较体虚之人更为适宜。此类患者脾胃虚弱，生化乏源则体弱，治当补益，但不可急于求成而应用人参、鹿茸等大补之品。因其辛热滋腻，用之非但不见扶正之效，反致机体更虚，甚则虚火内灼，耗伤津液。盖其虚不受补，忌大补，应徐徐图之，故选用灵芝。同时，本品尚有安神之功，可益心气、安心神，可与酸枣仁、合欢皮等同用治疗失眠。此外，对于年老患者，可每日少量服用本品，起到滋补强壮的作用。

十一、平肝息风药

石决明

【药物归属】本品为鲍科动物杂色鲍、皱纹盘鲍、羊鲍等的贝壳。

【性味归经】咸，寒。归肝经。

【功效应用】

平肝潜阳 石决明咸寒清热，质重潜阳，专入肝经，而有平肝阳、清肝热之功。治肝肾阴虚、阴不制阳而致肝阳亢盛之头痛眩晕，常配伍珍珠母、牡蛎等平抑肝阳药；治肝阳上亢兼肝火亢盛之头晕头痛、烦躁易怒者，可与羚羊角、夏枯草、白芍等清热、平肝药同用，如羚羊角汤。

清肝明目 本品长于清肝火、益肝阴，有明目退翳之功，凡目赤肿痛、翳膜遮睛、视物昏花、青盲雀目等目疾，不论虚实，均可应用。治肝火上炎，目赤肿痛，可与黄连、龙胆草、夜明砂等同用，如黄连羊肝丸；治肝虚血少、目涩昏暗、雀盲眼花者，每与熟地黄、枸杞子、菟丝子等养肝明目药配伍。

【引经论据】

《名医别录》："味咸，平，无毒。主治目障翳痛，青盲。"

《本草备要》："泻风热，明目。咸，平。除肺肝风热，除青盲内障，水飞点目外障。亦治骨蒸劳热，通五淋（能清肺肝故也，古方多用治疡疽），解酒酸（为末，投热酒中即解）。"

《本草分经》："咸，凉。除肺肝风热，治骨蒸，疗疡疽，明目通淋。"

【现代研究】

化学成分 鲍壳主要成分为碳酸钙90%，少量有机质，并含镁、铁、硅酸盐、磷酸盐、氯化物和极微量碘。

药理作用 本品有镇静、解痉、降血压、止痛、止血、解热、消炎、抗菌、抗凝、保肝、降脂等作用。九孔鲍提取液对金黄色葡萄球菌、大肠埃希菌、绿脓杆菌等有抑菌作用，对实验性四氯化碳肝损伤有保护作用，其酸性提取液对家兔体内外凝血实验表明，有显著的抗凝作用。此外，所含大量钙盐能中和胃酸。

【评述】石决明咸寒质重，入肝经，为凉肝镇肝之要药，善治肝阳上亢、肝火亢盛或肝肾阴虚、阴不制阳之头晕头痛、烦躁易怒。肝开窍于目，石决明又长于清肝而明目，为治目疾之常用药。石决明、珍珠母、牡蛎都为贝壳类药物，虽咸寒质重，但相对于矿石类中药，性较平和，用于肝肾阴虚、阴不制阳而致肝阳上亢之头痛眩晕，常配伍应用，并能收到良好的疗效。但如赭石、龙骨、寒水石等，都属于矿石类中药，性寒质重，易伤胃气，临床上不在必须应用的时候不轻易用，必须掌握严格的适应证。

牡蛎

【药物归属】本品为牡蛎科动物长牡蛎、大连湾牡蛎或近江牡蛎的贝壳。

【性味归经】咸，微寒。归肝、胆、肾经。

【功效应用】

潜阳补阴　本品咸寒质重，入肝经，有与石决明类似的平肝潜阳之功，并能益阴，多用治水不涵木、阴虚阳亢、眩晕耳鸣之症，常与龟甲、龙骨、白芍等同用，如镇肝息风汤；疗热病日久、灼烁真阴、虚风内动、四肢抽搐之症，则与龟甲、鳖甲、生地黄等同用，以滋阴息风止痉，如大定风珠。

重镇安神　本品质重能镇，有重镇安神之功，用治心神不安、惊悸怔忡、失眠多梦等症，常与龙骨相须为用，如桂枝甘草龙骨牡蛎汤（《伤寒论》），亦可配伍朱砂、琥珀、酸枣仁等安神之品。

软坚散结　本品味咸，能软坚散结，治疗痰火郁结之痰核、瘰疬、瘿瘤等，常与浙贝母、玄参等配伍，如消瘰丸；用治血瘀气滞之癥瘕痞块，常与鳖甲、丹参、莪术等药同用。

收敛固涩　本品煅后有与煅龙骨相似的收敛固涩作用，可用于多种滑脱不禁之证。治疗自汗、盗汗，常与麻黄根、浮小麦等同用，如牡蛎散；治疗肾虚遗精、滑精，常与沙苑子、龙骨、芡实等配伍，如金锁固精丸；治疗尿频、遗尿，可与桑螵蛸、金樱子、龙骨等同用。

制酸止痛　煅牡蛎有制酸止痛作用，用治胃痛反酸，可与海螵蛸、瓦楞子等同用。

【引经论据】

《名医别录》："除留热在关节荣卫，虚热去来不定，烦满，止汗，心痛气结，止渴，除老血，涩大小肠，止大小便，治泄精、喉痹、咳嗽、心胁下痞热。"

《本草纲目》："化痰软坚，清热除湿，止心脾气痛，痢下，赤白浊，消疝瘕积块，瘿疾结核。"

《医学衷中参西录》："止呃逆。"

《现代实用中药》："为制酸剂，有和胃镇痛作用，治胃酸过多，身体虚弱，盗汗及心悸动惕、肉瞤等。"

【现代研究】

化学成分　主含碳酸钙、磷酸钙及硫酸钙，还含铜、铁、锌、锰等微量元素及多种氨基酸。

药理作用　现代药理研究显示，牡蛎含天然活性肽（BPO）能有效抑制胃癌BGC-823细胞增殖活动，出现亚1G期细胞，细胞进入凋亡现象，表明其具有显著的诱导凋亡作用。本品还有镇静、抗惊厥、抗癫痫、镇痛、抗肝损伤、增强免疫、抗肿瘤、抗氧化、抗衰老、抗胃溃疡等作用。牡蛎多糖具有降血脂、抗凝血、抗血栓等作用。

【评述】牡蛎性寒质重，而有重镇安神、益阴潜阳之功，用于阴虚阳亢所致的心神不安、惊悸怔忡、失眠多梦之症。又可敛阴止汗，与黄芪、小麦、麻黄根配伍组成牡蛎散，可治心阳不潜、卫外不固所致的自汗盗汗症。牡蛎味咸，又有软坚散结之功，可用于治疗胃息肉、胃内隆起性病变及胃癌前病变等，这些病变多由气滞血瘀、瘀血阻滞脉络而生，属于中医"癥瘕"的范畴，应活血化瘀，软坚散结，常配伍当归、川芎、莪术等活血化瘀散结药。此外，生牡蛎咸涩微寒，具有收敛制酸止痛的作用，"夫酸者肝之味也，由火盛制金，不能平木，则肝木自甚，故为酸也"。此时，牡蛎常和白芍相配，白芍酸甘敛阴，养肝柔肝，生牡蛎咸涩微寒，两者相合，调肝泄热，对于肝郁气滞络瘀导致的反酸、烧心均有较好疗效。

僵蚕

【药物归属】本品为蚕蛾科昆虫家蚕4-5龄的幼虫感染白僵菌而致死的干燥体。

【性味归经】咸，辛、平。归肝、肺、胃经。

【功效应用】

息风止痉　本品咸辛平，入肝、肺二经，既能息风止痉，又能化痰定惊，故对惊风、癫痫挟有痰热者尤为适宜。治疗小儿痰热急惊风，常与全蝎、牛黄、胆南星等清热化痰、息风止痉等药配伍，如千金散。

祛风止痛　本品味辛行散，有祛风化痰通络之效，用于风中经络、口眼歪斜、痉挛抽搐之症，常与全蝎、白附子等同用，如牵正散；本品辛散，入肝、肺二经，能祛外风、散风热而止头痛、目赤肿痛等。

化痰散结　本品味辛能散，咸能软坚，具有化痰软坚散结之功，可用治痰核瘰疬之症，多与浙贝母、夏枯草、连翘等清热、化痰、散结药同用。

【引经论据】

《神农本草经》："主小儿惊痫、夜啼，去三虫，灭黑默，令人面色好，男子阴疡病。"

《本草纲目》："散风痰结核，瘰疬，头风，风虫牙痛，皮肤风疮，丹毒作痒……一切金疮，疔肿风痔。"

【现代研究】

化学成分　主含蛋白质和脂肪，脂肪成分主要有棕榈酸、油酸、亚油酸、少量硬脂酸等。尚含多种氨基酸以及铁、锌、铜、锰、铬等多种微量元素。僵蚕体表的白粉中含草酸铵。

药理作用　本品有镇静、催眠、抗惊厥、抗凝血、抗肿瘤、降血糖等作用，对金黄色葡萄球菌、大肠埃希菌、绿脓杆菌等有轻度抑制作用。

【评述】僵蚕为虫类药，其味辛"能行、能散"，具有发散、行气、行血的作用，走窜性强，具有搜风剔络之功效，其用有三。一是搜除外邪。僵蚕味辛，可疏散风热，慢性萎缩性胃炎患者病程长，体质较弱，逢天气变化或冷暖不适时易感受外邪而致肺气郁闭失宣，见此证者，在前方基础上加用僵蚕、荆芥、桑叶等清宣肺气之药，轻开肺气，搜除外邪，所谓"风能胜湿升能降"，肺气宣发则胃气和降，诸症俱除。二是可入络入血。僵蚕味辛咸，不仅能散，还可入血，叶氏强调"久病入络、久痛入络"，慢性萎缩性胃炎病久并伴胃痛及手足麻木者，一般活血化瘀、通络之品难以奏效，非虫类蠕动搜剔之品则难以松动络中结滞。三是软坚散结。僵蚕味辛能散，咸能软坚。慢性萎缩性胃炎基础上伴发的肠上皮化生和异性增生称为胃癌前病变，常伴有黏膜颗粒状或结节，病程较长，久病入络，热毒内蕴、瘀血阻络是本病发病和病机演变关键，另外，胃息肉亦是由于气滞、血瘀、痰浊相互搏结，结聚于胃而形成，故均可用僵蚕软坚散结，味辛能散，并常配伍解毒活血之品，如藤梨根、蒲公英、当归、赤芍等。《重楼玉钥·喉科总论》云："咽者，咽也。主通利水谷，为胃之系，乃胃气之通道也"。咽与胃生理病理密切相关，胃病患者常伴咽部不适，此时常用僵蚕配伍蝉蜕，取升降散之意。僵蚕味辛苦，气薄，喜燥恶湿，轻浮而升阳中之阳，能胜风除湿，清热解郁，引清气上朝于口，散逆浊结滞之痰；蝉蜕气寒，味甘，为清虚之品，能祛风而胜湿，涤热而解毒。两者相配，助气机通降，可用于咽部堵闷、吞吐不得，亦用于咳嗽，尤其是长期慢性咳嗽，属变异性咳嗽者佳。

全蝎

【药物归属】本品为钳蝎科动物东亚钳蝎的干燥体。

【性味归经】辛，平。有毒，归肝经。

【功效应用】

息风镇痉　本品专入肝经，性善走窜，既平息肝风，又搜风通络，有良好的息风止痉之功，用治各种原因之惊风、痉挛抽搐，常与蜈蚣同用，即止痉散。

通络止痛　本品为虫类药，善于搜风，通络止痛，对风寒湿痹日久不愈，筋脉拘挛，甚则关节变形之顽痹，常配伍川乌、蕲蛇、没药等祛风通络、活血舒筋之品。

攻毒散结　本品味辛有毒，能以毒攻毒，解毒而散结消肿，治疗诸疮肿毒，可用全蝎、栀子各7个，麻油煎黑去渣，入黄蜡为膏，外敷。

【引经论据】

《开宝本草》："疗诸风瘾疹及中风半身不遂，口眼歪斜，语涩，手足抽掣。"

《本草从新》："治诸风掉眩，惊痫抽掣，口眼歪斜……厥阴风木之病。"

【现代研究】

化学成分　主含蝎毒，两种类似蛇毒神经毒的蛋白质，并含三甲胺、甜菜碱、牛磺酸、棕榈酸、软硬脂酸、胆甾醇、卵磷脂及铵盐等，以及钠、钾、钙、镁、铁、铜、锌、锰等微量元素。现研究最多的有镇痛活性最强的蝎毒素、抗癫缩肽（AEP）等。

药理作用　本品对士的宁、烟碱、戊四氮等引起的惊厥有对抗作用；东亚钳蝎毒和从粗毒中纯化得到的抗癫痫肽（AEP）有明显的抗癫痫作用；蝎身及蝎尾制剂对动物躯体痛或内脏痛均有镇痛作用，蝎尾镇痛作用比蝎身强约5倍；全蝎提取液有抑制动物血栓形成和抗凝作用；其水、醇提取物分别对人体肝癌和结肠癌细胞有抑制作用，此外还有降压、抑菌等作用。

【评述】见"蜈蚣"。

蜈蚣

【药物归属】本品为蜈蚣科动物少棘巨蜈蚣的干燥体。

【性味归经】辛，温。有毒。归肝经。

【功效应用】

息风镇痉　本品性温，性善走窜，通达内外，有比全蝎更强的息风止痉及搜风通络作用，二者常相须为用，治疗多种原因引起的痉挛抽搐，如止痉散。

通络止痛　本品有与全蝎相似的搜风、通络止痛作用，常与独活、威灵仙、川乌等祛风除湿、通络止痛药同用，治疗顽痹疼痛。

攻毒散结　本品有毒，能以毒攻毒，味辛又能散结，同雄黄、猪胆汁配伍制膏，外敷恶疮肿毒，效果颇佳，如不二散。

【引经论据】

《本草经集注》："啖诸蛇、虫、鱼毒，杀鬼物老精温疟，去三虫。"

《名医别录》："疗心腹寒热结聚，堕胎，去恶血。"

《本草纲目》："治小儿惊痫风搐，脐风口噤，丹毒秃疮瘰疬，便毒痔漏，蛇瘕、蛇瘴、蛇伤。"

【现代研究】

化学成分　主含两种类似蜂毒的成分，即组织胺样物质和溶血性蛋白质。还含有脂肪油、胆甾醇、蚁酸及组氨酸、精氨酸、亮氨酸等多种氨基酸，以及糖类、蛋白质及铁锌锰钙镁等多种微量元素。

药理作用　本品水提取液有中枢抑制、抗惊厥和镇痛作用；对士的宁引起的惊厥有明显的对抗作用；对结核杆菌及多种皮肤真菌有不同程度的抑制作用；能改善小鼠的微循环，延长凝血时间，降低血黏度，并有明显的镇痛、抗炎作用；有溶血和组织胺样作用。

【评述】全蝎、蜈蚣均辛散有毒，均有较强的息风止痉、通络止痛、攻毒散结之功效，通达走窜的能力猛烈，能疏达人体血脉。循证医学对胃癌前病变中医辨证分型进行研究，发现血瘀证是贯穿于胃癌前病变发展过程中的重要因素，其中肠化和异型增生都以血瘀型较多，胃癌前病变及胃镜下表现为散在的不规则颗粒或结节，中医的病机多为血瘀络阻，此时在应用一些活血散结之品，如丹参、赤芍、三棱、莪术等，效果不佳时，在患者正气尚可的情况下，可以选用全蝎、蜈蚣相须为用以增强疗效。两者相较，全蝎的毒性小于蜈蚣，但在应用这类药时，要注意以下几点：一是要注意量的把握，用量不宜大，全蝎通常不超过6g，蜈蚣不超过2条。二是要注意配伍，可配伍一些益气健脾等甘缓之品以减轻其毒性。三是应用的时间即服用的总疗程不宜过长，中病即止。四是定期复查肝功能，以防发生肝损伤。蜈蚣在《神农本草经》中列为下品，《素问·五常政大论》曰："大毒治病，十去其六；常毒治病，十去其七；小毒治病，十去其八；无毒治病，十去其九"，告诫我们临床应用性味偏盛之药时，要本着中病即止的原则。

十二、开窍药

石菖蒲

【药物归属】本品为天南星科植物石菖蒲的干燥根茎。

【性味归经】辛、苦，温。归心、胃经。

【功效应用】

开窍豁痰　本品辛开苦燥温通，芳香走窜，具有开窍醒神、化湿、豁痰、辟秽之功。善治痰湿秽浊之邪蒙蔽清窍所致的神志昏乱。

醒神益智　本品入心经，开心窍，具有醒神益智、聪耳明目之功。治健忘证，常与人参、茯苓等配伍，如不忘散、开心散；治劳心过度、心神失养所致的失眠、多梦、心悸怔忡，常与人参、白术、龙眼肉等配伍，如安神定制丸。

化湿开胃　本品气味芳香，具有化湿醒脾开胃之功。用治湿浊中阻、脘痞不饥，常与砂仁、苍术、厚朴等配伍；若治湿热蕴伏之身热吐利、胸脘痞闷、舌苔黄腻者，可与黄连、厚朴等配伍，如连朴饮。

【引经论据】

《神农本草经》："主风寒湿痹，咳逆上气，开心孔，补五脏，通九窍，明耳目，出音声。久服轻身，不忘不迷或延年。"

《本草纲目》："治中恶卒死，客忤癫痫，下血崩中，安胎漏，散痈肿。"

《本草从新》："辛苦而温，芳香而散，开心孔，利九窍，明耳目，发音声，去湿除风，逐痰消积，开胃宽中，疗噤口毒痢。"

【现代研究】

化学成分　主要含挥发油，如 α，β 及 γ-细辛醚、欧细辛醚、顺式甲基异丁香酚、榄香烯、细辛醛、δ-荜澄茄烯、百里香酚、肉豆蔻酸；黄酮类成分，如顺式环氧细辛酮、2'-二羟基细辛酮。

药理作用　石菖蒲水提液、挥发油（细辛醚、β-细辛醚）均有镇静、抗惊厥、抗抑郁、改善学习记忆和抗脑损伤作用，并能调节胃肠运动；石菖蒲总挥发油对豚鼠气管平滑肌具有解痉作用，β-细辛醚能增加小鼠腹腔注射酚红后离体气管段酚红排出量，并延长二氧化硫致小鼠咳嗽的发作潜伏期，减少咳嗽次数，呈现出较好的平喘、祛痰和镇咳作用；石菖蒲还有改善血液流变性、抗血栓、抗心肌缺血损伤等作用。

【评述】石菖蒲味辛性温，入心、胃经，芳香为用，其性走窜，善能芳化湿浊之邪，以振清阳之气，并能和中开胃，但其性燥散，不免有耗血伤津之弊，故临床上常将其与郁金作为对药使用，郁金味辛散苦泄，性寒清热，入气分以行气解郁，入血分以凉血消瘀，为血中之气药，二者相配伍，一气一血，一温一寒，相得益彰而无耗血伤津之弊，可除胃腑气血瘀滞及湿浊，使胃气得降，清阳得升，对于气滞湿阻、胃气上逆所致的胃脘部憋闷不适、嗳气等症用之最宜。

另外，石菖蒲还可用于慢性萎缩性胃炎以嗳气为主要表现并伴有心烦易怒、焦虑抑郁、夜寐不安等症状，此类患者应从心论治，《素问·宣明五气》曰："五气为病，心为噫"，对于兼见脘腹痞塞不舒、头晕目眩、呕恶纳呆、胸膈满闷、身重困倦、大便不爽、舌苔厚腻、脉沉滑者，治疗宜豁痰开窍、化湿和中，而石菖蒲入心、脾经，芬芳清扬，开心孔，通九窍，下气开心，化湿和中，常与郁金配伍，取菖蒲郁金汤之义，开心窍，散邪郁，降逆气，则嗳气止。

十三、补虚药

太子参

【药物归属】本品为石竹科植物孩儿参的干燥块根。

【性味归经】甘、微苦，平。归脾、肺经。

【功效应用】

益气健脾 本品既能补脾气，又能养胃阴。治脾气虚弱、胃阴不足的食少倦怠、口干舌燥者，可与山药、石斛等益脾气、养胃阴之品同用。

生津润肺 本品补气之力较为薄弱，然兼能养阴生津，且其性平偏凉，属补气药中的清补之品，临床适用于小儿及热病之后，气阴不足，倦怠自汗，口干口渴，而不宜温补者。本品能补肺气，润肺燥，治肺脏气阴不足、燥咳痰少、舌红少苔者，可配伍南沙参、麦冬、知母等补肺气、养肺阴药。

【引经论据】

《本草再新》："治气虚肺燥，补脾土，消水肿，化痰止渴。"

《饮片新参》："补脾肺元气，止汗，生津，定虚悸。"

【现代研究】

化学成分　主要含氨基酸、多糖、皂苷、黄酮、鞣质、香豆素、甾醇及多种微量元素等成分。

药理作用　太子参水煎液、多糖、醇提物、皂苷能够增强免疫功能。太子参水提物、75%醇提物、多糖及皂苷具有抗应激、抗疲劳的作用。太子参多糖具有改善记忆、延长寿命作用。太子参水、醇提物能提高小肠吸收功能，并对脾虚模型有治疗作用。此外，太子参有降血糖、降血脂、止咳、祛痰、抗菌、抗病毒、抗炎等作用。

【评述】本品味甘、平，既能补脾气，又能养胃阴，临床若见食少倦怠、口干舌燥者，舌红有裂纹，少苔，此为气阴两伤之证，常以本品与红景天、石斛、北沙参等益气养阴之品同用。因本品性偏凉，属补气药中清补之品，胃病见气虚者常用本药，因胃喜凉润，病多实多燥，故胃病见气虚者不可滥用温性补益药物，用之易伤胃阴，逆胃之性，而本品则补而不燥，实乃疗胃病气虚之妙品。

白术

【药物归属】本品为菊科植物白术的干燥根茎。

【性味归经】甘、苦，温。归脾、胃经。

【功效应用】

健脾益气　本品甘温补虚，苦温燥湿，主归脾、胃经，既能补气健脾，又能燥湿、利尿。临床可广泛用于脾气虚弱、运化失职、水湿内生的食少、便溏或泄泻、痰饮、水肿、带下诸症，对于脾虚湿滞证有标本兼顾之效，被前人誉为"脾脏补气健脾第一要药"。

燥湿利水　治脾虚有湿、食少便溏或泄泻者，常配伍人参、茯苓等药，如四君子汤（《和剂局方》）；治脾虚中阳不振、痰饮内停者，常与桂枝、茯苓等药配伍，如苓桂术甘汤（《金匮要略》）；治脾虚水肿者，可与黄芪、茯苓、猪苓等药同用；治脾虚湿浊下注、带下清稀者，又可配伍山药、苍术、车前子等药，如完带汤（《傅青主女科》）。此外，取其健脾益气之功，通过配伍还常用于脾虚中气下陷、脾不统血及气血两虚等证。

止汗　本品能健脾益气，固表止汗，其作用与黄芪相似而力稍弱。《千金方》单用本品治汗出不止；若脾肺气虚、卫气不固、表虚自汗、易感风邪者，常与黄芪、防风等补益脾肺、祛风散邪药配伍，如玉屏风散（《丹溪心法》）。

安胎　本品能益气健脾，脾健气旺，胎儿得养而自安，故有安胎之功。适用于妇女妊娠、脾虚气弱、生化无源、胎动不安之证。如气虚兼内热者，可配伍黄芩以清热安胎；兼有气滞胸腹胀满者，可配伍苏梗、砂仁等以理气安胎；若气血亏虚、胎动不安或滑胎者，宜配伍人参、黄芪、当归等益气养血安胎，如泰山磐石散。

【引经论据】

《神农本草经》："主风寒湿痹，死肌，痉，疸，止汗，除热消食。"

《名医别录》："主大风在身面，风眩头痛，目泪出，消痰水，逐皮间风水结肿，除心下急满，及霍乱吐下不止，利腰脐间血，益津液，暖胃，消谷嗜食。"

《药性论》："主大风顽痹，多年气痢，心腹胀痛，破消宿食，开胃，去痰涎，除寒热，止下泄，主面光悦，驻颜去皯，治水肿胀满，止呕逆，腹内冷痛，吐泻不住，及胃气虚冷痢。"

【现代研究】

化学成分　本品含苍术酮、苍术醇、苍术醚、杜松脑、苍术内酯等挥发油，白术内酯Ⅰ–Ⅳ、双白术内酯等内酯类化合物，并含有果糖、菊糖、白术多糖、多种氨基酸、白术三醇及维生素A等多种成分。

药理作用　白术水煎液能促进小鼠胃排空及小肠推进功能，并能防治实验性胃排空遗物。白术内酯具有增强唾液淀粉酶活性、促进营养物质吸收、调节胃肠功能的作用。白术水煎液和流浸膏均有明显而持久的利尿作用。白术多糖、白术挥发油能增强细胞免疫功能。白术水煎液具有抗衰老作用。白术醇提物与石油醚提取物能抑制实验动物子宫平滑肌收缩。

【评述】白术味苦性温，补气的作用较弱，但苦温燥湿，能补脾阳，脾司运化，喜燥恶湿，得阳始运。若脾阳不振，运化失职，以致里湿不化，水湿停留，而发生食少倦怠、痞满、泄泻等病症，都可应用白术健脾燥湿。补脾胃可与党参、甘草等配伍；消痞除胀可与枳壳、枳实等同用，健脾燥湿止泻可与陈皮、茯苓等同用。白术还可利水，故可用于水湿停留之痰饮或水湿外溢之水肿等症。本品性偏温燥，能耗伤阴液，故适用于中虚有湿之证，若属阴虚内热或舌苔光剥、津液缺少、唇燥口干等胃阴不足者，则不宜用。白术生用和炒用略有不同，生白术用量至30~60g可起到通便的作用，炒用可增强补气健脾止泻作用。此外，白术、苍术虽均可健脾燥湿，然苍术味辛而燥烈，以燥湿运脾为主，且能发汗；白术味甘而缓，以补脾为主，并能止汗。故脾胃虚弱之证，多用白术；湿盛实证，多用苍术；若脾虚湿盛，欲补运兼施，常二术同用。

山茱萸

【药物归属】本品为山茱萸科植物山茱萸的干燥成熟果肉。

【性味归经】酸、涩，微温。归肝、肾经。

【功效作用】

补益肝肾　功善补益肝肾，既能益精，又可助阳，为平补阴阳之药。治肝肾阴虚、头晕目眩、腰酸耳鸣者，常与熟地、山药等配伍，如六味地黄丸。

收涩固脱　治肾虚精关不固之遗精滑精者，常与熟地、山药等同用，如六味地黄丸、肾气丸；治脾气虚弱、冲任不固而漏下不止者，常与龙骨、黄芪、白术等药同用，如固冲汤；治大汗不止、体虚欲脱或久病虚脱者，常与人参、附子、龙骨等同用，如来复汤。

【引经论据】

《神农本草经》："主心下邪气，寒热，温中，逐寒湿痹，去三虫，久服轻身。"

《名医别录》："主治肠胃风邪，寒热，疝瘕，头脑风，风气去来，鼻塞，目黄，耳聋，面疱，温中，下气，出汗，强阴，益精，安五脏，通九窍，止小便利。久服明目，强力，长年。"

【现代研究】

化学成分　果实含山茱萸苷、乌索酸、莫罗忍冬苷、獐牙菜苷、番木鳖苷等，以及没食子酸、苹果酸、酒石酸、原维生素A等。

药理作用　山茱萸注射液能强心、升压，并能抑制血小板聚集，抗血栓形成，此外，山茱萸还有抑菌、抗流感病毒、降血糖、利尿等作用。

【评述】山茱萸微温而不热，功善补益肝肾，既能益精，又可助阳，为平补阴阳之药，无论阴虚阳虚均可应用，临床上多用于肝肾不足所致的乏力、腰膝酸软等症，本品还具收涩之性，故脾胃病患者若伴有气阴两虚引起的自汗、盗汗时，用之最宜。此外，山茱萸还可通过补肾阴而增强补胃阴之功，常与石斛相配，石斛甘微寒，功善养胃阴，又能滋肾阴，《素问·水热穴论》云"肾者，胃之关"，肾水得滋则上济于胃，胃阴得复，化源得充，二者相合，相互促进，则养阴生津之力增强。

女贞子

【药物归属】本品为木犀科植物女贞的干燥成熟果实。

【性味归经】甘、苦，凉。归肝、肾经。

【功效应用】

滋补肝肾　本品味甘性凉，功善滋补肝肾，又兼清虚热，补中有清。治疗肾阴亏虚、内热消渴者，宜与生地、天冬、山药等滋阴补肾清热之品同用。

明目乌发　治肝肾阴虚所致的眩晕耳鸣，腰膝酸软，须发早白，目暗不明，内热消渴，骨蒸潮热，常与墨旱莲配伍，如二至丸。

【引经论据】

《神农本草经》："主补中，安五脏，养精神，除百疾，久服肥健、轻身、不老。"

《本草再新》："养阴益肾，补气舒肝。治腰腿疼，通经和血。"

【现代研究】

化学成分　主要含三萜类成分，如齐墩果酸、乙酰齐墩果酸、熊果酸等，以及黄酮类成分、脂肪酸类成分、挥发油、多糖等。

药理作用　女贞子煎剂、女贞子素、齐墩果酸均有良好的降血糖、降血脂、抗血小板聚集、抗血栓形成作用。女贞子能改善雌激素缺乏所引起的钙失衡状态，增强酪氨酸酶的活性和黑色素的合成，还具有保肝和免疫调节的作用。

【评述】见"墨旱莲"。

墨旱莲

【药物归属】本品为菊科植物鳢肠的干燥地上部分。

【性味归经】甘、酸，寒。归肾、肝经。

【功效应用】

滋补肝肾　本品甘寒，补肝肾之阴，固齿乌须发，常用于肝肾阴虚所致牙齿松动、须发早白、眩晕耳鸣、腰膝酸软等。单用本品熬膏服，如旱莲膏。

凉血止血　本品长于补益肝肾之阴，又能凉血止血，常用于阴虚血热的吐血、衄血、尿血、血痢、崩漏下血，可单用或与生地黄、阿胶等滋阴凉血止血之品同用。

【引经论据】

《唐本草》："主血痢。针灸疮发，洪血不可止者敷之；汁涂发眉，生速而繁。"

《日华子本草》："排脓，止血，通小肠，敷一切疮并蚕瘑。"

《本草纲目》："乌须发，益肾阴。"

《分类草药性》："止血，补肾，退火，消肿。治淋、崩。"

【现代研究】

化学成分　旱莲草主要含黄酮类成分，如槲皮素、木犀草素、芹菜素等；香豆素类成分，如蟛蜞菊内脂、去甲蟛蜞菊内脂等；三萜类成分，如刺囊酸、齐墩果酸、旱莲苷（A、B、C）等。

药理作用　本品能缩短凝血酶原时间、升高血小板和纤维蛋白原，提高机体非特异性免疫功能，保护染色体，保肝，促进肝细胞再生，增加冠状动脉流量，并有抗炎、镇痛、促进毛发生长、乌发、止血、抗菌、抗阿米巴原虫、抗癌等作用。

【评述】女贞子、墨旱莲补益肝肾之阴，此二药乃《医方集解》之二至丸，为平补肝肾之剂，药性平和，补肝肾养阴血而不滋腻。肝体阴而用阳，其性刚，主升主动，全赖肾水以涵之，通过濡养肝肾之阴，而达到制约肝阳偏亢、肝气不疏之功。若见患者表现以阴虚为主者，每见胃脘灼痛、夜间为甚，烧心、咽干、口燥，心烦少寐，大便干，此时单养胃阴，实难收功，可于方中加入二药，补先天之肾水，肾水得滋则上济于胃，胃阴得复，化源得充，则胃痛、咽干口燥及便干诸症自愈。墨旱莲，甘酸性寒，既能补益肝肾之阴，又能凉血清热。女贞子，甘苦性凉，也为清补之品，补中兼清。两者若能灵活运用，既可补真水之不足，又可润胃腑之燥，且无留邪之虞。两者对萎缩性胃炎伴胃酸缺乏者亦有一定疗效。

北沙参

【**药物归属**】本品为伞形科植物珊瑚菜的干燥根。

【**性味归经**】甘、微苦，微寒。归肺、胃经。

【**功效应用**】

养阴清肺　本品甘润微苦微寒，能补肺阴，兼能清肺热，宜用于阴虚肺燥有热之干咳少痰、久咳劳嗽或咽干暗哑等症。常与麦冬、玉竹、桑叶等配伍，如沙参麦冬汤。

益胃生津　本品甘寒能养胃阴，苦寒能清胃热。常用于胃阴虚有热之口干多饮、饥不欲食、大便干结、舌苔光剥或舌红少津，或胃脘隐痛、干呕、嘈杂，或热病津伤，咽干口渴，常与石斛、玉竹、乌梅等养阴生津之品同用。

【**引经论据**】

《本草从新》："专补肺阴，清肺火，治久咳肺痿。"

《饮片新参》："养肺胃阴，治劳咳痰血。"

【**现代研究**】

化学成分　本品主要含有多糖、香豆素、香豆素苷、聚炔、黄酮、脂肪酸等成分。

药理作用　北沙参多糖有抑制体液、细胞免疫作用，降糖作用。北沙参50%甲醇提取液对酪氨酸酶的活性有明显抑制作用。乙醇提取物对急性肝损伤有保护作用。香豆素和聚炔类成分具有抗菌、抗真菌、镇静、镇痛作用。

【评述】见"麦冬"。

麦冬

【药物归属】本品为百合科植物麦冬的干燥块根。

【性味归经】甘、微苦，微寒。归心、肺、胃经。

【功效应用】

养阴润肺　本品甘寒养阴，入肺经，善于养肺阴，清肺热，常与桑叶、杏仁、阿胶等清肺润燥之品配伍，如清燥救肺汤；治肺肾阴虚之劳嗽咳血，常与天冬配伍，即二冬膏。

益胃生津　本品味甘柔润，性偏苦寒，入胃经，长于益胃生津清热，如治热伤胃阴、口干舌燥，常与生地、玉竹、沙参等药同用，如益胃汤；治胃阴不足之气逆呕吐、纳少、口渴咽干，常配伍人参、半夏等益气生津、降逆下气之品，如麦门冬汤。

清心除烦　本品归心经，能养心阴，清心热，并略具除烦安神作用。可用于心阴虚有热之心烦、失眠多梦等症，宜与生地、酸枣仁、柏子仁等养阴安神之品配伍，如天王补心丹。

【引经论据】

《名医别录》："主治身重目黄，心下支满，虚劳、客热，口干、燥渴，……保神，定肺气，安五脏。"

《本草拾遗》："去心热，止烦热。"

【现代研究】

化学成分　本品含皂苷类成分，如麦冬皂苷B、D等；高异黄酮类成分，如甲基麦冬黄烷酮A、B；还含多种氨基酸、微量元素、维生素A样物质、多糖等成分。

药理作用　麦冬能增强网状内皮系统吞噬能力，升高外周白细胞；麦冬多糖可以促进体液免疫和细胞免疫，并诱生多种细胞因子，通过增强免疫系统功能发挥抗癌作用；麦冬多糖对脑缺血损失有抗缺氧保护作用；麦冬皂苷有明显的抗炎活性等。

【评述】沙参味甘、微苦，性微寒，归肺、胃经，具有养阴清热、润肺化痰、益胃生津之效。《本草正义》谓其："体质轻清，气味俱薄，具有轻扬上浮之性，故专主上焦，而走肺家。"麦冬味甘、微苦，性微寒，归胃、肺、心经，有养阴润肺、益胃生津、清心除烦之功。《医学衷中参西录》言其："能入胃以养胃液，开胃进食，更能入脾以助脾散精于肺，定喘宁嗽。"胃为阳土，性燥喜柔，故胃之为病，多为阴亏虚。叶氏提出"甘平或甘凉濡润以养胃阴"的治胃之法，对养胃阴而言，关键是保护与滋养胃中之津液，并不是滋养阴血。以甘寒柔润之品入胃，既能除肠胃之燥，又可济津液之枯，使胃气下行，顺其通降之性，寓通于清柔润之中。其方药多使用沙参、麦冬、石斛、玉竹、玄参等助胃津养胃液之品，沙参既清胃热养胃阴，又滋肺中阴，而安未受邪之地，麦冬益胃生津，养阴润肺，二者相须为用，且常配乌药以行气滞而防滋腻，使之润而不滞，行而不燥，多用于胃镜下胃黏膜苍白、粗糙、变薄、干燥、黏液少，呈现龟裂样改变及胃酸低者。

另外，临床中许多慢性胃炎病程久的患者伴有后背沉、后背疼痛的症状，此为肺阴不足、不荣则痛且经络不通，肺气不得宣发的表现，常用麦冬、沙参等养阴药配以桑叶、威灵仙，桑叶轻清疏散，威灵仙辛散温通而止痛，沙参、麦冬等养阴药得桑叶、威灵仙，滋阴不滞，诸药合用，肺阴得补，肺气宣发而背痛自消。

当归

【药物归属】本品为伞形科当归的干燥根。

【性味归经】甘、辛，温。归肝、心、脾经。

【功效应用】

补血活血 本品甘温质润，长于补血，为补血之圣药。治血虚萎黄、心悸失眠，常与熟地黄、白芍、川芎配伍，如四物汤；其辛行温通，为活血行瘀之良药，补血活血，散寒止痛，用治血虚血瘀寒凝之腹痛，可与桂枝、生姜、芍药等同用，如当归生姜羊肉汤；治跌打损伤、瘀血作痛，常与乳香、没药等同用，如复元活血汤。

调经止痛 本品味甘而辛，既善补血，又长于活血行滞止痛，为妇科补血活血、调经止痛之要药。若月经不调、经闭、痛经，证属冲任虚寒、瘀血阻滞者，可配伍白芍、桂枝、吴茱萸等，如温经汤；证属肝气郁滞者，可配伍柴胡、白芍、白术等，如逍遥散。

润肠通便　本品补血以润肠通便，用治血虚肠燥便秘。常以本品与肉苁蓉、牛膝、升麻等同用，如济川煎；亦可与生何首乌、火麻仁、桃仁等润肠通便药同用。

【引经论据】

《神农本草经》："主咳逆上气，温疟，寒热洗洗在皮肤中，妇人漏中绝子，诸恶疮疡，金疮。煮汁饮之。"

《名医别录》："主温中、止痛，除客血内塞，中风痉、汗不出，湿痹，中恶，客气虚冷，补五藏，生肌肉。"

《药性论》："止呕逆、虚劳寒热，破宿血，主女子崩中，下肠胃冷，补诸不足，止痢腹痛。单煮饮汁，治温疟，主女人沥血腰痛，疗齿疼痛不可忍。患人虚冷加而用之。"

【现代研究】

化学成分　主要含 β–蒎烯、α–蒎烯、莰烯等中性油成分，还含对–甲基苯甲醇、5–甲氧基–2，3–二甲苯酚等酸性油成分、有机酸、糖类、维生素、氨基酸等。

药理作用　本品挥发油能对抗肾上腺素–垂体后叶素或组胺对子宫的兴奋作用；本品浸膏有扩张离体豚鼠冠脉、增加冠脉血流量的作用；本品有增强机体免疫、抑制炎症后期肉芽组织增生、抗脂质过氧化、抗肿瘤、抗菌、抗辐射等作用。

【评述】　当归甘补辛散，苦泄温通，既能补血，又能活血，且兼行气止痛、润肠之功，归肝、心、脾经，心主血，肝藏血，脾统血，故能治一切血证，为血病之要药。《景岳全书》谓其："专能补血，气轻而辛，故又能行血。补中有动，行中有补，诚血中之气药，亦血中之圣药。"对于胃癌前病变，一般认为该病病机关键为血瘀，而当归活血化瘀可促进黏膜修复，又有养血生血之效，常与三七相配，三七有散瘀止血、消肿止痛之效，在治疗此病时，将二者相配伍，有止血不留瘀、活血不伤正之效，对于病久入络、胃痛及胃黏膜糜烂出血者尤为适宜。当归还有润肠通便功效，对于胃病伴有便秘同时血瘀重者，可加大当归用量以活血通便。另外，当归与芍药相配，取当归芍药散之意，功能养血调肝、健脾利湿，用于肝虚气郁、脾虚血少、肝脾不和之证，重用芍药以敛肝止痛，当归调肝养血，可治胃痛、腹痛等。当归与黄芪配伍，当归补血活血，黄芪益气养血，二者合用补气血之力大增。

白芍

【药物归属】本品为毛茛科植物芍药的干燥根。

【性味归经】苦、酸，微寒。归肝、脾经。

【功效应用】

养血调经　本品味酸，主入肝经，偏益肝之阴血。用治血虚面色萎黄、眩晕心悸，或月经不调、崩中漏下等，常与熟地、当归、川芎同用，如四物汤；若崩漏下血，可与阿胶、艾叶等养血止血药同用。

敛阴止汗　若外感风寒，营卫不和之汗出恶风，可配伍温经通阳的桂枝，以调和营卫，如桂枝汤；治虚劳自汗不止，常配伍黄芪、白术等；若阴虚盗汗，可与龙骨、牡蛎、浮小麦等同用。

柔肝止痛　本品酸敛肝阴，养血柔肝而止痛，治疗血虚肝郁、胁肋疼痛，常配伍当归、柴胡等补血、疏肝药，如逍遥散；也可调肝理脾，柔肝止痛，治疗脾虚肝旺、腹痛泄泻，可与白术、防风、陈皮同用，如痛泻要方。

平抑肝阳　本品养血敛阴、平抑肝阳，为治疗肝阳上亢之常用药。常配伍牛膝、代赭石、龙骨等，如镇肝息风汤。

【引经论据】

《本草备要》："补血，泻肝，益脾，敛肝阴，治血虚之腹痛。"

《本草求真》："赤芍药与白芍药主治略同。但白则有敛阴益营之力，赤则只有散邪行血之意；白则能于土中泻木，赤则能于血中活滞。"

【现代研究】

化学成分　主要含芍药苷、牡丹酚、苯甲酰芍药苷，还含芍药内酯苷、苯甲酸等。此外，还含挥发油、脂肪油、树脂糖、淀粉、黏液质、蛋白质和三萜类成分等。

药理作用　本品水煎剂能增强巨噬细胞的吞噬功能，对大鼠蛋清性急性炎症水肿有明显抑制作用，对棉球肉芽肿有抑制增生作用，对醋酸引起的扭体反应有明显的镇痛作用。芍药苷有较好的解痉作用。此外，还有保肝、增强应激能力、抑菌、抑制胰淀粉酶活性等作用。

【评述】白芍苦酸微寒，入肝脾血分，酸主收敛，苦凉泄热，而有养血敛阴、柔肝止痛之功。白芍用于治疗脾胃病，其作用有二：一可治反酸，《寿世保元》曰："夫酸者肝木之味也，由火盛制金，不能平木，则肝木自甚，故为酸也"，说明反酸与肝气有关，且有寒热之分，而热证多见，白芍性微寒，酸甘敛阴，养肝柔肝，常与牡蛎配伍，牡蛎性寒微涩，具有收敛止酸的作用。两者相和，调肝泄热，敛阴止酸之功更著。二可治胃痛，胃痛一证不外"不通""不荣"两端。《神农本草经》云白芍："主邪气腹痛，除血痹，破坚积，寒热疝瘕，止痛，利小便，益气"，功于养血敛阴、柔肝止痛，常与延胡索相配，延胡索辛苦而温，功在活血行气止痛，善治气血不通之疼痛，而白芍善治气血不荣之疼痛。二药相配，延胡索得白芍，活血行气不伤阴，白芍得延胡索，养阴止痛不敛邪，相须为用，可治疗多种原因引起的胃痛症状。

十四、特色药

藤梨根

【药物归属】为猕猴桃科植物软枣猕猴桃的根。

【性味归经】味酸、涩，性凉。归肺、肝、大肠经。

【功效应用】

清热利湿，解毒消肿　本品常与野葡萄藤、半枝莲、半边莲、白花蛇舌草等配伍治疗各种癌症，尤其对消化系统癌症治疗应用更多。本品有清热利湿之功，可配伍蒲公英、田基黄等治疗黄疸。

祛风除湿　本品能祛风除湿、利尿，可配合寻骨风、络石藤、防己等用于风湿骨痛。

【引经论据】

《浙江民间常用草药》："健胃，活血，催乳，消炎。"

《贵州民间方药集》:"利尿,缓泻,治腹水;外用接骨,消伤。"

《陕西中草药》:"清热解毒,活血消肿,抗癌。治疮疖,瘰疬。"

《闽东本草》:"孕妇不宜服。"

【现代研究】藤梨根具有抗肿瘤、调节免疫等作用,常用于治疗消化系统癌症、肺癌、宫颈癌等。

【评述】《浙江民间常用草药》指出藤梨根可"健胃,活血,催乳,消炎",《河南中草药手册》指出其可"清热解毒,祛风除湿,利尿,止血",《贵州药植目录》指出其可"清热消肿,生肌",藤梨根可谓解毒不伤正之佳品,故可用于治疗各种癌症。癌症是正气虚弱、湿聚成浊、热郁成毒、结聚不散而成癥积,故治疗时应攻毒散结,扶正祛邪,临床常与野葡萄藤、半枝莲、半边莲同用。此药还可治疗胃镜下表现为慢性萎缩性胃炎者,病理示肠上皮化生或轻中度异性增生者,以此"截断病势"以防止胃癌的发生。藤梨根为临床上预防及治疗癌症的良药,常用量为6~30g,根据病情轻重体质虚实用量各异,孕妇不宜应用。

八月札

【药物归属】本品为木通科植物木通、三叶木通、白木通的成熟果实。

【性味归经】味苦,性寒。归肝、胆、胃、膀胱经。

【功效应用】

疏肝理气,活血止痛　本品疏肝理气,兼有活血止痛功效,治疗胸胁疼痛、肝胃气痛、痛经等,可与香附、川楝子、广木香等药物配用;本品入肝胃经,有肝胃同治之效,临床治疗胃腑以通降为顺,以调理肝脾为先,此药配伍柴胡、黄芩常用于治疗胃腑疾病。

除烦利尿　本品苦能降,寒能清热,有除烦利尿之功,对于胃热嘈杂、烦躁兼有口渴者,可与黄连、栀子、石膏等配用;若气机郁滞、小便不利烦渴者,可配伍枳壳、芦根、连翘以理气解郁,清热化湿。

散结　本品具有散结的功效,治疗痞块时可与天葵子、牡蛎、昆布、象贝等药配用;治疗瘰疬时可与金樱子、海金沙等药配用。

【引经论据】

《本草拾遗》："利大小便，宣通，去烦热，食之令人心宽，止渴，下气。"

《食性本草》："主胃口热闭，反胃不下食，除三焦客热。"

《本草汇言》："以蜜水煮食之，治噤口热痢。"

《药材学》："利气，活血，杀虫，解毒，止痛。用于肝胃气痛，胁痛，月经痛等症。"

【现代研究】本品有解除平滑肌痉挛作用，可治疗胃肠道胀闷，增强消化能力，治疗尿路结石。对大肠埃希菌、痢疾杆菌、结核杆菌有一定抑制作用。尚有抗癌、抗抑郁作用。

【评述】本品特点为性凉，有理气之功，入肝、胃经，有肝胃同治之效。此药一是防止气郁日久化热，二是与辛温之理气药同用可去性存用，加强疏肝理气之功，如八月札与佛手同用。本品有疏肝理气止痛之功，对胸胁疼痛、肝胃气痛、痛经等症，常与香附、川楝子、枳壳等配合应用。本品兼有活血功效，使气血同调，对于气滞血瘀或久病入络的胃肠疾病可与郁金、延胡索配伍应用。

九里香

【药物归属】为芸香科植物九里香和千里香的干燥叶和带叶嫩枝。

【性味归经】味辛、微苦，性温。小毒。归肝、胃经。

【功效应用】

行气止痛，活血散瘀　本品气血同调，用于治疗胃痛、风湿痹痛、牙痛、跌扑肿痛等各种痛症。胃痛时与瓦楞子配伍治疗，风湿骨痛可与五色梅根、龙须藤炖猪骨或浸酒服。

【引经论据】

《本草纲目》："治肚痛。捣碎，浸酒服。"

《生草药性备要》："止痛，消肿毒，通窍，能止疮痒，去皮风，杀螆疥。"

《岭南采药录》："患百子痰打，用叶一撮，捣烂煮粥，和糖服之。"

【现代研究】本品乙醇浸液对金黄色葡萄球菌和溶血性链球菌均有抑制作用。尚有免疫增强作用。

【评述】九里香为止痛之良药，临床常用于治疗胃痛。胃痛无外乎不通则痛与不荣则通，因本品有行气止痛、活血散瘀之功，使气血同调，故用于治疗胃痛之实证者。本品具活血散瘀、解毒消肿之功，可与赤芍、延胡索配伍治疗久病入络的胃肠疾病，也可用于治疗风湿痹痛、牙痛等各种痛症。本品药如其名，其气芳香，性辛温，还可用于治疗湿邪困脾导致的痞满、嗳气、纳少等症。需注意阴虚者慎用。

冬凌草

【药物归属】本品为唇形科植物碎米桠的干燥地上部分。

【性味归经】微苦、甘，性微寒。归肺、胃、肝经。

【功效应用】

清热解毒，活血止痛 本品有清热解毒、活血止痛之功，临床常用于治疗咽喉肿痛、胃热胃痛、虫蛇咬伤、风湿骨痛等。

【引经论据】

《本草易读》："破血行气，消积去瘀，开胃化食，通经解毒。"

《全国中草药汇编》："味苦、甘，性微寒。功能清热解毒，活血止痛。冬凌草在鹤壁太行山一带，当地百姓'户户有之'。患牙痛、咽喉痛，泡水饮服，三次即愈。民间有'日饮冬凌草一碗，防皱祛斑养容颜，亮嗓清音苦后甘，去除病魔身心安'之说。"

【现代研究】冬凌草的煎剂和醇剂可有效抑制甲型、乙型溶血性链球菌、金黄色葡萄球菌，从而提高机体抵抗力，迅速降低因炎症引起的白细胞增高。冬凌草与化疗、其他抗癌药物配合治疗癌症有明显增效作用。尚有降血脂、降压作用。

【评述】本品入肺、胃经，有清热解毒之功，因咽喉为肺胃之门户，故常用于咽喉部的治疗。肺胃火热上炎或是肺胃阴虚内热皆可上灼咽喉引起不适，若火热上炎者常配伍连翘、板蓝根治疗，若阴虚火旺者配伍生地、石斛、沙参治疗。对于胃热嘈杂、烧心或者胃热引起的口疮可与黄连、石膏配伍治疗。还可将此药用于食管炎的治疗，食管炎伴烧心反酸者与牡蛎、半夏、浙贝母配合应用。此外，全株对食管癌、直肠癌有缓解作用，临床可与藤梨根、白花蛇舌草配伍应用。

罗勒

【药物归属】本品为唇形科植物罗勒的全草。

【性味归经】味辛，性温。归肺、脾、胃、大肠经。

【功效应用】

疏风解表　本品味辛能行能散，又有化湿和中之效，治疗外感风寒、内伤生冷而致的恶寒发热，咳嗽，脘闷呕吐，常与藿香、佩兰、紫苏叶等配伍；外感头痛属风寒者常与防风、荆芥同用；若风湿头痛者，常配伍羌活、藁本；本品辛散，有解表之功，治疗湿疮隐疹，皮肤瘙痒可加地肤子、白鲜皮、浮萍配用。

化湿和中　本品气味芳香，性偏温燥，有化湿和中之效，为芳香化湿浊要药。

行气活血，解毒消肿　本品有行气活血、解毒消肿之功可用于治疗胃脘疼痛、牙痛口臭、月经不调等疾病。

【引经论据】

《本草纲目》曰："按罗天益云，兰香味辛气温，能和血润燥。而掌禹锡言多食涩营卫，血脉不行，何耶？又李垣李氏治牙疼口臭，神功丸中用兰香云，无则以藿香代之，此但取其去恶气已。故《饮膳正要》云，与诸菜同食，味辛香，能辟腥气，皆此意也。"

《日华子本草》称："罗勒，调中，消食，去恶气，消水气，宜生食。"

【现代研究】罗勒中的黄酮苷、水和甲醇提取物有抗溃疡作用，可增强胃屏障作用。

【评述】本品气味芳香，善除湿浊，入脾、胃经，脾喜燥恶湿，故称此为醒脾之物。若湿从内生、湿困中焦出现痞满、嗳气、大便黏腻等症常以此药治疗，此时用量可达15g。若阳虚体质或复感寒邪使湿从寒化，可与藿香、豆蔻、炮姜配伍应用，若湿邪日久化热可与黄芩、蒲公英、芦根配伍应用。若病程日久入络、湿邪兼有瘀血者也可用此药，因其有活血化瘀之效，故无论胃病之新旧、病程之长短皆可辨证应用，此药虽温燥却无伤阴耗气之弊，故刘教授善用此药。

布渣叶

【药物归属】布渣叶为椴树科破布叶属破布树的叶。

【性味归经】味微酸，性平。归脾、胃经。

【功效应用】

清热利湿　可用于治疗湿热内蕴之胃痛，常与茵陈、黄芩等同用；治疗腹泻常配伍茯苓、白术等健脾利湿之品。

消滞健胃　常用于治疗食滞、消化不良者，常与焦麦芽、焦山楂、焦神曲等同用。

【引经论据】

《中华本草》："感冒，湿热食滞之脘腹痛，食少泄泻，湿热黄疸。"

《本草求原》："即破布叶，酸甘，平。解一切蛊胀药毒，清热，消食积，黄疸。作茶饮佳。"

【现代研究】

化学成分　布渣叶含有黄酮，如中槲皮素、山柰酚、牡荆苷和异鼠李素等，另外还含有生物碱、三萜、挥发油、有机酸等成分。

药理作用　布渣叶具有抗氧化、降血脂作用，可改善肝脏脂肪变性的程度；布渣叶水提物具有镇痛、抗急性炎性反应作用；布渣叶水提液能增加心冠脉血流量，对垂体后叶素引起的急性心肌缺血也有保护作用。

【评述】布渣叶的应用具有季节性，本品具清热利湿之功，故应用于多生湿热之邪的夏季效果较好。此外，布渣叶擅清上焦湿热，湿热上炎，熏蒸咽喉，可致咽喉疼痛，本品对慢性胃炎伴咽部不适的患者尤为适宜。在治疗食积时亦常用本品，饮食物的消化依赖胃的受纳腐熟以及脾的运化输布，脾胃功能失常，则饮食积滞。故在治疗之际需脾胃同治，健脾和胃，消食导滞，而本品入脾胃二经，故治疗食积效果显著。

白残花

【药物归属】白残花为蔷薇科植物野蔷薇或小果蔷薇的干燥花。

【性味归经】苦、涩，寒。归胃、肝经。

【功效应用】

清暑化湿　可用于治疗暑热烦渴、暑热胸闷、消渴、中暑等症，常配合白扁豆、香薷等同用。

顺气和胃　本品入胃、肝二经，功擅疏肝解郁，尤适宜肝气犯胃、肝胃不和所致的胃脘胀闷、呕吐、不思饮食等症，常与佛手、香橼、玫瑰花等疏肝理气药同用。

【引经论据】

《上海常用中草药》："治暑热胸闷，吐血口渴，呕吐不思饮食：白残花一钱五分至三钱。煎服。"

【现代研究】

化学成分　多花蔷薇花含黄芪苷及挥发油（0.02%~0.03%）；小果蔷薇花含有挥发油及黄酮苷类成分。

药理作用　抑菌试验对伤寒杆菌、舒氏痢疾杆菌、福氏痢疾杆菌、金黄色葡萄球菌、志贺痢疾杆菌、八联球菌等均有抑制作用。

【评述】白残花属于化湿类药物，其清香之性可除湿浊郁滞，凡纳呆、口干口渴均可应用本品，临证中常与佩兰同用，以达泄热化浊、顺气解郁之功。白残花不温不燥，适用于胃病病程较长者。因其病程较长，邪实与正虚并存，治疗需祛邪与扶正兼顾。然其正气本已亏虚，不能耐受砂仁、豆蔻等温燥化湿之品，恐其燥烈之性伤及正气，故药性平和之白残花更为适宜。白残花味苦降泄，具清泻火热、导热下行之功，可用于治疗胃火炎上、熏蒸于口所致的口疮。若创面久溃不敛，可配伍连翘、生地黄、麦冬以清热养阴。本品入肝胃二经，对于肝胃不和型胃痛、痞满等疗效显著。

凤尾草

【药物归属】凤尾草为凤尾蕨科凤尾蕨属植物凤尾草的全草或根。

【性味归经】淡、微苦，凉。入肾、肝、胃、肺、大肠、膀胱经。

【功效应用】

清热利湿　治疗小便淋痛不利、湿热带下，可配萹蓄、瞿麦、海金沙等同用。

凉血止血　用于尿血、便血、痔疮出血，可配侧柏叶、大蓟、小蓟、藕节炭、蒲黄炭等药同用。

解毒消肿　可用于治疗咽喉肿痛，常配伍大青叶、板蓝根等药。

【引经论据】

《分类草药性》："治一切热毒，消肿，清火。治痈疮，乳痈，淋症。"

《生草药性备要》："洗痔、疔、痔，散毒，敷疮。治蛇咬诸毒，刀伤，能止血生肌，舂汁调酒服，渣敷患处。研末收贮治气痛。"

【现代研究】

化学成分　凤尾草总黄酮的含量约为3.2%，其倍半萜类成分主要为C14蕨素降倍半萜，二萜类成分主要为贝壳杉烷型及其苷类，此外，还含有苯丙素类成分。

药理作用　凤尾草具有清热利湿、抗菌消炎、消肿止痛的作用，其根茎用于治疗糖尿病、抗肿瘤。凤尾草不仅可以降低肝脏胆固醇及甘油三酯的浓度，还可以通过肠道促进脂质及代谢产物的排泄，从而表现出抗高血脂活性。凤尾草碱液提取物（主要为黄酮类化合物）对金黄色葡萄球菌、枯草杆菌、黑曲霉菌均有很强的抑菌作用。

【评述】凤尾草味苦性凉，凉可清热，苦能燥湿，入胃、大肠经，尤善清脾胃湿热，又兼凉血止血之功。《广西药植志》言其："清大肠、肺热。治热性赤痢及齿痛，止吐血。"临证时常用本品治疗结肠炎、溃疡性结肠炎症见腹痛、腹泻、肛门灼热、里急后重、舌红苔黄腻，辨证属湿热者，取本品10~15g，常收显效。对于黏液脓血较多者，常以凤尾草配伍白头翁，以增强凉血收涩止痢之功。此外，本品可与半枝莲、半边莲、藤梨根等药同用治疗胃肠道恶性肿瘤，与垂盆草、金钱草、蒲公英等同用可治疗急性传染性肝炎。

飞扬草

【药物归属】飞扬草为大戟科大戟属植物，一年生草本植物。

【性味归经】微苦、微酸，凉。归肺、膀胱、大肠经。

【功效应用】

清热解毒　用于肺痈、乳痈、疔疮肿毒，常配伍连翘、败酱草等清热解毒之品。

利湿止痒　可用于治疗痢疾、泄泻、热淋、血尿、湿疹、脚癣、皮肤瘙痒。

通乳　用于治疗产后少乳，临床常与王不留行同用。

【引经论据】

《岭南采药录》记载其能："治小儿烂头疮，疮满耳、面，脓水淋漓，以之捣敷，煎水洗，能解肿毒，解胡满藤毒。"

《生草药性备要》："治浮游虚火.敷牙肉肿痛。"

《广西民间常用中草药手册》："解毒消肿，治疮疡。"

【现代研究】

化学成分　飞扬草全草含有黄酮苷、没食子酸、蒲公英赛醇、蒲公英赛酮、α及β香树脂醇、β-谷甾醇、蒲桃醇、槲皮素、蜂花酸、鼠李素-3一鼠李糖苷、微量挥发油和微量生物碱等；茎尚含三十烷醇、蜂花醇、无羁萜；鲜花含鞣花酸。

药理作用　飞扬草具有抗过敏、镇静止痛、抗焦虑、止泻、抗病原微生物、消炎、退热、降压、消肿和抗肿瘤等药理作用。飞扬草可用于治疗急、慢性肠炎、胃炎、细菌性痢疾、慢性气管炎、淋血、产后少乳、顽癣、皮炎和湿疹等疾病，其降血压、抗肿瘤作用明显。

【评述】飞扬草味酸性凉，善入大肠经而清热涩肠止泻，在临床中常将飞扬草与凤尾草相伍，用于治疗肠道湿热所致的泄泻、痢疾，如结肠炎、溃疡性结肠炎。飞扬草与凤尾草均具清热利湿解毒之功，前者味酸而收敛，后者微苦可燥肠腑之湿，又可凉血止血，二者相须，酸收苦降，既可增强清热凉血止血之功，又可加强解毒收涩止痢之效。二者之功互增互补，对泄泻伴有黏液脓血者尤为适宜。临证中亦常将本品与黄连、木香配伍，黄连苦寒清燥可助飞扬草清热涩肠，木香温通，既可通胃肠之气，又可防黄连、飞扬草寒凉伤胃，三者合用可治疗各种痢疾。

鬼箭羽

【**药物归属**】鬼箭羽为卫矛科植物卫矛具翅状物的枝条或翅状附属物，全国大部分地区均产。

【**性味归经**】苦、辛，寒。入肝经。

【**功效应用**】

破血痛经 主治癥瘕结块、心腹疼痛、闭经、痛经、崩中漏下、产后瘀滞腹痛，常与丹参、赤芍、牡丹皮等活血化瘀药同用。

解毒消肿 用于治疗疮肿、跌打伤痛、虫积腹痛、烫火伤、毒蛇咬伤。治疗跌打损伤常配伍红花、赤芍等药；治疗疝气痛常配合川楝子、荔枝核等药物；鬼箭羽还有杀虫之功，常配伍苦楝子、槟榔等杀虫止痛。

【**引经论据**】

《日华子本草》："通月经，破症结，止血崩、带下，杀腹脏虫，及产后血绞肚痛。"

《新修本草》："疗妇人血气。"

【**现代研究**】

化学成分 鬼箭羽化学成分包含芹菜素、蒙花苷、柚皮苷、儿茶素、原儿茶酸、二十六烷酸、木栓酮等。

药理作用 鬼箭羽具有降血糖、调血脂、抗氧化、抗菌、抗过敏、抗菌抗炎、抗肿瘤、解热利尿等作用，在心血管系统方面的应用也不断增多，对糖尿病患者更具有良好的降糖作用，并且发现其对糖尿病并发症，如糖尿病肾病、糖尿病神经病变也有一定的预防和治疗作用。

【**评述**】鬼箭羽味辛苦而性寒，既可行散活血，又能清热解毒，在临证中常将本品与冬凌草、石见穿、白花蛇舌草、水红花子、藤梨根相伍治疗肠上皮化生、上皮内瘤变者。若症见胁肋胀满疼痛者，可将本品与延胡索、荔枝核配伍，以增强疏肝理气之功。此外，鬼箭羽还可用于治疗腺体类疾病，如甲状腺结节、胰腺炎、胰腺囊肿、前列腺增生、乳腺增生。慢性胃炎患者常兼有此类疾病，在辨证的基础上于方中加用本品6~9g，可破瘀血，散结聚。

（陈天鸽、韩雪飘、王彩云、魏丽彦）

第二节 对药与角药

一、对药

（一）茵陈配八月札

茵陈采于初春生发之际，禀受甲木初生之气，因其气味芳香，小量（6~9g）运用可透达宣郁，然其味苦寒，大量（15~30g）投之可荡涤致新。《医学衷中参西录》中言："其性颇近柴胡，实较柴胡之力柔和。"与柴胡相较，两者均顺应肝木主升主疏之性，然茵陈药性平和，无劫伤肝阴之虞。八月札味苦性寒，善理肝胃之气，能行滞降逆，孟诜谓其"通十二经脉"，兼有清热活血之效。二药相伍，一主升发，一主降气，一兼清肃，一兼活血，共奏畅和气机、调和气血之功，对于以肝气郁滞不舒、横逆脾胃、胃脘痞闷不舒、嗳气频发者尤为适宜。

（二）佩兰配石见穿

佩兰，味辛，性平，归脾、胃、肺经，其味芳香而不烈，其性平和不助热，善于宣化湿浊，醒脾开胃。石见穿味苦、辛，性平，归脾、胃、肝经，辛而不燥，苦而不峻，既能清解热毒肃中焦，又能活血行瘀畅脾滞，因其性平，又无苦寒败胃之忧。二药参合，一者长于化湿，一者长于清热，相互辅佐，互为其用，使脾气得芳香而运，胃气得苦寒而降，湿化热清，中焦复运，适用于湿热之邪胶合缠绵壅于脾胃，脾胃之气滞涩不运，症见胃脘痞闷不舒，精神困顿，口苦口黏，大便黏腻不畅，舌红，苔黄腻者。

（三）连翘配白芷

连翘，味苦，性微寒，归肺、心、胆经，有清热解毒、消肿散结之效。因其质轻上浮，走于上焦泻心火；其味苦性寒，入于中焦散气聚、清热郁。正如《本草新编》言其："泻心中客热，脾胃湿热殊效。"白芷辛温气厚，芳香升散，入肺、脾、胃经，为阳明经引经药，善通九窍，升清阳，除湿浊。《本草经疏》谓其："走气分，亦走血分，升多于降，阳也。"二药相伍，连翘为主，常用量为15~20g，白芷为佐，常用量为6~9g，一寒一温，一清一散，寒温并用，升降相合，适用于气滞、热郁中上焦，郁滞不通，症见嗳气、胃凉、心烦、口苦等症。

（四）陈皮配麦芽

陈皮，味辛、苦，性温，归脾、肺经，燥散芳化，功效理气健脾，燥湿和胃。《本草纲目》载："其治百病，总取其理气燥湿之功。同补药则补，同泻药则泻，同升药则升，同降药则降。"因其性偏温燥，常用量为6~9g，以去性取用。麦芽，味甘，性平，入脾、胃经。既善开发胃气，宣五谷味，又能达肝以制化脾土，《药性论》云："消化宿食，破冷气，去心腹胀满"，《医学启源》言："补脾胃虚，宽肠胃"。补而能利，利而能补，其性平和，与陈皮相伍，理气和中，启脾开胃，化痰散痞。常用于食滞痰阻、蕴结中焦、气机失畅而见胃脘痞闷、嗳气不舒、食欲不振等症。

（五）茯苓配木香

茯苓，味甘、淡，性平，具有健脾补中、利水宁心之效。《名医别录》言其："……调脏气，伐肾邪，长阴，益气力，保神守中。"木香，辛苦气温，芳香理气，温中和胃，而入肝经能达木疏土，可治气滞、脘痞等证，亦能治气滞水停之水肿、胀气。与茯苓配伍，一则疏木达土，芳香快脾，使脾能化湿；二则行气利水，使气行水散，可治气滞水停之水肿、湿泻、吐利等证。茯苓除可与木香配伍外，尚可与厚朴、香附、沉香等行气药配成药对，皆奏行气利水之功。

（六）白术配防风

白术，其气芳烈，其味甘浓，其性纯阳，甘温补中，苦温燥湿。临床运用有生、炒之别。生品入药，重在健脾而少燥气；炒后为用，取其燥湿实脾之功。防风辛温升散，温而不燥，药性缓和，经云："湿盛则濡泻""清气在下，则生飧泄"。气属于阳，性本上升，湿邪客之，中焦不治，土虚不旺，土旺则清气善升，而精微上奉，浊气善降，故以炒白术燥湿健脾，以防风升清止泻。二药相伍，补而不滞，升而不散，动静相合，对于脾虚清阳下陷之泻痢不止、小腹下坠尤为适宜。然《医学衷中参西录》谈及白术："与升散药同用，又善调肝。"对于肝郁脾虚之泄泻亦常择用，取痛泻要方之义。

（七）乌药配黄芩

乌药以辛为用，以散为功，功善行气宣通，疏散郁滞，《日华子本草》谓其："治一切气，除一切冷"。黄芩味苦，性寒，苦既能燥湿，又可坚阴，寒既能清热，亦可沉降，为清燥中焦湿热之佳品，可助乌药宽中顺气，又可防乌药之辛散伤阴。二药相合，辛开苦降，寒温并济，平和药性，既可开郁气，又能涤湿热，使中焦气机升降复常，对于脾胃病因湿热、气滞阻碍经脉、气血不达、脘腹冷痛者尤为适宜。

（八）红景天配莪术

所谓"久病多虚，久病多瘀"，对于日久不愈、气虚血瘀者，症见脘腹痞闷疼痛、脉弦细、舌暗淡等，常用红景天、莪术二药相伍。红景天味甘、苦，药性平和，既能益气，又能活血。现代药理研究表明红景天多糖能提升机体免疫力。莪术辛散、苦泄、温通，既入血分，又行气分，善破气中之血，消积以止痛。红景天能补能缓，以补为要；莪术善泄善散，以泄为主。二药配伍，一动一静，益脾气，疏气机，通血脉，寓守于走，缓急相制，补泄兼顾，气血共调，以达益气而不碍邪，祛邪而不伤正之功。

（九）八月札配赤芍

八月札味苦性寒，善走气分，长于理气止痛，又无苦寒败胃之忧，气为血之帅，气行则血行，血行则瘀滞散，本品兼有清热活血之功。孟诜谓其"厚肠胃""通十二经脉"。赤芍专入血分，善除血分郁热且能散血中之瘀，有凉血泄热散瘀的作用。赤芍有酒、炒之别，炒后药性偏于缓和，活血止痛而不伤中。两者参合，一气一血，能行能清，能泄能散，相济配合，气行助瘀滞散，血通助气机行，对于胃病日久、气滞血瘀证者常收桴鼓之效。

（十）白芍配鹿衔草

白芍长于酸敛肝阴，养血柔肝，缓急止痛，为调和肝脾常用药物。白芍有生用、炒用之别，生者性凉，以养阴为主；炒后转温，以养血为主。常用生白芍，取其养阴柔肝之用。鹿衔草长于补虚益肾，祛风除湿，临床上常用于治疗骨质疏松症，将其创新性地运用于脾胃病中，取其补而不腻之性。二者参用，一阴一阳，肝脾肾兼顾，肝阴得敛，肾阴得滋，肾阳得助，脾阳得温，阴阳相合，相互促进，则泉源不竭。常用于脾胃病久治不效、病邪积聚、伤及阴阳者，症见脘腹不适，腰酸乏力，头晕目眩，脉沉或沉细者。

（十一）黄芪配山萸肉

黄芪，甘温，入脾、肺经，功善健脾益肺、升阳举陷，为补药之长，《名医别录》谓其"止渴、腹痛、泻痢，益气，利阴气"。山萸肉，酸涩偏温，入肝、肾经，善柔养肝肾阴精，其性酸涩，又能固虚脱，《医学衷中参西录》言其"收涩之中兼具条畅之性"。二药相互为用，一者善于益气，以滋气血之源，一者长于养阴，使补而不燥，滋而不滞，一阴一阳，固脱力增强，其效更著。对于脾胃虚弱，伴见少气乏力、便质稀溏者尤为适宜。

（十二）麦冬配北沙参

《临证指南医案》谓："所谓胃宜降则和胃者，非用辛开苦降，亦非苦寒下夺，以损胃气，不过甘平或甘凉濡润以养阴。"麦冬，味甘柔润，性偏苦寒，入胃以养胃生津，入脾以助脾散精，入心以清心除烦。北沙参质润多津，味甘、微苦、微寒，甘寒能滋养胃阴，苦寒能清泄胃热，与南沙参相比较，北沙参体重而坚，长于养肺胃之阴。二药相参，相须为用，甘凉濡润，寓降于润，使胃得阴液之濡润而复其通降。若见胃脘隐隐作痛或脘闷不舒、口干烦躁、舌红欠津等证，常将二药合而为用。

（十三）薏苡仁配芦根

薏苡仁，性凉，味甘、淡，微凉以清热，甘淡以渗湿，健脾补肺不滋腻。《本草新编》言："薏仁最善利水，不至损耗真阴之气，凡湿盛在下身者，最宜用之，视病之轻重，准用药之多寡，则阴阳不伤，而湿病易去。"芦根，性寒，味甘，甘寒清热，生津除烦。《唐本草》载："疗呕逆不下食、胃中热、伤寒患者弥良。"因湿阻中焦气机，久必郁热，化热入内，出现湿热蕴结之证，薏苡仁与芦根相配伍，能清热于内，利湿于外，湿热分离，其势必孤。此外，二者为相须配伍，药性平和，能清热利湿不伤胃，适用于脾胃病湿热中阻者。

（十四）延胡索配乌药

延胡索，性温，味辛、苦，辛散以温通，能活血、行气、止痛，既治血瘀疼痛，又治气滞疼痛。《本草经疏》曰："延胡索，温则能和畅，和畅则气行；辛则能润而走散，走散则血活。血活气行，故能主破血及产后诸病因血所为者。"现代研究证实，延胡索具有抗肿瘤、镇痛、抗菌、抗溃疡等作用。乌药，性温，味辛，能调肝解郁，疏通经气，善于止痛。《本草求真》曰："凡一切病之属于气逆，而见胸腹不快者，皆宜用此。"现代研究表明乌药具有抗炎、镇痛、抗肿瘤、抗氧化的作用。二者应用为相须配伍，共奏行气解郁止痛之功，适用于脾胃病气滞络瘀者。

（十五）延胡索配川楝子

延胡索，辛、苦，温，归心、肝、脾经，具有活血行气止痛之效。《本草纲目》记载："能行血中气滞，气中血滞，故专治一身上下诸痛，用之中的，妙不可言。盖延胡索活血化气，第一品药也。"川楝子，苦寒，归肝、胃、小肠经，有疏泄肝热而解郁止痛之功。《珍珠囊》曰："主上下腹痛，心暴痛。"叶天士言："肝为起病之源，胃为传病之所。"调肝理脾、疏通气机为其常用之法则，故有"治胃病不理气，非其治也"之说。延胡索以温通为主，川楝子以寒降为主，两者配合，调肝理气，疏泄得宜则胃气和降。

（十六）白花蛇舌草配半枝莲

白花蛇舌草，味苦，性寒，其功效为清热解毒，消痈散结，利尿除湿。现代药理研究表明，其具有增强机体免疫力、抑制肿瘤的作用。半枝莲，味苦，性寒，清热解毒，活血化瘀，消肿止痛。《泉州本草》记载其能"通络，清热解毒，祛风散血，行气利水，破瘀滞通"。现代药理研究证实，半枝莲能抑制肿瘤增殖生长、改善患者症状、延长患者的生命周期。二药合用，取其清热解毒、化瘀散结之功，现代药理学研究表明其可改善胃黏膜血流，改变黏膜微循环，逆转腺体萎缩、肠上皮化生和不典型增生，将可能发生的胃癌消灭在萌芽阶段。

（十七）生牡蛎配浙贝母

生牡蛎，味咸，微苦，入肝、胆、肾经，功效为滋阴潜阳，重镇安神，软坚散结。《本草纲目》曰："化痰软坚，清热除湿，止心脾气痛，……消疝瘕积块，瘿疾结核。"《珍珠囊》言："软痞积，又治带下，温疟，疮肿，为软坚收涩之剂。"浙贝母，味苦，性寒，具有清热化痰、开郁散结之效。《名医别录》言："疗腹中结实、心下满，皆指邪热窒塞之证，苦泄散结，皆能主之。"《内经》中很早就提出"坚者消之……结者散之"的治法。牡蛎味咸，咸"能下、能软"，浙贝母苦寒，苦"能泄、能燥、能坚"且"苦泄散结"。两者相配，取其软坚散结之功效，对胃镜下黏膜粗糙，呈颗粒状或结节状甚至息肉样隆起者尤为适宜。

（十八）乌贼骨配浙贝母

此为名老中医王药雨先生所创制的乌贝散之组方。乌贼骨，味咸而涩，性微温，具有制酸止痛、收敛止血的功效。现代药理研究发现，乌贼骨的化学成分主要含碳酸钙，中和胃酸，抑制胃酸分泌，保护胃肠黏膜，并且能促进胃黏膜修复。浙贝母味苦性凉，具有清热散结、软坚化痰之功效。两药相配，制酸止痛，止血且不留瘀。临床中常见胃食管反流病患者胃酸过多，甚至损伤胃及食管黏膜，此时常用乌贼骨配浙贝母。

（十九）桑叶配苏叶

桑叶，性寒，味苦、甘，甘寒清润，轻清疏散，具有疏风宣肺润燥的功效。现代药理学研究表明，桑叶具有抑菌、抗炎、抗病毒、抗肿瘤、抗衰老、抗疲劳作用。苏叶，质轻味辛，具有散寒解表、行气和胃之功效，《本草乘雅半偈》言其："致新推陈之宣剂，轻剂也……气上者，可使之宣摄"。肺胃关系密切，肺失宣降可影响中焦气机升降，故治疗脾胃病时常常肺胃同治。肺居上焦，用药宜轻，二叶相配，借风药之性，轻宣肺气，解郁畅气，调理脾胃之升降。遵循吴鞠通的"治上焦如羽，非轻不举"

思想。

（二十）莪术配三棱

莪术，辛、苦，温，归肝、脾经，具有破血行气、止痛、消积之效。现代药理研究表明，莪术具有抗肿瘤、抗炎、抗菌、抗血栓等药理作用。三棱，苦，平，归肝、脾经，具有破血行气、消积止痛的功效。莪术、三棱均善破血，又善调气，两药均有破血化瘀、消积止痛的功效。两药相配，有瘀血者可活血化瘀止痛；无瘀血者也可借两药行气之力以行补药之滞，而增强补益药之效。正如张锡纯所言："若与参、术、芪诸药并用，大能开胃进食，调血和血。"在临床中善用莪术配三棱治疗胃食管反流病，无论是否有血瘀之象，均可使用。

（二十一）合欢皮配合欢花

"胃不和则卧不安"，胃病患者常见多梦、寐差等症。合欢皮与合欢花，同出于一物，一为皮，一为花。古人有"合欢蠲忿"之说。合欢皮，味甘平，功能安神解郁，活血消肿。《神农本草经》记载："主安五脏，和心志，令人欢乐无忧。"合欢花，解郁安神，理气开胃，活络止痛。二者合用，取其安神解郁之效，能缓心气，安五脏，宁心志，神气自畅，寐自安。

二、角药

（一）木香、香附、荔枝核

木香味辛苦，性温，属于气分药，功擅泄肺气，疏肝气，和脾气。香附有"气病之总司"称誉，能通行十二经并奇经八脉之气分，能入血分，为血中之气药，行气血而止痛，又能宽中消食。荔枝核味甘、涩，微温，归肝、胃经，功能理气止痛，祛寒散滞。三药同属于理气药，但又各不相同，木香味辛香燥，走窜之力较强，破滞攻坚是其所长，气味俱升而属阳，偏于向上疏通肝胃之气。荔枝核形质偏重，亦疏肝胃之气，但偏于走下。升降之中复有升降，木香与荔枝核相伍，调和肝胃之气，同时一升一降蕴含其中，调畅中焦气机，效如桴鼓。木香、荔枝核为气分药，香附则能由气入血，善调血中气滞，故又被称为"妇科之主帅"。三药相伍，有升有降，走气走血，共奏行气止痛之功。在临床中对于肝郁气滞型胃痛患者，或久痛入血、久痛成瘀型而致气行不畅胃痛患者，常用此角药组合。

（二）蒲公英、木香、诃子肉

三药合用共奏清热解毒、理气止泻之功，可用于治疗湿热、气滞肠道腹泻者。蒲公英苦寒，善于清热解毒，消痈散结，主治内外热毒诸证。木香辛苦温，气味芳香，能升散诸气，尤善行胃、大肠壅塞阻滞之气，并有止痛之功，《本草会编》言："木香，与补药为佐则补，与泄药为君则泄也"。与苦寒之蒲公英相伍，蒲公英长于苦寒清热，木香长于行气解郁且可防蒲公英苦寒伤脾，寒热共用，热毒去则气机自行，气机和则热毒自消以治其本。诃子肉酸涩收敛，入肺、大肠经，清代医家黄元御曰："诃子集通涩于一身，必通而不过，涩而不奎，药性平和"，腹泻得酸涩收敛则标自除。以蒲公英、木香为主，诃子肉为辅，散敛相合，标本兼顾，常用于治疗腹泻见泄下臭秽、不爽，脘腹疼痛者。

（三）败酱草、仙鹤草、葛根

三者合用常用于治疗溃疡性结肠炎者。刘教授认为溃疡性结肠炎为脾胃升降、运化失职，蕴生湿热，下注肠道阻滞气血，使肠道功能失司，脂膜脉络受损而致。败酱草，性凉，入胃、大肠经，擅长清热解毒，活血消痈，现代药理表明其具有消除局部炎症、改善病变部位微循环、促进溃疡修复的作用。仙鹤草除凉血止血止痢外，还有健脾补虚之效。《景岳全书》云："凡里急后重者，病在广肠最下之处，而其病本则不在广肠，而在脾胃。"葛根入脾、胃经，配以辛散、宣通之葛根，鼓舞脾胃阳气上升。三药合用，一升一补一降，使清阳上升，浊气下行，共奏解毒止血、升阳止泻之功，可用于治疗溃疡性结肠炎见大便次频、黏液多、肛门下坠感或有脓血者。

（四）布渣叶、徐长卿、罗勒

布渣叶，别名破布叶，性味淡、微酸，平，功善清热消滞，又能利湿退黄，兼具化痰之用。现代研究表明，布渣叶具有抗炎、镇痛、促消化、解热、抗衰老、降血脂等作用。徐长卿为辛、温之品，归肝、胃经，有化湿、止痛、祛风之功。该药最早载于《神农本草经》，被列为上品，谓其乃制痛良药。罗勒善入脾、胃二经，因其气味芳香，善除湿浊，故称此为醒脾之物，临床用之常择6~9g，取其佐使之用。三药合而为伍，清热而无苦寒之弊，祛湿而无辛燥之惧，常用于湿热胶结壅积脾胃，症见胃痛、口中异味、舌苔黄厚腻者。若湿从内生，湿困中焦而见痞满、嗳气、大便黏腻者，三者相配之际，增罗勒用量可至15g，以化湿辟浊、清热止痛，常收显效。

（五）猫爪草、藤梨根、石见穿

对于慢性胃炎病程日久、胃黏膜固有腺体萎缩伴肠化者，尤其是伴幽门螺杆菌感染者，辨证属热毒瘀结于胃络之证，临证时多猫爪草、藤梨根、石见穿合用。猫爪草，甘辛，温，平，功善解毒散结。藤梨根为中华猕猴桃的根，性平，味甘、微酸，《陕西中医药》中记载具有"清热解毒、消癌、活血消肿"之功效。石见穿苦、辛，性平，苦辛之品，能降能行，既清解热毒，又活血行瘀，因其性平而无苦寒败胃之忧。现代药理研究明确以上药物均有抗肿瘤功效，三者相互辅助，清热散滞以消其因、解毒抗癌以逆其势，主要针对炎症伴肠化、异型增生等癌前病变。但应注意配伍及投用时间，以免败散正气。

（六）莪术、姜黄、丹参

莪术味辛、苦，性温，属肝、脾经，药性峻猛，功能破血祛瘀，行气止痛，为气中血药。姜黄性温，味辛、苦，归肝、脾经，辛散温通，功专破血行气，通经止痛。丹参味苦，性微寒，归心、心包、肝经，功能活血祛瘀，凉血消痈，养血安神。李中梓言其能"破宿血，补新血"，后世有"一味丹参散，功同四物汤"之说。莪术治气中之血，姜黄理血中之气，丹参活血补血，三药相配，气血兼顾，阴阳相济，攻邪之中亦兼顾正气。现代药理学研究表明，莪术和姜黄均具有抗肿瘤的作用。胃癌前病变的患者往往有一个长期的疾病发展过程，从气血层面来说，久病患者其病机特点常常已入血分，当活血祛瘀、养血生新。刘教授在治疗胃癌前病变时，除使用白花蛇舌草、藤梨根、半枝莲等一类清热解毒药物外，还会酌情加入本组药物，以达到抑制细胞癌变的目的。

（七）酸枣仁、茯苓、知母

三者合用取酸枣仁汤之义用于治疗肝血不足、虚热内扰者。酸枣仁甘、酸质润，入心、肝经，有养血补肝、宁心安神功效，尤善于治疗虚烦失眠者。《名医别录》载酸枣仁："主烦心不得眠，脐上下痛，血转久泄，虚汗烦渴，补中，益肝气，坚筋骨，助阴气，令人肥健。"茯苓归心、肺、脾、肾经，具有利水渗湿、健脾宁心之功，《本草衍义》载："茯苓、茯神，行水之功多，益心脾不可阙也"。知母苦寒，有清热泻火、滋肾阴之效。三药合用，以酸枣仁、茯苓为主养血安神，健脾宁心，专治失眠，以知母清热滋阴辅治失眠，且有除烦功效，三药合用共奏养血安神、清热除烦功效，常用于治疗神经衰弱、更年期综合征见失眠、虚烦、心悸、头晕者。

（八）鬼箭羽、延胡索、赤芍药

鬼箭羽味苦性寒，《本草述钩元》中谓本品"大抵其功精专于血分"，功能破血通经、解毒消肿、杀虫。延胡索味辛、苦，性温，性温则于气血能行能畅，味辛则于气血能润能散，善理一身上下诸痛。李中梓在《雷公炮制药性解》中赞誉本药"一切因血作痛之证并治"，又言"玄胡索可升可降，为阴中之阳"。赤芍药功能清热凉血，祛瘀止痛，《滇南本草》有论："泻脾火，降气，行血，破瘀，散血块，止腹痛，退血热……"。三药均能活血祛瘀而止痛，相辅相成又各有偏重。鬼箭羽专散恶血，为血分之药，其性属阴；延胡索兼能行气，为活血利气之药；赤芍药能泻肝火，清血分郁热，凉血祛瘀。三药相伍，祛瘀止痛的同时又兼顾其他病机与兼症，协同以增效。凡属瘀血阻滞导致的胃脘部疼痛兼肝火旺盛者皆可选用此组药物，以活血化瘀止痛，清热凉血泻（肝）火。需注意某些人群服用延胡索后可能会对肝功能有一定影响，临床使用应当谨慎。

（九）黄芪、太子参、丹参

黄芪甘温，归脾、肺经，重在益气，以补为长，又有升阳举陷之用，能振奋中气，顺应脾土而调补脾胃。太子参性偏寒凉，功善补益脾胃，兼能养阴生津,《本草再新》言其"大补元气",为清补之佳品。丹参味苦,性微寒,苦能降泄,寒善下行,专入血分,降而行血,去滞生新。与黄芪、太子参补气药相伍,补益脾气相长,行血散滞相用,动静结合,气血共调,对于慢性萎缩性胃炎病程迁延难愈,后期热毒之邪势减,久则致瘀,久则及虚者有肯綮之效。对于脾胃素虚、大便稀溏、正虚更甚者,常以党参易太子参,增补益之力,减养阴凉润之势。

(十)杜仲、枸杞子、山茱萸

此三种药均可补益,但作用方向不同,合而用之,使肝肾阴阳同补,且有固涩之功。杜仲性温,有补肾阳、强筋骨、安胎之效,《神农本草经》载:"其治腰脊痛,坚筋骨,强肾志,除阴部痒湿"。现代药理研究表明,杜仲有降压利尿的作用,常用于高血压头晕、头痛的治疗。枸杞子于《名医别录》中载:"微寒,无毒"。《本草纲目》载其功效为:"滋肾,润肺,明目"。二药合用,一温一寒,滋阴补阳,阴精填充则阳气有所依,治疗肾虚时常配伍应用。山茱萸味甘、酸,归肝、肾经,不仅善补肝肾且有收敛之功,与补益药配伍可增强其效。三药合用共奏补益肝肾、收敛固涩之效,可用于治疗肝肾亏虚而致的腰膝酸软、头晕耳鸣、夜尿频多等症。

(郝旭曼、孙建慧)

第三节　药　茶

药茶的发展始于茶,早在《神农本草经》中已有茶的记载,"神农尝百草,一日遇七十二毒,得茶而解之"。可见汉代就发现了茶的药用价值。唐代《外台秘要方》首次载有"代茶新饮方"一节详述代茶饮的制作、使用方法和主治疾病。宋代《太平圣惠方》首载"药茶"一词,卷92为茶药诸方,共载药茶方8个,便有了药茶的记载。随着人们医疗实践经验的逐渐积累,后世将茶叶或中草药经过冲泡、煎煮,然后像日常喝茶一样饮用以防治疾病。故药茶是指一种剂型,未必皆加入茶叶,都统称为药茶。

药茶具有天然节约、价格低廉、服用方便、有效稳定等优点,在辨证施治的前提下,开水冲泡即饮,口感清新,既具备中药复方的功效,又解决了中药在服用及煎煮过程中的弊端，易于为人们所长期接受，在人们的日常生活和医疗保健中发挥了重大的作用。

主张综合治疗，临床用药不拘一格，代茶饮中药物多选清润、宣透、芳香、缓和之品，配伍精简，药量适中，恰中病机。中医的调理、治疗疾病往往是一个缓慢的过程。服药并不拘于形式，亦可顿服，亦可仿饮茶之法，慢慢呷下，使身体逐渐适应，如春风化雨，似润物无声，将药物的作用缓缓发挥。

一、药茶与季节

自然界有春温、夏热、秋凉、冬寒的变迁，人体则表现为春夏阳气渐长，秋冬阴气渐旺，故药茶的应用与之相应，用药自然随之而异。

（一）春季药茶

《素问·四气调神大论篇》曰："春三月，此谓发陈，天地俱生，万物以荣……以使志生。生而勿杀，予而勿夺，赏而勿罚。"春三月，为肝木当令之时，肝主疏泄，调畅情志，与人的精神情志活动关系密切。肝气升发不足，木郁不达，易出现郁郁寡欢、多愁善感；肝气疏泄太过，肝气上逆，可见烦躁易怒、面红目赤、头胀头痛，或肝木妄行克伐脾土，导致纳呆腹胀、肠鸣泄泻。刘启泉教授临证常选用花类中药。花类中药芳香清婉、轻扬透达，故能条达肝木，而不易耗伤正气；亦可轻清上行，开宣毛窍，解表散邪。

● 双花饮

玫瑰花6g，绿萼梅6g，佛手5g，水煎服或用热水浸泡代茶饮。用于肝郁气滞，症见抑郁不舒、胁肋胀痛者。

● 薄荷菊花茶

菊花6g，薄荷6g，蜂蜜适量，将薄荷、菊花用开水冲泡，待水温下降至40℃~50℃，加入适量蜂蜜，调匀。用于风热上攻，症见目赤多泪、头痛眩晕、咽喉肿痛者。对肝火旺、用眼过度导致的双眼干涩有较好的疗效。

● **陈佛麦芽饮**

陈皮10g，佛手10g，生麦芽20g，将三者一同加适量清水煮沸后去渣。每日1剂，代茶饮。用于肝气犯胃，症见胃部胀痛、连及两胁、嗳气者。

（二）夏季药茶

"夏三月，此谓蕃秀，天地气交，万物华实……使华英成秀，使气得泄，若所爱在外。"自然界中夏季以火热为主，在人体则与心相通应。夏季时令的特点为气候炎热，易燥扰心神，同时仲夏之际，暑多挟湿，容易造成湿邪困脾，影响脾胃运化和气机升降功能。因此夏季药茶的选择重在养心清热、健脾除湿。

● **竹叶清心饮**

淡竹叶15g，甘草10g，薄荷3g。将淡竹叶、甘草加水煎煮10分钟，放入薄荷，煮沸片刻，过滤取汁，每日1剂代茶饮。用于心经热盛，症见口舌生疮、心烦口渴、小便赤涩者。

● **清暑茶**

西瓜翠衣30g，荷叶10g，石斛10g，淡竹叶10g，共煎取汁，去渣，代茶频饮。用于暑热伤津，症见心热烦躁、消渴欲饮者。

● **布渣叶茶**

布渣叶10g，绿茶适量，开水冲泡饮用。有疏风清热、解暑消食、生津止渴之功效，用于感冒发热、食滞饱胀、腹痛吐泻、头痛身倦、四肢不适者。

（三）秋季药茶

"秋三月，此谓容平，天气以急，地气以明……收敛神气，使秋气平，无外其志，使肺气清。"肺气与秋气相通应，肺乃清虚之体，性喜清肃而其气主降，秋金之时，燥气当令，燥邪易伤肺之津液，使肺失清肃。"燥者濡之"，多以轻宣濡润、养阴生津之品，透邪外出，培补金水。选药精少，养阴润肺而不滋腻，辛宣郁痹而不伤阴。

● **罗汉果茶**

罗汉果20g，沸水浸泡15分钟代茶饮用。用于肺燥津伤，症见干咳口渴、咽痛失音、肠燥便秘者。

● **清咽饮**

金银花6g，冬凌草9g，板蓝根9g，木蝴蝶3g，桔梗10g，甘草3g，用沸水冲泡，加盖焖15分钟，代茶频饮，饮用时缓慢咽下，每日1剂。咽喉是肺胃的门户，此饮适用于肺胃热盛所致咽喉不利者，症见咽喉红肿疼痛，发干，有异物感。

● **益胃饮**

沙参9g，麦冬15g，生地15g，玉竹4.5g，冰糖3g，水煎取汁。用于阳明温病、下后汗出、胃阴受伤者。

（四）冬季药茶

"冬三月，此谓闭藏，水冰地坼……使志若伏若匿，若有私意，若已有得……此冬气之应，养藏之道也。"冬季气候寒冷，寒水当令，万物归藏。《素问·痹论》曰："痛者，寒气多也，有寒故痛也。"寒邪阻滞，气血不通，不通则痛。灵活使用风药，借其辛、散、温、通等特性以达发散祛邪、辛温通阳、通络止痛的作用。

● **香苏饮**

藿香3g，紫苏叶3g，陈皮6g，甘草3g，用热水浸泡代茶饮。用于风寒犯胃，症见胃脘暴痛、恶寒喜暖、恶心呕吐者。

二、药茶与体质

中医体质学将人体的体质分为平和质、气虚质、阳虚质、阴虚质、痰湿质、湿热质、血瘀质、气郁质、特禀质9种类型。药茶作用缓和持久，积微致著，尤其适合预防性保健及慢性病的治疗。根据个人体质，因人制宜，通过饮用药茶，培养人体正气、抵御外邪，未病先防，防微杜渐，防重于治，达到保健养生的目的。

（一）平和质

平和质人群阴阳气血调和，以体态适中、面色红润、精力充沛等为主要特征。面色、肤色润泽，目光有神，鼻色明润，唇色红润，精力充沛，耐受寒热，睡眠、饮食良好，二便正常。性格随和开朗，平素不易患病，对外界环境适应力较强。

（二）气虚质

气虚质患者元气不足，以疲乏、气短、自汗等气虚表现为主要特征。常见气短懒言，容易疲乏，精神不振，多汗。性格内向，不喜冒险，肌肉松软不实，易感冒、内脏下垂等疾病。不耐受寒邪、风邪、暑邪。常用药为黄芪，性甘温，补脾升阳，益肺固表。《本草备要》曰："补中，益元气，温三焦，壮脾胃。"黄芪补气之力虽不及人参，但对于慢性气虚更为适宜。药茶可选用黄芪6g，枸子6g，开水冲泡代茶饮用。

（三）阳虚质

阳虚质患者阳气不足，以畏寒怕冷、手足不温等虚寒表现为主要特征。常见畏冷，手足不温，喜热饮食，精神不振。性格多沉静、内向，肌肉松软不实，易患痰饮、肿胀、泄泻等病证。耐夏不耐冬，易感风、寒、湿邪。常用药为桂枝，性辛、甘、温。辛温发散，甘温通阳助卫，入经络，善上行肩臂，温通经络；入血脉，温散血中寒邪，通脉止痛；又可借其辛温，温通一身之阳气。此药茶由《伤寒论》桂枝甘草汤化裁，桂枝12g，甘草6g，水煎取汁温服。

（四）阴虚质

阴虚质患者阴液亏少，以口燥咽干、手足心热等虚热表现为主要特征。常见手足心热，口燥咽干，鼻微干，喜冷饮，大便干燥。性情急躁，外向好动、活泼，体型偏瘦，易患不寐、虚劳等病症。耐冬不耐夏，不耐受暑、热、燥邪。常用药为石斛、麦冬、沙参。此三者均性甘、微寒，有益胃生津、清热润燥之效。《本草纲目拾遗》谓石斛："清胃除虚热，生津，已劳损。以之代茶，开胃健脾。"药茶应选用石斛15g，麦冬6g，热水浸泡代茶饮。

（五）血瘀质

血瘀质患者血行不畅，以肤色晦暗、舌质紫暗等血瘀表现为主要特征。常见肤色晦暗、色素沉着，容易出现瘀斑，舌质紫暗或有瘀点。性情烦躁、健忘，胖瘦均见，易患痛症、血症及癥瘕等病证。多不耐受寒邪。

常用药为三七粉，性甘、微苦、温，功善活血化瘀，又可止血定痛，亦有强壮补虚的作用。药茶选用三七粉2g，温开水冲服，每日一次。

（六）痰湿质

痰湿质患者痰湿凝聚，以形体肥胖、腹部圆满、口黏苔腻等痰湿表现为主要特征。常见面部皮肤油脂多，多汗且黏，胸闷，痰多，喜食肥甘甜黏。性情偏温和、稳重，多善于忍耐，易患消渴、中风、胸痹等病证。对梅雨季节及潮湿环境适应能力差。常用药为陈皮，性辛、苦、温，燥湿化痰、行气调中。《本草纲目》："橘皮，苦能泻能燥，辛能散，温能和，其治百病，总是取其理气燥湿之功。"药茶应选用陈皮10g，茯苓15g，甘草6g，水煎取汁代茶饮。

（七）湿热质

湿热质患者湿热内蕴，以面垢油光、口苦苔黄腻等湿热表现为主要特征。常见面垢油光，易生痤疮，身重困倦。性情容易心烦急躁，易患疮疖、黄疸、热淋等病证。对夏末秋初湿热气候，湿重或气温偏高环境较难适应。常用药薏苡仁，性甘、淡、微寒，甘淡渗利，健脾除湿，性凉清热，有排脓清淋之效。药茶应选用薏苡仁20g，淡竹叶6g，水煎代茶饮。

（八）气郁质

气郁质患者气机郁滞，以神情抑郁、忧虑脆弱等气郁表现为主要特征。患者常见神情抑郁，烦闷不乐。性情内向不稳定，敏感多疑。易患脏躁、郁证、梅核气、不寐等病证。对精神刺激适应能力较差，不适应阴雨天气。常用药为合欢花，性甘、平，安神解郁。药茶应选用合欢花6g，玫瑰花6g，热水浸泡代茶饮。此饮可使心肝安和，情志欢悦，亦能美容养颜。

（九）特禀质

特禀质患者先天失常，以生理缺陷、过敏反应等为主要特征。过敏体质者常见哮喘、咽痒、鼻塞、喷嚏等。适应能力差，易患哮喘、荨麻疹、药物过敏等病证。特禀质患者易感外邪，应注重益卫固表，固护肺气，扶正祛邪。代茶饮可选用防风6g，乌梅6g，薄荷3g，水煎取汁或开水冲泡。

三、药茶与疾病

药茶在防治疾病方面，既是一种慢性病治疗的有效手段，又可作为常见病的简易疗法和急性病的辅助治疗。慢性病多病程长且难以治愈，症状反复发作困扰患者，甚者久病体弱致脾胃受损，水谷不化，用药或食疗均难以吸收，而药茶疗用量精少，可长期饮用，作用持久、药性缓和，从而促进患者康复。下面根据功效分类，介绍一些实用、易于取材的药茶方以供调护脾胃。

（一）健脾和胃

● 萝卜陈皮茶

配方：生萝卜60g，生麦芽10g，陈皮9g，生山楂10g。

用法：以上材料一同放入锅中，加适量水煎30分钟，取汤约400mL，代茶饮。

功效：健脾开胃。

适合人群：适于食欲差、消化不良、胃肠积食者。

● 益胃茶

配方：炒党参12g，炒枳实10g，煨木香7g，蒲公英15g。

用法：将上药打成粗粉，每次用药20g以纱布包，置于杯中，以适量沸水冲泡，每日1~2剂代茶饮。

功效：健脾益胃，行气消胀。

适合人群：用于脾虚气滞所致的体倦乏力，食后脘腹胀满或食少便溏，如慢性胃炎、胃下垂患者。

● 清明茶

配方：红枣（去核，切片）3~5枚，枸杞5g，菊花3g。

用法：用开水冲泡后饮用。

功效：补脾健胃，清肝明目。特别适合清明时节饮用。

适合人群：脾胃虚弱，双眼干涩者。

● 四君子茶

配方：党参10g，茯苓10g，白术10g，甘草10g。

用法：将上药放入锅中，加80℃的水加热滚沸后续煮5分钟即可关火，趁热饮用。

功效：健脾和胃。

适用人群：脾胃气虚者。面色萎黄，语声低微，气短乏力，食少便溏，舌淡苔白，脉虚数者。

（二）益胃生津

● 白梅墨玉茶

配方：白梅花5g，墨旱莲5g，玉竹5g。

用法：开水冲泡代茶饮。

功效：润补而不滋腻，疏肝而不伤阴。

适合人群：适合阴虚体质，经常口干口苦，两目干涩，头晕乏力，肝气郁滞，打饱胀嗝者。

● 白芍木梅茶

配方：白芍5g，乌梅2枚，木瓜3g，绿茶3g。

用法：沸水冲泡代茶饮。

功效：敛肝养胃。

适合人群：适于胃阴不足之纳差、无食欲、口渴、舌红少苔者；慢性萎缩性胃炎；慢性泻痢；怀胎吐逆日久伤津；甲亢。

● 芦根茶

配方：芦根10g，绿茶3g。

用法：用300mL开水冲泡后饮用。可加冰糖。

功效：清热生津，除烦止呕。

适合人群：热病烦渴；胃热吐逆反酸者；肺痈。

（三）舒肝和胃

● 健脾行气五花茶

配方：玫瑰花3g，代代花3g，厚朴花3g，桂花3g，佛手花3g，生甘草

3g。

用法：开水冲泡代茶饮。

功效：疏肝行气，和胃安神。

适合人群：适合胸脘痞闷胀满、纳差、饭后腹胀、虚烦失眠者。桂花性温，脾胃有热、舌苔黄厚腻者，饮用此茶时，需去掉桂花。

● **茉莉花茶**

配方：茉莉花6g，石菖蒲6g，绿茶10g。

用法：沸水冲泡，加盖焖10分钟后代茶饮。

功效：行气解郁，化湿和胃。

适合人群：用于肝郁气滞而致的脘腹胀痛者，症见食欲不振，嗳气频频，大便不爽，苔腻，脉弦滑。

禁忌：肺肾气虚或肾虚喘息者忌用。

● **陈皮蜂蜜茶**

配方：陈皮12g，蜂蜜30g。

用法：沸水冲泡代茶饮。

功效：理气止痛。

适合人群：急性胃炎患者。

● **乌梅参茶**

配方：党参3g，山楂3g，玉竹6g，扁豆5g，乌梅2枚。

用法：沸水冲泡代茶饮。

功效：疏肝和胃，理气止痛。

适合人群：用于气阴两虚胃痛者。

● **玫瑰佛手茶**

配方：玫瑰花3g，佛手3g。

用法：沸水冲泡代茶饮。

功效：理气解郁，和胃止痛。

适合人群：适用于肝胃不和，情志不畅时胃痛尤甚者。

（四）降逆止呕

● 橘柿茶

配方：橘皮6g，柿蒂3g，姜汁适量。

用法：开水冲泡代茶饮。

功效：通郁滞，理气机，降逆止呕。

适合人群：气机郁滞型呃逆者。

● 苏梗茯苓茶

配方：紫苏叶3g，紫苏梗3g，茯苓6g，陈皮5g。

用法：开水冲泡代茶饮。

功效：降逆止呕。

适合人群：恶心反胃者。

● 柿蒂姜茶

配方：柿蒂10g，生姜5g。

用法：先将柿蒂、生姜洗净，再将生姜去皮切丝，然后一同放砂锅中，加水适量，煎煮片刻，去渣取汁即可代茶饮。

功效：降逆止呕。

适合人群：用于胃寒呃逆者，还可用于中风患者呃逆不止。

● 丁香茶

配方：丁香5g，绿茶6g，冰糖10g。

用法：将丁香洗净捣烂，放入杯中，加入绿茶、冰糖，倒入沸水冲泡，加盖焖5分钟即可代茶饮。

功效：温中降逆，散寒止痛。

适合人群：用于胃寒呃逆、脘腹冷痛、食少吐泻者。

（五）化湿降浊

● 冬兰竹叶饮

配方：冬凌草5g，佩兰5g，竹叶6g。

用法：先用温水洗茶，后用开水泡，泡开后代茶饮。

功效：清热利湿，芳香化浊。

适合人群：湿热内蕴，口舌生疮，大便黏腻不爽，舌红苔黄腻者。

禁忌：脾胃虚寒者不宜。

● 香兰茶

配方：藿香5g，佩兰5g。

用法：沸水冲泡代茶饮。

功效：预防浊毒内侵，消除体内浊毒。

适合人群：慢性胃炎患者，症见烧心反酸，大便黏腻不爽，舌苔黄腻，脉弦滑。

禁忌：阴虚燥热的人不宜饮用。

● 茉莉花茶

配方：茉莉花6g，石菖蒲6g，青茶10g。

用法：沸水冲泡，代茶饮。

功效：化湿降浊，理气止痛。

适合人群：胃脘痛之湿浊中阻证。症见脘腹胀痛，口腻纳呆，恶心欲呕。

（六）润肠通便

● 芝麻杏仁茶

配方：黑芝麻10g，甜杏仁6g，冰糖适量。

用法：黑芝麻去杂质，洗净，小火焙干；杏仁洗净，晒干。将处理过的黑芝麻和甜杏仁一同捣碎，用沸水冲泡，再加入冰糖即可饮用。

功效：润肠通便，润肺止咳。

适合人群：润肠通便，尤其适宜老年性便秘者。也可用于肺阴不足之久咳少痰者。

● 四仁茶

配方：杏仁9g，松子仁9g，大麻仁9g，柏子仁9g。

用法：以上四味一同捣碎，沸水冲泡，加盖焖片刻，代茶饮。

功效：润肠通便。

适合人群：阴虚、老年津枯液少之便秘者。

● **大黄荆芥茶**

配方：大黄10g，荆芥3g。

用法：共为粗末，取适量用沸水冲泡，加盖焖15分钟代茶饮。

功效：泄热毒，破积滞。

适合人群：热结便秘者。症见大便干结难解，口干口臭，腹胀痛，面红，舌红苔黄，脉数者。

（七）健脾祛湿

● **五味除湿茶**

配方：生黄芪3g，太子参3g，炒白术5g，生薏苡仁5g，陈皮3g。

用法：沸水冲泡即可饮用。

功效：健脾祛湿。

适合人群：适于体型偏胖，头昏沉，面色淡黄或发暗，有湿疹，大便黏腻不爽等脾虚湿盛表现者。

● **茯苓茶**

配方：茯苓24g。

用法：将茯苓煮沸代茶饮。

功效：益脾和胃，渗湿利水。

适合人群：脾虚所致的泄泻、带下者；心神不宁所致的心悸、失眠者；癌症患者属脾虚湿重者。

● **车前子茶**

配方：炒车前子5g，红茶3g。

用法：沸水冲泡10分钟即可，代茶饮。

功效：健脾利水，涩肠止泻。

适合人群：脾虚泄泻者。症见大便稀溏、完谷不化、面色萎黄、神疲倦怠，舌苔淡白，脉细弱者。

（八）温胃散寒

● **陈皮姜茶**

配方：陈皮6g，生姜6g。

用法：沸水冲泡代茶饮。

功效：温胃散寒。

适合人群：用于胃脘痛之寒邪客胃者。症见胃痛暴作，甚则拘急作痛，得热痛减，遇寒痛甚，口淡不渴，或喜热饮，苔薄白，脉弦紧。

● **肉桂山楂茶**

配方：肉桂3g，山楂肉5g，红糖5g。

用法：开水冲泡代茶饮。

功效：温胃散寒、消食导滞。

适合人群：胃脘闷痛、干噎、厌食、消化不良等患者。

● **丁香桂花茶**

配方：丁香叶5g，桂花5g。

用法：沸水冲泡代茶饮。

功效：温胃散寒，行气止痛。

适合人群：用于胃寒疼痛者。还可祛口臭，排毒养颜，润肺化痰。

禁忌：热性病及阴虚内热者忌用，不宜与中药郁金同用。

● **益气养血温中茶**

配方：黄芪3g，西洋参5g，山楂5g，菊花3g，枸杞5g，麦芽3g。

用法：沸水冲泡代茶饮即可。

功效：益气养血，温中暖胃、健脾消滞。

适合人群：气血亏虚、脾胃虚弱、湿浊内阻者。症见头晕、周身乏力，面色无华，心悸，失眠多梦，消化不良者。

（九）解毒止痢

● **木香山楂茶**

配方：木香3g，山楂（干品）5g，红茶5g，白糖5g。

用法：开水冲泡代茶饮。

功效：收涩止痢，理气止痛。

适合人群：腹痛腹泻、里急后重者，细菌性痢疾、急慢性肠炎患者。

● 马齿苋茶

配方：鲜马齿苋30g，石榴皮15g。

用法：先将马齿苋洗净再蒸5分钟，捣烂取汁与石榴皮加水共煎10分钟，加白糖即可代茶饮。

功效：清热解毒，凉血止血。

适合人群：热毒血痢、肠痈、崩漏、便血者。

● 银花清利茶

配方：金银花5g，白糖5g。

用法：加入200mL开水冲泡10分钟即可，代茶饮。

功效：清热止痢。

适合人群：赤白痢、大便中夹有脓血者。

（十）清热解毒

● 苦瓜根茶

配方：鲜苦瓜根30g。

用法：切碎，加水煎汤，去渣取汁代茶饮。

功效：清暑涤热，解毒止泻。

适合人群：慢性肠炎患者。

● 石榴树叶茶

配方：石榴树叶60g，生姜15g，盐30g。

用法：以上三味一同炒黑，加水煎汤，去渣取汁，代茶饮。

功效：生津止渴，涩肠止泻。

适合人群：慢性肠炎患者。

（十一）抗癌

● 鸡内金茶

配方：鸡内金10~15g。

用法：加200mL水煎，分3次代茶饮。

功效：清热解毒，化瘀散结。

适合人群：胃癌患者。

● **野葡萄根茶**

配方：鲜野葡萄根30g。

用法：切碎入锅，加水适量，煎煮2次，每次30分钟，合并滤汁即成，分2次代茶饮。

功效：清热解毒，止痛止血，抗癌。

适合人群：可治疗各型胃癌。

● **豆蔻砂仁荷叶茶**

配方：白豆蔻2g，砂仁2g，荷叶半张。

用法：将荷叶洗净，切碎，与白豆蔻、砂仁同放入砂锅，加足量水，大火煮沸，改用小火煨煮20分钟，用纱布过滤，取汁分2次代茶饮。

功效：消食宽胀，行气开胃，抗癌。

适合人群：可用于食管癌患者。

● **大蒜茶**

配方：大蒜瓣20g，绿茶2g，红糖20g。

用法：大蒜瓣去皮，捣烂成泥，再与绿茶、红糖一起加沸水冲泡15分钟，代茶饮。

功效：消炎杀菌，清热解毒，防癌抗癌。

适合人群：适用于胃癌、食管癌患者。

使用药茶须因人、因时、因地而宜，只有选用适合自身体质、病证的药茶才能起到事半功倍的疗效。饮用药茶时需牢记以下"茶忌"：一忌烫茶伤人，二忌冷茶滞寒聚痰，三忌胃寒者饮过量浓茶，四忌哺乳妇女饮浓茶，五忌冠心病者饮过量浓茶，六忌服用阿司匹林后喝茶，七忌茶水服药，八忌空腹饮茶冲淡胃液，妨碍消化，九忌饮过夜茶，伤脾胃，使人消瘦无力，十忌饮用发霉的茶。药茶虽简便易行，但需在医生指导下辨证使用，以免茶不对证而产生不良后果。

（黄云曼、马晓燕）

第四节　药　粥

药粥，简单地说就是将大米（或粳米）加入有治疗作用的植物或动物脏器熬制而成，用于治疗各种疾病，属于食疗法的一种有效形式。《素问·脏气法时论》指出："毒药攻邪，五谷为养，五果为助，五畜为益，五菜为充。"五谷指粳米、麻、大豆、麦、黍；五果为枣、李、栗、杏、桃；五畜系牛、犬、猪、羊、鸡；五菜是葵、韭、藿、薤、葱。这些论述为药粥疗法奠定了理论基础。

药粥的特点显而易见，其一，发力缓慢但作用持久。好比老年人打太极，看似毫不经意，其实招招功力内蕴。其二，善于调理脾胃。《内经》云："药以祛之，食以随之""谷肉果蔬，食养尽之"。它从医食同源、药食同源的观念出发，根据传统营养学的理论，以各种养生食疗食物为主，适当佐以中药，经烹调加工而成，并具有相应养生食疗效用，被广泛应用于慢性疾病及病后调理，以药粥慢慢调养，可调整胃肠功能，恢复元气，进而机体得以复原。

药粥用于疾病防治的文献记载，最早见于湖南长沙马王堆汉墓出土的《五十二病方》，约成书于春秋战国时期。书中记载服用青粱米粥治蛇伤，用米、胶煮粥治痫病。汉代史学家司马迁的《史记·扁鹊仓公列传》中记载"齐王故为阳虚候时，病甚，众医皆为蹶。臣意诊脉，以为痹，根据右胁下，大如覆杯""令人喘，逆气不能食……以火齐粥且饮，六日气下……"。秦汉时期的中医经典《灵枢》中说道："以流水千里以外者八升，扬之万遍，取其清五升，煮之，炊以苇薪，火沸置秫米一升，治半夏五合，徐炊，令竭为一升半，去其滓，饮汁一小杯，日三稍益，以知为度。故其病新发者，覆杯则卧，汗出则已矣；久者，三饮而已也。"治疗不寐之良方，功效显著。我国最早的一部药物学专著《神农本草经》记载了许多药食兼用的药物，如大枣、百合、龙眼、山药、莲子、芝麻、核桃、薏苡仁、干姜、鲤鱼、蜂蜜等，均为药粥方中常见之品。汉代名医张仲景在《伤寒论》中记载了很多米药合用的名方，白虎汤、桃花汤、竹叶石膏汤等均用粳米一同煎煮，为药粥之先驱。唐代孙思邈著《千金方》列举了民间用谷皮糠粥治疗脚气病、羊骨粥温补阳气、防风粥去肢风等。历代医家对药粥的使用颇为重视。下面根据药粥功效分类，总结、归纳了数则药粥方，可遵医嘱对症食用。

一、益胃生津

● 鲜芦根粥

原料：新鲜芦根100g，黄精10g，太子参15g，粳米50g，生姜2片。

做法：将芦根洗净后，切成1厘米长的细段，与黄精、太子参同放入锅中，加入适量冷水，浸泡30分钟武火煮沸，改文火煮20分钟，捞出药渣，加入洗净的粳米，煮至粳米开花，熄火前5分钟放入生姜。

用法：一日分2次温服。

功效：益气养阴。

适用人群：辨证属气阴两虚证者。常见症状为胃脘部痞闷、气短、神倦，舌红少津，苔少，脉细弱。

禁忌：脾胃虚寒者禁用。

● 山药百合沙参粥

原料：山药60g，百合30g，沙参15g，大枣10枚，粳米50g。

做法：取沙参，煎煮取汁，去渣，入山药、百合、大枣、粳米煮至软烂食之。

用法：食粥，每日1次。

功效：生津养胃，止呃逆。

适合人群：辨证为胃阴不足证者。常见症状为呃声短促而不得续、口干咽燥、不思饮食，舌质红，苔少而干，脉细数。

● 百合瘦肉粥

原料：鲜百合30g，猪瘦肉50g，大米50g，食盐1g。

做法：将百合掰瓣洗净，猪瘦肉切丝，大米淘洗干净备用。锅内加水适量，放入大米、猪瘦肉煮粥，快煮熟时加入百合，再煮10分钟，放入食盐搅拌均匀即可。

用法：每日1~2次，可长期服用。

功效：补脾和胃，养阴清热，安神除烦。

适合人群：辨证为肺脾阴虚证者。常见症状为素有脾胃疾病，近来出现咳嗽且大便干结，舌红少津，脉弦。

禁忌：类风湿患者、外感风寒咳嗽及大便稀溏者忌用。

二、健脾和胃

● 黄芪人参粥

原料：炙黄芪20g，人参5g，大米100g，白糖20g。

做法：黄芪、人参切片，冷水浸泡30分钟，入砂锅内煮沸，后改小火煎成浓液，取液后再加冷水，如上法煎取二液，去渣。将两次煎液合并，分成两份，每日早晚同大米煮成稀粥，加白糖即可服用。

用法：每日分2次服用，3~5天为1个疗程。

功效：益气健胃。

适合人群：辨证属脾胃气虚证者。常见症状为神脾乏力、少气懒言、纳呆、便溏泄泻，舌淡，苔薄白，脉细弱。

禁忌：凡阴虚火旺体质或者身体强壮者，以及在炎热的夏季不宜服用，服粥期间，忌食萝卜和茶。

● 板栗粥

原料：板栗100g，糯米100g。

做法：板栗去皮切成颗粒，加糯米共煮为粥。

用法：每日早晚温热服食。

功效：补中益气，健脾止泻。

适合人群：辨证属脾气亏虚证者。常见症状为纳呆、脘腹胀满、面色少华、肢倦乏力、大便溏泄，舌质淡，苔白，脉细弱。

三、消食健脾

● 山楂粥

原料：焦山楂12g（或鲜山楂60g），陈皮10g。

做法：陈皮洗净浸泡20分钟，沸水煮10分钟，去渣留汁。将山楂煎取浓汁，同洗净粳米、陈皮汁同煮，粥将熟时放入砂糖，稍煮沸即可。

用法：作点心服用，10日为1个疗程。

功效：健脾胃，助消化。

适用人群：辨证属饮停食滞证者。常见症状为胃痛胀满、嗳腐吞酸，舌红，苔厚腻，脉滑。

禁忌：孕妇忌食以免诱发流产；糖尿病患者忌食以免引起血糖升高。

● 焦三仙粥

原料：焦神曲10g，焦麦芽10g，焦山楂10g，粳米50g，砂糖5g。

做法：将焦三仙放入砂锅煎取浓汁，去渣，加入粳米、砂糖煮粥。

用法：两餐间当点心服用。

功效：健脾胃，消积食。

适合人群：辨证属饮食停滞证者。常见症状为饮食停滞、胃痛胀满、嗳腐吞酸，舌红，苔厚腻，脉滑。亦可见小儿乳食不消。

● 萝卜粥

原料：白萝卜500g，粳米50g。

做法：将萝卜洗净，切块，入锅加水煮，熟后绞汁，去渣。用萝卜汁汤煮粳米成粥即可。

用法：做早、晚餐，温热服食。

功效：消食利气宽中。

适合人群：辨证属饮食停滞证者。常见症状为积食饱胀、大便干结，舌红，苔黄腻，脉滑数。

禁忌：服用人参、何首乌、地黄期间忌吃萝卜粥。

四、理气和胃

● 橘皮青皮粥

原料：鲜橘皮25g，青皮10g，粳米50g。

做法：将三者入适量水煮粥，待粥成即可服用。

用法：可食粥，亦可连同橘皮、青皮一起食之。每日1次，早餐食用。

功效：疏肝理气，消积化滞。

适合人群：辨证属肝气犯胃证者。常见症状为胃脘胀痛、嗳气则舒，舌红，苔薄白，脉弦。

禁忌：气虚及老年体弱者忌用。

● **梅花粥**

原料：白梅花5g，粳米50g。

做法：先煮粳米为粥，待粥将熟时，加入白梅花，同煮2~3沸即可。

用法：每日2次，空腹温热食用。

功效：疏肝理气，健脾和胃。

适合人群：辨证属肝胃气滞证者。主要症状为胸闷不舒、嗳气食少、食欲减退、消化不良等，舌红，苔薄白，脉弦。亦可用于治疗梅核气、乳腺炎等。

● **白及粥**

原料：白及粉10g，糯米100g，大枣5枚，蜂蜜20g。

做法：用糯米、大枣、蜂蜜加水煮，至粥将熟时，将白及粉加入粥中改文火稍煮片刻，待粥汤黏稠即可。

用法：每日2次，温热服。10天为1个疗程。

功效：健脾养胃，活血止血。

适合人群：辨证属气滞血瘀证者。主要症状为胃脘部疼痛，痛有定处，持续不断，入夜尤甚，烧心反酸，严重者呕血或黑便，舌紫暗或有瘀斑，脉沉弦。适用于胃出血及胃十二指肠溃疡患者。

禁忌：忌烟酒、浓茶、咖啡等。

五、温胃散寒

● **茴香粥**

原料：小茴香15g，粳米100g。

做法：先煎小茴香取汁去渣，入粳米煮为稀粥。或用小茴香5g研磨为细末，调入粥中。

用法：每日2次，趁热服，3~5日为1个疗程。

功效：行气止痛，温胃散寒。

适合人群：辨证属寒邪客胃证者。常见症状为胃寒喜暖、喜热饮、大便稀溏、小便清长，舌淡苔白，脉弦紧。

● **山药砂仁粥**

原料：山药30g，砂仁6g，粳米100g。

做法：将砂仁用纱布包裹，与山药、粳米一同入煮，待粥成取出纱布包，食粥。

用法：每日2次，早晚分服。

功效：温胃散寒。

适合人群：辨证属脾胃虚寒证者。常见症状为胃脘隐痛、喜温喜按、食少纳呆、四肢不温，舌淡苔白，脉虚缓无力。

禁忌：阴虚津亏，大便干燥者少食；糖尿病患者不可多食。

● **荜茇粥**

原料：荜茇4g，胡椒2g，粳米50g。

做法：先将荜茇、胡椒研为极细粉末，用粳米煮粥，待煮沸后调入以上两味药末，再煮成黏稠稀粥即可。

用法：早晚温热服食，3~5日1个疗程。

功效：温中散寒止痛。

适合人群：辨证属脾胃虚寒证者。主要症状为胃脘隐痛，绵绵不休，喜温喜按，空腹痛甚，得食痛减，受凉后疼痛加重，泛吐清水，手足不温，大便溏薄，舌淡苔白，脉虚弱。

禁忌：忌粗硬饮食或暴饮暴食，忌饮酒及辛辣刺激。凡一切实热证及阴虚有火者忌用。

六、健脾除湿

● **赤小豆薏苡仁山药粥**

原料：赤小豆30g，薏苡仁30g，山药30g，大米50g。

做法：加清水，入赤小豆、薏苡仁文火炖煮60分钟，于炖煮中滤出200毫升，继续煎煮，再次滤出200毫升，最后在滤出汁液中加入山药、大米煮熟即可。

用法：每日2次，温服。

功效：健脾益气，利水渗湿。

适合人群：辨证属湿浊困脾证者。常见症状为胃脘灼热、吐酸嘈杂、纳呆恶心，舌红，苔黄腻，脉滑数。

禁忌：赤小豆中嘌呤含量比较高，患有痛风的患者尽量不食用。

● 芡实老鸭粥

原料：老鸭1只，芡实50g，粳米50g。

做法：将白鸭宰杀去毛及内脏，加水煮，熟后加少许盐及葱姜等调料。将煮鸭子的汤兑水适量，入芡实、粳米煮粥，待粥熟即可。

用法：每日2次服用。

功效：健脾养胃，利水消肿。

适合人群：辨证属湿浊困脾证者。主要症状为胃脘不适、纳呆、神疲乏力、大便溏薄、下肢水肿，舌淡，舌体胖大，边有齿痕，脉弱。

● 人参扁豆粥

原料：白扁豆15g，人参5g，粳米50g。

做法：先煮扁豆，将熟时入米同煮成粥，同时单煎人参取汁，粥熟时将人参汁兑入，调匀即可。

用法：每日2次，空腹服。

功效：健脾止泻。

适合人群：辨证属湿滞胃肠证者。主要症状为脾胃虚弱、食欲不振、大便溏泄、带下量多，舌质淡，苔白，脉滑。适用于脾胃虚弱，久泻不止。

● 白果莲子粥

原料：白果6g，莲子（去心）15g，粳米50g，乌骨鸡肉100g。

做法：将乌骨鸡肉切碎，白果、去心莲子研磨成粉，上三味入锅中，加水煮开，加入粳米，慢火熬粥即可。

用法：每日2次，温热服。

功效：补脾止泻。

适合人群：辨证属痰浊困脾证者。主要症状为脘腹胀满、纳呆、便溏、神疲乏力、嗜睡，女子带下量多，男子遗精，舌胖大，苔白腻，脉濡缓。

禁忌：忌贪凉，少食肥甘厚味，忌喝高糖饮料。

● **白术茯苓粥**

原料：白术12g，茯苓15g，陈皮3g，生姜皮1g，砂仁3g，粳米100g。

做法：将上五味药煎汁去渣，加入粳米同煮为稀粥。

用法：每日分2次，早晚温热服。

功效：健脾行水。

适合人群：辨证属湿浊困脾证者。主要症状为脘腹胀满、纳呆、便溏、神疲乏力、嗜睡，舌胖大，苔白腻，脉濡。

七、清热化湿

● **扁豆花粥**

原料：白扁豆花15g，粳米60g。

做法：现将粳米洗净，兑水煮成粥，待粥将熟时，放入扁豆花，改用慢火，稍煮片刻即可。

用法：温热服食，每日1次。

功效：清热化湿，健脾和胃。

适合人群：辨证属脾胃湿热证者。主要症状为纳呆恶心、口甜口黏、反酸、口干口苦、大便黏腻不爽，舌红，苔黄腻，脉滑数。适用于夏季感受暑热所致心烦、胸闷、吐泻等。

● **赤小豆鸡内金荷叶粥**

原料：赤小豆20g，鸡内金10g，鲜荷叶1张，砂仁5g，粳米100g。

做法：将鲜荷叶洗净，切碎，连同鸡内金一同放入砂锅，加水1000毫升，大火煮沸，小火熬制20分钟，放入砂仁后再煮10分钟，去渣取汁。

将淘洗好的粳米、赤小豆放入药汁中，添加适量水，大火煮沸后小火熬制成粥即可。

用法：温热服食，每日1次。

功效：清热去湿，健脾和胃。

适合人群：辨证属脾胃湿热证者。主要症状为脘腹痞闷、纳呆、大便黏腻不爽，舌红，苔黄腻，脉濡数。适用于夏季感受暑热所致心烦、胸闷、吐泻等。

禁忌：忌食滋腻食品。

● 苦瓜薏苡仁粥

原料：苦瓜15g，薏苡仁30g，食盐5g。

做法：薏苡仁洗净浸泡2小时，苦瓜清理干净切块。把苦瓜和薏苡仁一起放入高压锅煲45分钟，出锅加入食盐调味即可食用。

用法：温热服食，每日2次。

功效：清热解暑，健脾和胃。

适合人群：辨证属湿热中阻证者。主要症状为胃脘痞闷、纳呆、大便不爽、口中黏腻、渴不欲饮、四肢困重，舌红，苔黄腻，脉滑数。

禁忌：苦瓜性寒凉，忌过量服用。

八、清热泻火

● 枇杷叶粥

原料：干枇杷叶10g，粳米100g，冰糖少许。

做法：将枇杷叶用布包裹入煎，取浓汁后去渣，加入粳米煮粥，粥成后入冰糖少许，煮成稀薄粥即可。

用法：食粥，每日1~2次。

功效：清热泻火，平胃降逆。

适合人群：辨证属胃火炽盛证者。常见症状为呃声洪亮、口臭烦渴、喜冷饮，苔黄燥，脉滑数。

禁忌：胃寒呕吐及外感风寒咳嗽者忌用。大量服用后可出现共济失调现象。

● **蒲公英粥**

原料：蒲公英15g，金银花30g，粳米50g。

做法：煎蒲公英、金银花，去渣取汁，再加入淘净的粳米煮粥。

用法：每日2次，温热服。

功效：清热养胃，化浊解毒。

适合人群：辨证属浊毒内蕴证者。常见症状为胃脘部痞闷不舒、嘈杂、烧心反酸，舌红，苔黄腻，脉弦滑。

禁忌：虚寒泄泻者忌用。

九、益气养血

● **阿胶白皮粥**

原料：阿胶9g，桑白皮12g，糯米100g，红糖8g。

做法：将桑白皮水煎2次，去渣取汁，糯米淘净入锅，加水煮10分钟，倒入药汁、阿胶，煮至糯米软烂，汤汁黏稠加入红糖，焖5分钟即可。

用法：每日服2次，早晚空腹服用。

功效：补气养血。

适合人群：辨证属血虚津亏证者。常见症状为胃脘痞闷、神疲、面色少华，舌淡苔少，脉细弱。

● **龙眼肉粥**

原料：龙眼肉15g，粳米60g。

做法：龙眼肉与粳米加入适量水，先以武火煮开，再移文火上煮成粥。

用法：每日早晚服食，用量不宜过大。

功效：健脾补血，养心安神。

适合人群：主要症状为心悸、失眠、健忘、贫血等。健康人群使用可提高记忆力，增强体质。

禁忌：凡风寒感冒、恶寒发热或舌苔厚腻者忌用，若大量服用会引起中满气壅。

● *落花生粥*

原料：落花生45g（不去红衣），山药30g，粳米100g，冰糖5g。

做法：分别将花生米及山药捣碎，再与粳米相和，同煮为粥，候熟，入冰糖调匀即可。

用法：本品可长期服用，不受疗程限制。

功效：益气养血，健脾润肺。

适合人群：辨证属气血亏虚证者。常见症状为面色无华、肢体无力、爪甲色淡、头晕目眩、心悸、气短懒言、易感冒，舌淡白，脉细弱。

禁忌：由于花生有润肠通便作用，凡腹泻的患者不宜多食。霉变的花生含黄曲霉毒素，有致癌之嫌，当禁用。

十、润肠通便

● *杏仁芝麻粥*

原料：杏仁20g，黑芝麻60g，粳米60g，冰糖适量。

做法：杏仁去皮尖，与芝麻、大米同煮粥，粥熟加冰糖调匀。

用法：每日食用1次，常服。

功效：润燥通便。

适合人群：辨证属津伤肠燥证者。常见症状为大便干结、口渴欲冷饮，舌红，苔黄燥，脉滑数。

禁忌：腹泻者禁用。

● *首乌红枣粥*

原料：制首乌25g，大米60g，红枣10枚，冰糖适量。

做法：制首乌煎水，去渣取汁，用汁与大米、红枣共煮粥，粥成加冰糖溶化即可。

用法：每日服用1次，常服。

功效：养血润燥。

适合人群：辨证属血虚肠燥证者。常见症状为大便干结、面色无华、皮肤干燥、口唇色淡，舌淡苔少，脉细。

禁忌：不宜与萝卜同食，同食会减低药效。

● **淮山芝麻粥**

原料：山药15g，黑芝麻50g，冰糖10g，鲜牛奶150g，粳米50g。

做法：将粳米洗净，用清水浸泡1小时，捞出沥干。山药切成小颗粒，黑芝麻炒香。经以上三物放入盆中，加水及鲜牛奶拌匀，磨碎后待用。锅中加清水，放入冰糖溶化，烧开后加入粳米、山药、黑芝麻浆，慢慢搅拌成糊，熟后起锅即可。

用法：早晚餐空腹服用。

功效：滋阴补肾，益脾润肠。

适合人群：辨证属脾肾阴虚证者。常见症状为病后体弱、大便干结、须发早白，舌红，苔少津，脉弦细。

● **菠菜粥**

原料：鲜菠菜100g，粳米100g。

做法：先将鲜菠菜洗净，放入沸水中，略烫数分钟，捞出后切细，同粳米煮粥。

用法：早晚温热服食。

功效：滋阴养血，润燥通便。

适合人群：辨证属阴虚血亏证者。主要症状为老年人阴血津液亏虚，大便干结、排出困难、如羊屎状，形体消瘦，腰膝酸软，舌红少苔，脉细数。适用于老年性便秘。

禁忌：不可与钙片同食，不仅影响钙的吸收，还容易形成结石。

● **巴戟羊肉粥**

原料：巴戟天10g，肉苁蓉10g，精羊肉60g，粳米100g，食盐5g，葱白2段，生姜3片。

做法：分别将巴戟天、肉苁蓉、精羊肉洗净后切细。先用砂锅煎煮巴戟天、肉苁蓉取汁去渣，入羊肉、粳米同煮，待煮沸后，再加入食盐、葱白、生姜煮成稀饭。

用法：每日1~2次，温服，5~7天为1个疗程。

功效：健脾养胃，温阳通便。

适合人群：辨证属脾肾阳虚证者。主要症状为大便干或者不干、排出困难、小便清长、四肢不温、腰膝冷痛，舌淡苔白，脉沉迟。多见于习惯性便秘、老年便秘、产后便秘等。

禁忌：凡热邪伤津及阴虚者忌用。

十一、降逆止呕

● 白术鲫鱼粥

原料：白术10g，鲫鱼60g，粳米50g。

做法：鲫鱼去鳞甲及内脏，白术洗净煎汁100毫升，然后将鲫鱼与粳米同煮，粥成入药汁调匀，根据口味加入食盐或白糖。

用法：每日1次，连服3~5日。

功效：健脾和胃，降逆止呕。

适合人群：辨证属脾胃虚弱证者。主要症状为脘腹满闷、呕恶不食或食入即吐、神疲乏力、倦怠嗜睡，舌质淡，苔白，脉缓滑。适用于脾胃虚弱型恶阻。

● 麦门冬粥

原料：麦冬10g，生地黄12g，生姜10g，薏苡仁20g，大米80g。

做法：麦冬、生地黄、生姜加水，文火煎煮取汁去渣，加入薏苡仁、大米大火煮沸，转文火，煮至黏稠即可。

用法：空腹食，每日2次为宜。

功效：健脾养胃，降逆止呕。

适合人群：辨证属胃阴不足证者。主要症状为胃中嘈杂、呕吐、吐唾涎沫、时作干呕、口燥咽干、饥不欲食，舌红，少津，脉细数。

禁忌：实证、热证忌用。

十二、健脾止泻

● 糯米固肠粥

原料：糯米50g，山药15g，胡椒粉3g。

做法：先将糯米翻炒至微黄，山药研成细末，然后将二者放入锅中加水煮成粥，熟后加胡椒粉及白糖适量调服即可。

用法：每日2次，温热服。

功效：健脾暖胃，温中止泻。

适合人群：辨证属脾肾阳虚证者。主要症状及黎明前脐腹疼痛、肠鸣即泻、泻后即安、小腹冷痛、形寒肢冷、腰膝酸软，舌淡苔白，脉细弱。

● 茯苓车前粥

原料：茯苓粉30g，车前草30g，陈皮10g，粳米100g。

做法：陈皮切丝，车前草浸泡洗净切碎，粳米洗净，一起放入砂锅，大火煮沸，转小火熬成粥，加入茯苓粉，调匀即可。

用法：每日2次，温热服。

功效：清热健脾，利湿止泻。

适合人群：辨证属湿热内盛证者。主要症状为泄泻腹痛，泻下急迫，气味臭秽，肛门灼热，小便短黄，舌红苔黄腻，脉滑数。

十三、抗癌

● 梨根粥

原料：藤梨根30g，瘦猪肉100g，大米100g。

做法：藤梨根洗净，水煎取汁，猪肉切碎，与大米同煮为粥即可。

用法：每日1剂，温热服，7~14天为1个疗程。

功效：清热解毒，消肿止血，抗癌。

适合人群：消化道肿瘤患者的预防、治疗，以及肿瘤术后的巩固治疗。

煮制药粥要注意加水量、火候、煎煮时间、容器等的选择。药粥中所施的中药，应按中医传统要求，进行合理的加工炮制，同时还要注意药物与药物之间、药物与食物之间的配伍禁忌，使之相互补充、协调，才会呈现事半功倍的效果。

（燕　迪）

第五节　足浴方

中药足浴在我国有悠久的历史，早在3000多年前，劳动人民就意识到中药足浴的作用，民间常用菖蒲、艾叶等煮水给小孩泡脚，有防疫、保健作用，宫廷中常以麝香、沉香或其他中药配伍煎汤，使用中药水进行泡脚，借以醒脑提神、消除疲劳。足被称为人的"第二心脏"，足为三阴经（肝、脾、肾）之始，三阳经（胃、胆、膀胱）之终，汇集了身体一半经络，足部有66个穴位与五脏六腑有密切联系。中药足浴不仅可以减轻疲劳，改善血液循环，促进新陈代谢，还可通过皮肤在温水作用下的强渗透能力，充分吸收中药成分，起到祛病、养生、护肤、美容的作用。现选取常见脾胃病病证分而述之。

一、胃痛

（一）寒邪客胃证

适应证：症见胃痛暴作，恶寒喜暖，得温痛减，遇寒加剧，口淡不渴。苔薄白，脉弦紧。

组成：橘皮、生姜、川椒各10g。

功效：温胃散寒，理气止痛。

（二）肝气犯胃证

适应证：症见胃脘胀闷，脘痛连胁，嗳气频频，得嗳气、矢气则舒，遇烦恼痛作或痛甚。舌紫暗，脉弦。

组成：芍药30g，佛手30g，厚朴花20g，甘草6g。

功效：疏肝理气，和胃止痛。

（三）瘀血内阻证

适应证：症见食欲不振，胃胀满，胸胁胀，偶有刺痛。舌紫暗有瘀斑，脉弦涩。

组成：当归30g，丹参20g，乳香15g，没药15g。

功效：化瘀通络，理气和胃。

（四）肝胃郁热证

适应证：胃脘灼痛，反酸嘈杂，口苦口干，烦躁易怒，大便干结。舌质红，苔黄，脉弦或数。

组成：郁金15g，大黄12g，黄芩9g，芒硝6g，栀子9g，香附6g。

功效：疏肝泄热，理气和胃。

（五）脾胃虚寒证

适应证：症见胃脘隐痛，泛吐清水，喜温喜按，得食痛减，纳差，便溏，神疲乏力，或畏寒肢冷。舌淡，脉细弱。

组成：干姜30g，肉桂30g，香附50g，良姜50g。

功效：温阳散寒，理气止痛。

用法：上述药同入锅中，加水1500毫升，小火煎至1000毫升，弃去药渣，晾温，倒入盆中，浸泡双足30分钟，水凉可少量加热水。每晚1次。

二、腹痛

（一）寒邪内阻证

适应证：症见腹痛拘急，遇寒痛甚，得温痛减，口淡不渴，形寒肢冷，小便清长，大便清稀或秘结。舌质淡，苔白腻，脉紧。

组成：肉桂15g，葱白10g，花椒10粒，香附15g。

功效：温中散寒，行气止痛。

（二）瘀血阻滞证

适应证：症见少腹刺痛而拒按，经久不愈，疼痛剧烈，痛处固定不移。舌质紫暗，或有瘀斑，脉弦或涩滞。

组成：香附15g，延胡索15g，陈皮10g，乳香10g，没药10g。

功效：活血化瘀，行气止痛。

（三）气机郁滞证

适应证：症见脘腹胀满，走窜攻冲，痛引两胁或下连少腹，胸闷嗳气，得嗳气或矢气后痛减，恼怒则痛甚。舌苔薄白，脉弦。

组成：柴胡15g，生姜5片，木香10g，香附15g，陈皮10g。

功效：疏肝解郁，行气止痛。

（四）中脏虚寒证

适应证：症见腹痛绵绵，或拘引作痛，时作时止，喜热恶冷，痛时喜按，饥饿及疲劳后更甚，大便溏泻，兼有神疲气短、畏寒肢冷、面色无华等症。舌淡苔白，脉沉细。

组成：肉桂9g，吴茱萸18g，小茴香6g，生姜9g，花椒10粒。

功效：甘温益气，助阳散寒。

三、呃逆

（一）胃火上逆证

适应证：症见呃逆，脘腹热痛，或胃中灼热，食欲不振，喜冷渴饮，便秘尿赤。面红身热，口干口臭，烦热不安。脉滑数或滑实，舌红，苔黄腻或黄燥。

组成：橘皮15g，竹茹12g，生姜9g，人参3g，吴茱萸6g，黄连6g。

功效：清热和胃，降逆止呃。

（二）胃寒气逆证

适应证：症见呃逆，胃脘冷痛，食欲不振，大便溏泻，小便清长，精神不振，胃寒肢冷，时胸胁闷张。脉沉紧或弦紧，舌质青，苔白。

组成：干姜15g，附子15g，小茴香10g，木香10g，生姜10g。

功效：温中散寒，降逆止呃。

（三）气机郁滞证

适应证：症见呃逆，头昏头晕，烦躁不安，脘腹胀痛，或胀满不适，口干口苦，呕逆吐酸，食欲不振，大便不爽，眠少梦多。脉弦紧，舌红绛，苔白或干。

组成：乳香15g，没药10g，降香15g，生姜6g，丁香15g。

功效：理气化郁，和胃止呃。

（四）脾胃阳虚证

适应证：症见呃声低沉无力，气不得续，甚至泛吐清水，胃脘不适，喜温喜按，恶寒肢冷，四肢不温，食少乏力，大便溏薄。舌淡苔白，脉沉细。

组成：丁香15g，肉桂10g，吴茱萸5g，生姜6g。

功效：温补脾胃，和中降逆。

（五）胃阴不足证

适应证：症见呃逆，面红或热，烦躁烘热，唇燥舌干，口干口渴，饮少或不欲饮，手足心热，食后脘痞，便结或不爽。脉细数或弦数，舌红或绛，苔少或苔少无津或无苔。

组成：沙参15g，麦冬10g，黄芩6g，熟地12g，知母6g，黄柏10g，半夏10g，生姜5g。

功效：益胃养阴，顺气止呃。

四、呕吐

（一）饮食停滞证

适应证：症见呕吐酸腐，脘腹胀满，嗳气厌食，得食愈甚，吐后反快，大便秽臭或溏薄或秘结。苔厚腻，脉滑实。

组成：陈皮15g，神曲10g，鸡内金10g，藿香15g，苍术10g，厚朴15g，半夏6g。

功效：消食导滞，和胃降逆。

（二）肝气犯胃证

适应证：症见呕吐吞酸，嗳气频繁，胸胁胀痛。舌质红，苔薄腻，脉弦。

组成：厚朴15g，半夏6g，生姜6g，苏叶10g，白术15g。

功效：疏肝理气，和胃降逆。

（三）脾胃虚寒证

适应证：症见呕吐，时作时止，面色苍白，倦怠乏力，口干而不欲饮，四肢不温，大便溏薄。舌淡，脉濡弱。

组成：陈皮15g，半夏10g，茯苓20g，吴茱萸6g，党参15g，白术20g，生姜5片。

功效：温中健脾，和胃降逆。

五、泄泻

（一）寒湿内盛证

适应证：症见便泻清稀，甚至如水样，色淡臭气轻，腹痛肠鸣，脘闷食少，或兼有恶寒发热，鼻塞头痛，肢体酸痛。舌苔薄白或白腻，脉濡缓等。

组成：藿香、香薷、生姜各20g。

功效：解表散寒，芳香化浊。

（二）湿热伤中证

适应证：症见泄泻，发热或不发热，大便泻下急迫，或泻而不爽，粪色黄褐而臭，烦热口渴，小便短黄。舌苔黄腻，脉濡数或滑数等。

组成：车前草、马齿苋、竹叶各30g。

功效：清热利湿。

（三）食滞肠胃证

适应证：症见泄泻，腹痛腹胀，泻后腹痛减轻，大便臭秽，嗳腐酸臭，不思饮食。舌苔厚腻或垢浊，脉滑。

组成：鲜橘叶、生姜、炒二芽、焦山楂、诃子肉各30g。

功效：消食化积，和中止泻。

（四）脾胃虚弱证

适应证：症见大便时溏时泻，迁延反复，水谷不化，稍进油腻之物则大便次数增多，饮食减少，脘腹胀闷不舒，面色萎黄，肢倦乏力。舌质淡，苔白，脉细弱。

组成：扁豆叶、丝瓜叶、绿豆叶、藿香、香薷各30g。

功效：健脾利湿。

（五）肾阳虚衰证

适应证：症见泄泻，久泻不止，甚或脱肛，食入即泻，完谷不化，形寒肢冷，腰膝酸软。舌淡苔白，脉沉细等。

组成：艾叶50g，白胡椒25g，透骨草25g。

功效：温肾健脾，固涩止泻。

六、便秘

（一）热秘证

适应证：症见大便干结，呈羊粪球样，伴有腹痛腹硬。舌红苔黄厚腻或垢浊，脉滑数。

组成：大黄、芒硝、甘遂、牵牛子各20g。

功效：泄热导滞，润肠通便。

（二）气秘证

适应证：症见排便困难，大便干结或不干结，欲便不得，排出不畅，嗳气频作，每于情绪不好时便秘加重，便后汗出气短，脘腹痞闷，胀痛。舌苔薄腻，脉弦。

组成：陈皮30g，香附50g，朴硝20g，枳实20g，大黄30g，火麻仁30g。

功效：疏肝解郁，理气通便。

（三）气虚/血虚证

适应证：症见大便燥结，心悸，气短，头晕目眩，肢软乏力，面色萎黄。舌淡，脉细涩。

组成：白术20g，茯苓30g，党参20g，当归15g，白芍20g。

功效：补益气血，润肠通便。

（四）阴虚证

适应证：症见大便干结如羊屎状，艰涩难行，潮热盗汗，五心烦热，或伴有心悸，颧红，失眠，眩晕，腰膝酸软。舌红少苔，脉细数。

组成：玄参50g，生地黄20g，火麻仁25g，瓜蒌仁20g。

功效：滋养阴液，润肠通便。

（五）阳虚证

适应证：症见大便秘结，肢冷畏寒，小便清长，腰膝酸软。舌淡苔白，脉沉迟。

组成：干姜15g，大黄30g，胡椒10g，香附15g。

功效：温补肾阳，润肠通便。

七、痢疾

（一）湿热痢

适应证：症见急起发热，腹痛阵作，里急后重，下痢赤白，肛灼尿赤。舌质红，苔黄腻，脉滑数。

组成：葛根12g，白芍9g，黄芩9g，黄连6g，白头翁12g，木香6g。

功效：清热解毒化湿，调气行血导滞。

（二）寒湿痢

适应证：症见痢下白多赤少，或便如白冻或为黏液，腹痛或缓或急，口淡不渴，胸闷不饥，小便清白。舌苔白腻，脉濡细或弦细。

组成：苍术15g，陈皮10g，茯苓20g，干姜10g，肉豆蔻15g。

功效：温化寒湿，调气和血。

（三）热毒内闭证

适应证：症见骤起寒战高热，头痛项强，神昏惊厥，血压升高，大便腥臭，秘结。舌红绛而干，苔黄腻，脉滑数或弦数。

组成：厚朴15g，陈皮10g，木香10g，桃仁6g，党参10g，黄连15g，茯苓20g，葛根20g，半夏10g。

功效：清热解毒，泻火开闭。

（四）虚寒痢

适应证：症见痢久不愈，时轻时重，大便清稀，夹有黏液，或便如清涕，或便色淡黑，无恶臭，少腹疼痛，喜温喜按，肛门虚坠。稍食生冷黏滑之物，或微感于寒，则下痢益甚。可伴有脱肛或滑泄不禁。全身症状可有形寒畏冷、四肢欠温、面色萎黄、神疲懒言等。舌淡，苔薄白，或舌体胖大、边尖齿痕，脉细弱或沉细而迟。

组成：丁香10g，肉桂15g，诃子肉15g，胡椒10g。

功效：温补脾肾，收涩固脱。

【注意事项】

◆ **用法**

上述药同入锅中，加水1500mL，小火煎至1000mL，弃去药渣，晾温，倒入盆中，浸泡双足30分钟，水凉可加少量热水。每晚1次。一般10天为1个疗程。

◆ **禁忌**

（1）足部有外伤者禁用。

（2）对足浴药物过敏者禁用。

（3）患有严重慢性疾病的患者忌用。

（4）有出血倾向或有血液病的患者忌用。

（5）孕妇或经期忌用。

◆ **注意**

（1）足浴药液温度不宜过高，40℃左右最宜。

（2）饭前后1小时内不宜进行足浴。

（3）足浴过程中若药液冷却，应加热后再用。

（4）足浴后30分钟内须饮温开水，以利于血液循环。

（5）足浴药物勿口服。

（6）足浴时出现头晕、目眩等不适症状时应立即停止足浴。

（7）足浴药液容器宜用木盆或搪瓷盆，不宜用铜、铝等金属盆，以免药物与其发生化学反应。

（张婷婷）

第六节 敷脐方

敷脐疗法是将药物制成一定的剂型，贴敷于脐部，是脐疗中最主要和最常用的方法。脐即神阙穴，属任脉，外可连全身十二经，内可通五脏六腑，加之脐部皮肤最薄，血管网也尤为丰富，利用中药贴敷来刺激神阙穴，可使药物由经络直达病所，起到调节全身气血运行与恢复脏腑功能的作用，对疾病的康复起着促进作用，尤其对脾胃系疾病效如桴鼓。敷脐疗法应用广泛，现选取常见脾胃病病证分而述之。

一、胃痛

（一）寒邪客胃证

适应证：症见胃痛暴作，恶寒喜暖，得温痛减，遇寒加剧，口淡不渴。苔薄白，脉弦紧。

组成：干姜30g，肉桂30g，香附50g，姜汁适量。

功效：温阳散寒，和胃止痛。

（二）气滞血瘀证

适应证：症见胃脘胀痛，攻撑作痛，脘痛连胁，胸闷嗳气，喜叹息，大便不畅，得嗳气、矢气则舒，遇烦恼痛作或痛甚。苔紫暗或有瘀斑，脉弦涩。

组成：当归30g，丹参20g，乳香15g，没药15g，姜汁适量。

功效：活血化瘀，行气止痛。

（三）肝胃郁热证

适应证：症见胃脘灼痛，反酸嘈杂，口苦口干，烦躁易怒，大便干结。舌质红，苔黄，脉弦或数。

组成：生栀子10枚，淡豆豉20粒，生香附10粒，生姜汁适量。

功效：疏肝泄热，和胃止痛。

（四）脾胃虚寒证

适应证：症见胃脘隐痛，泛吐清水，喜温喜按，得食痛减，纳差，便溏，神疲乏力，或畏寒肢冷。舌淡，脉细弱。

组成：丁香15g，肉桂10g，姜汁适量。

功效：温中止泻。

二、泄泻

（一）风寒证

适应证：泻下清稀，腹痛伴有肠鸣，痞满，脘腹胀闷，食少，恶寒发热，鼻塞头痛，肢体酸痛。舌淡红，苔白，脉浮紧。

组成：丁香20g，桂枝20g，炮姜10g，吴茱萸15g，诃子肉10g，姜汁适量。

功效：解表散寒，温阳止泻。

（二）寒湿证

适应证：症见泻下清稀，严重时如水样，腹痛伴有肠鸣。舌薄白或白腻，脉濡缓。

组成：肉桂15g，苍术20g，白胡椒5粒，姜汁适量。

功效：温中散寒，利湿止泻。

（三）湿热证

适应证：症见腹痛即泻，泻下急迫，或泻而不爽，粪色黄褐而臭，肛门灼热，或烦躁口渴，小便短赤。舌苔黄腻，脉濡数或滑数。

组成：葛根30g，黄芩、黄连、黄柏各20g。

功效：清热燥湿止泻。

（四）伤食证

适应证：症见腹痛肠鸣，泻下粪便臭如败卵，泻后痛减，大便伴有不消化之物，脘腹痞满，嗳腐酸臭，不思饮食。舌苔厚腻或垢浊，脉滑。

组成：焦山楂、神曲、连翘、莱菔子等量。

功效：消积导滞。

三、便秘

（一）冷秘

适应证：症见大便秘结，腹中冷痛，四肢欠温，小便清长，喜热畏寒。舌质淡苔白，脉沉迟。

组成：附子、丁香各15g，制川乌、白芷、牙皂各9g，胡椒3g，麝香0.3g。

功效：温里散寒，通便止痛。

（二）热秘

适应证：症见大便干结，脐腹胀痛，舌干口苦，小便短赤。舌苔黄腻，脉滑数。

组成：大黄30g，皂角、黑丑、朴硝各15g。

功效：泄热导滞，润肠通便。

（三）气虚秘

适应证：大便不干燥，有便意，但是排便困难，用力努挣则汗出短气，便后乏力，面白神疲，肢倦懒言。舌淡、苔白，脉弱。

组成：黄芪30g，生白术30g，陈皮10g，火麻仁10g，党参10g。

功效：补中益气，润肠通便。

（四）血虚秘

适应证：症见大便燥结，心悸，头晕目眩。舌淡，脉细涩。

组成：当归30g，大黄15g，芒硝、甘草各10g。

功效：补益气血，润肠通便。

（五）阴虚秘

适应证：大便干结，艰涩难行，潮热盗汗，五心烦热，或伴有心悸，颧红，失眠，眩晕，腰膝酸软。舌红少苔，脉细数。

组成：玄参10g，麦冬15g，生地24g，麻仁10g。

功效：滋阴润燥，润肠通便。

（六）阳虚秘

适应证：症见大便秘结，小便清长，腰膝酸软，头目眩晕。舌淡苔白，脉沉迟。

组成：当归15g，牛膝6g，肉苁蓉9g，升麻3g，枳壳3g。

功效：温阳散寒，润肠通便。

四、呕吐

（一）痰饮内停证

适应证：呕吐清水痰涎，脘闷不食，头眩心悸。舌苔白腻，脉滑。

组成：陈皮15g，半夏10g，茯苓20g，生姜汁适量。

功效：温中化饮，和胃降逆。

（二）饮食积滞证

适应证：呕吐酸腐，脘腹胀满，嗳气厌食，大便或溏或结。舌苔厚腻，脉滑实。

组成：山楂20g，神曲10g，麦芽15g，莱菔子10g，半夏15g，陈皮10g，生姜汁适量。

功效：消食化滞，和胃止呕。

（三）肝气犯胃证

适应证：呕吐吞酸，嗳气频繁，胸胁胀痛。舌质红，苔薄腻，脉弦。

组成：苏叶10g，厚朴15g，半夏6g，茯苓20g，生姜汁适量。

功效：疏肝理气，和胃降逆。

（四）脾胃虚寒证

适应证：朝食暮吐，或暮食朝吐，四肢厥冷，口唇青白，大便溏薄，小便清长，不思饮食。舌淡苔白。

组成：丁香15g，吴茱萸10g，陈皮15g，炙甘草6g，生姜汁适量。

功效：温胃止呕，行气散寒。

（五）脾胃虚弱证

适应证：面色萎黄，身倦乏力，食欲不振，食后脘腹作胀，多食则吐，饮食略有不合即倾囊而出。舌苔白，脉濡细。

组成：党参15g，茯苓20g，白术15g，丁香15g，吴茱萸10g，生姜汁适量。

功效：益气健脾，温中降逆。

【注意事项】

◆ **用法**

上药共研细末，用时取少量加姜汁调和成膏，贴敷肚脐中，外以纱布覆盖，胶布固定。每日换药1次。

◆ **注意**

（1）敷脐期间，忌生冷、辛辣、油腻。

（2）敷脐时，若皮肤感觉温、热，或有轻微刺痛感，属于正常现象。但是，疼痛剧烈或奇痒难忍立即取掉药物。

（3）敷脐时，若出现皮肤发疱，不要自行用肥皂水或凉水冲洗，应该及时到医院就诊。

（张婷婷）

第七节　中药外敷方

中药外敷疗法是中医常用特色疗法之一，能使药力直达病所发挥作用，还可使药性通过皮毛腠理由表入里，或通过刺激穴位以疏通经络，循经络传至脏腑，以调节脏腑气血阴阳，扶正祛邪从而达到治愈疾病之目的。治疗脾胃系疾病时，病轻者单用此法，病复杂者与内服药配合使用，补偏纠弊，法简效良。现选取常见脾胃病按证型分而述之。

一、胃痛

（一）寒邪内阻证

适应证：胃痛暴作，疼痛剧烈，得温痛减，遇寒加重。舌质淡，苔薄白，脉弦紧。

组成：公丁香、炒蒺藜各10g，肉桂、高粱姜、吴茱萸各15g。

功效：温胃散寒，行气止痛。

用法：以上药物研成极细的粉末，和匀调成糊状，敷于天枢（双侧）、关元、中脘穴，每次2小时，每日1次。

（二）胃中蕴热证

适应证：胃脘疼痛，痛势急迫，胃脘灼痛。舌质红，苔黄少津，脉滑数。

组成：芒硝30g。

功效：清热解郁，行气止痛。

用法：将芒硝以薄纸包成方形，外加一层纱布，敷于胃痛部，第二天取下，清洁皮肤，如法再敷。

（三）脾胃虚寒证

适应证：胃脘隐痛，遇冷时痛剧，得温则缓，喜暖喜按。舌质淡而胖，边有齿痕，苔薄白，脉弱。

组成：黄芪、苍术、干姜各10g，白芥子、细辛、肉桂各6g。

功效：温中健脾，散寒止痛。

用法：以上药物研磨成粉末，再加入适量醋和热水调成糊状敷于中脘、神阙、足三里（双侧）、梁丘（双侧），胶布固定，之后予热水袋热熨贴药部位，每次30分钟，每日1次。

（四）气滞血瘀证

适应证：胃脘疼痛，状如针刺或刀割，痛有定处而拒按。舌暗有瘀斑，脉涩。

组成：冰片10g，乳香、没药、三棱、莪术、桃仁、红花、当归、王不留行各40g。

功效：活血化瘀，行气止痛。

用法：将以上全部药材研磨成粉末，再加入适量醋和热水调成糊状敷于腹部痛处，胶布固定，之后予热水袋热熨贴药部位，每次30分钟，每日

1次。

（五）肝气犯胃证

适应证：胃脘疼痛、连及两胁，攻撑走窜，每因情绪不遂而加重。舌苔薄白，脉弦滑。

组成：柴胡15g，冰片10g，丹参、小茴香、青皮、莪术、王不留行各40g，佛手、白芍各20g。

功效：疏肝理气，和胃止痛。

用法：全部药材研磨成粉末，再加入适量醋和热水调成糊状敷于腹部痛处，胶布固定，之后予热水袋热熨贴药部位，每次30分钟，每日1次。

（六）脾胃湿热证

适应证：胃脘灼痛，嘈杂灼热，口干口苦，渴不欲饮，体倦身重。舌质红，苔黄腻，脉滑数。

组成：黄芩、陈皮、丹皮、藿香、白芍、王不留行各40g，青皮、赤芍、莪术各20g，蒲公英30g，冰片10g。

功效：清热燥湿，健脾止痛。

用法：全部药材研磨成粉末，再加入适量醋和热水调成糊状敷于腹部痛处，胶布固定，之后予热水袋热熨贴药部位，每次30分钟，每日1次。

二、泄泻

（一）食滞胃肠证

适应证：腹痛肠鸣，泻后痛减，泻下粪便臭如败卵，夹有不消化食物。舌苔垢浊或厚腻，脉滑。

组成：硝朴20g，苍术、车前子、槟榔、鸡内金各15g。

功效：消食导滞。

用法：将硝朴20g贴敷于神阙、涌泉、中脘穴，6小时后取下，再取苍术、车前子、槟榔、鸡内金等量研成细末，用醋调成糊状，然后放置在2cm×2cm医用胶布中央，贴敷于神阙、涌泉、中脘穴，10~24小时后取下，每日1次。

（二）寒湿证

适应证：泻下清稀，甚至如水样，时如鹜溏。苔薄白或白腻，脉濡缓。

组成：吴茱萸 5g，车前子 10g，丁香 30g。

功效：燥湿散寒止泻。

用法：以上药物研成细末，用软膏做基质调成糊状，然后放置在 2cm×2cm 医用胶布中央，贴敷于神阙、涌泉、中脘穴，10~24 小时后取下，每日 1 次。

（三）湿热证

适应证：腹痛即泻，泻下急迫，势如水注，或泻而不爽，粪色黄褐而臭。舌质红，苔黄腻，脉濡数或滑数。

组成：苦参、车前子各 10g，藿香、苍术各 5g，冰片 3g。

功效：清热燥湿止泻。

用法：将以上药物研成细末，用蒜汁调成糊状，然后放置在 2cm×2cm 医用胶布中央，贴敷于神阙、命门、涌泉（双）、中脘穴，10~24 小时后取下，每日 1 次。

（四）脾胃虚弱证

适应证：大便时溏时泻，反复发作，稍有饮食不慎，大便次数即增多，夹见水谷不化。舌质淡，苔白，脉细弱。

组成：肉桂 5g，车前子、苍术、小茴香各 10g。

功效：温脾止泻，行气止痛。

用法：以上药物研成细末，用温水调成糊状，贴敷于神阙、命门、涌泉（双）、中脘穴，胶布固定，10~24 小时后取下，每日 1 次。

（五）阳虚寒湿证

适应证：每于黎明之前，脐腹作痛，即则肠鸣而泻，大便如稀水样或完谷不化，泻后则安。舌质淡，苔白腻，脉沉细。

组成：丁香、肉桂、细辛、胡椒、五倍子、吴茱萸各 1.5g，黄连、车前子各 2g，樟脑、冰片各 1g。

功效：温肾助阳，固涩止泻。

用法：以上全部药材研磨成粉末，再加入适量凡士林调成糊状，贴敷于中脘穴、神阙穴、命门穴，外用纱布固定，24小时换1次药。

三、便秘

（一）胃肠积热证

适应证：大便干结，腹胀腹痛，口干口臭。舌质红干，苔黄燥，或焦黄起芒刺，脉滑或弦数。

组成：大黄、芒硝、冰片。

功效：通腑泄热，润肠通便。

用法：将大黄、芒硝、冰片按比例2∶1∶1碾末，过目筛，细末用软膏作基质调成糊状，然后放置在2cm×2cm医用胶布中央，贴敷于神阙、涌泉（双）穴，8小时后取下。

（二）阴寒积滞证

适应证：大便干结，艰涩难下，腹中冷痛，拘急拒按。舌质淡，苔白腻，脉沉紧。

组成：小茴香250g。

功效：散寒行气，通便止痛。

用法：将小茴香250g先置入砂锅中加热，至有香炙小味溢出，再将热茴香置于纱袋中，在腹壁上轻轻按压及滚动，并保持小茴香温度，反复使用，至肛门有排气及排便为止；或将药袋放在中脘、神阙、天枢穴进行热敷，30分钟1次，一天两次。

（三）阳虚证

适应证：大便秘结，艰涩难出，腹中冷痛。舌质淡，苔薄或白腻，脉沉迟或沉弦。

组成：猪牙皂、细辛、白芷、苍术、丁香、肉桂各40g，葱白、生姜各适量。

功效：温通行气止痛。

用法：取猪牙皂、细辛、白芷、苍术、丁香、肉桂研末，再取适量葱白、生姜，切碎如小米粒大小，两者共研为细末，同入铁锅内炒热，再装入20cm×20cm的布袋内，以神阙穴为中心，热熨腹部，药凉后再加热继续熨腹部，隔12小时换药1次。

（四）气虚证

适应证：大便干或不干，虽有便意，但临厕努挣乏力，难以排出。舌淡，或边有齿痕，苔薄白，脉细弱。

组成：党参、干姜、白附子、生川乌、花椒、川芎、细辛、吴茱萸、白芷各20g。

功效：补中益气，润肠通便。

用法：将上述药物各等分研成细末，用水、黄酒、植物油调成糊状，制成软膏、丸剂或饼剂，贴敷于双侧天枢、双侧大肠俞、关元、中脘，每日1次，每次3小时，连续15天为1个疗程。

四、呃逆

（一）胃火上逆证

适应证：呃声洪亮，冲逆而出。舌质红，苔黄或黄燥，脉数或滑数。

组成：陈皮12g，竹茹12g，生姜9g，人参3g。

功效：清热和胃，降逆止呃。

用法：将上述药物研成粉末，用温水调成糊状，外敷于内关、太冲、足三里，保留8小时后除去药物。

（二）胃寒气逆证

适应证：呃逆频作，呃声沉缓有力，遇寒则甚。舌质淡，苔白或白滑，脉迟缓或沉缓。

组成：羌活15g，附子15g，小茴香10g，木香10g，干姜10g。

功效：温中散寒，降逆止呃。

用法：将上述药物炒热，用布包裹，外敷于天枢穴处，呃止即停。

（三）脾胃阳虚证

适应证：呃声低沉无力，气不得续。舌质淡或淡胖，边有齿痕，苔白润，脉沉细弱。

组成：丁香、肉桂、吴茱萸各5g。

功效：温补脾胃，和中降逆。

用法：将丁香、肉桂、吴茱萸各5g研成粉末，用温水调成糊状，外敷于中脘、神阙、足三里，每日更换。

（四）胃阴不足证

适应证：呃声短促而不得续，口干咽燥。舌质红，或有裂纹，苔少而干，脉沉细或细数。

组成：龟板120g，熟地120g，知母70g，黄柏60g，黄丹250g。

功效：益胃养阴，顺气止呃。

用法：将龟板120g、熟地120g、知母70g、黄柏60g加入500g植物油内3天，再倒入锅中炸枯去渣，熬成水滴状时加入黄丹250g制成膏状，放在牛皮纸上，敷于气海、关元、阴都穴，翌日再换，呃止即停。

（五）气滞血瘀证

适应证：呃逆连声，胸胁胀满，口渴不欲饮，身痛有定处。舌暗有瘀斑，脉涩。

组成：桂枝、乳香、没药、降香、丹参、五灵脂各20g。

功效：调气活血。

用法：将桂枝、乳香、没药、降香、丹参各等分研成粉末，用温水调成糊状，外敷于膈俞穴、中魁穴，保留8小时后除去药物。

五、呕吐

（一）外邪犯胃证

适应证：发病急骤，突然呕吐。舌苔白腻，脉濡缓。

组成：酒炒白芍9g，胡椒1.5g，葱白60g。

功效：解表疏邪，和胃降逆。

用法：将白芍9g、胡椒1.5g研成粉末，再加葱白60g，捣成糊状敷于剑突下，翌日再换敷。

（二）饮食停滞证

适应证：呕吐酸腐，脘腹胀满，嗳气厌食，得食愈甚，吐后反快。苔厚腻，脉滑实。

组成：陈皮、神曲、鸡内金各10g，藿香、苍术、厚朴、半夏、黄连各6g。

功效：消食导滞，和胃降逆。

用法：将上述药研成细末，加醋调成糊状，外敷于胃俞、神阙、中脘穴，翌日换敷。

（三）肝气犯胃证

适应证：呕吐吞酸，嗳气频作。舌边红，苔薄腻，脉弦。

组成：胡椒10g，绿茶3g，酒神曲10g，葱白20g。

功效：疏肝理气，和胃止呕。

用法：将研成细末，加温水调成糊状，外敷于膻中、中脘、期门（双），每天6~12小时，每天1次。

（四）脾胃虚寒证

适应证：饮食尚有不慎，即易呕吐，大便溏薄，时作时止。舌质淡，苔薄白，脉濡弱。

组成：陈皮、半夏、茯苓、党参、白术、生姜各9g，吴茱萸6g，丁香3g。

功效：温中健脾，和胃降逆。

用法：将以上药物研成细末，加温水调成糊状，外敷于神阙穴、中脘、足三里，隔日一敷，每次12小时。

六、腹痛

（一）寒邪内阻证

适应证：腹痛急暴，遇寒痛甚，得温痛减。苔白腻，脉沉紧。

组成：枯矾6g，葱白5寸，胡椒10g，大枣1枚。

功效：温中散寒，行气止痛。

用法：将以上药物研成细末，加温水调成糊状，外敷于神阙穴、天枢、关元，盖以纱布，胶布固定，每次4小时，每天1次。

（二）湿热壅滞证

适应证：腹痛拒按，胀满不舒，大便秘结或溏滞不爽。苔黄燥或黄腻，脉滑数。

组成：巴豆3粒，大枣1枚。

功效：泄热通腑。

用法：将巴豆和大枣捣成糊状，外敷于神阙、天枢、曲泉穴，隔日一敷，每次12小时。

（三）气机郁滞证

适应证：脘腹疼痛，胀满不舒，攻窜不定。苔薄白，脉弦。

组成：莱菔子120g，生姜60片，白葱500g。

功效：行气解郁止痛。

用法：将莱菔子120g打碎，再将生姜60片、白葱500g切碎，加适量白酒上锅炒热，用布包裹，热熨于腹部，从上到下，从左到右，冷则易之，每次半小时，每日3~4次。

（四）中脏虚寒证

适应证：腹痛绵绵，时作时止，痛时喜按，遇冷痛甚。舌淡苔白，脉沉细。

组成：吴茱萸、小茴香各10g，艾绒5g。

功效：温中补虚，缓急止痛。

用法：将吴茱萸、小茴香各等分研成细末，加艾绒1把，用醋炒热，热敷于神阙、关元、天枢穴，胶布固定，隔日一敷，每次12小时。

（五）虫积阻滞证

适应证：绕脐腹痛，时发时止，痛时剧烈，饮食异常，面黄肌瘦。舌苔垢腻，脉细涩。

组成：川椒、乌梅、槟榔各10g。

功效：消积驱虫。

用法：将川椒、乌梅、槟榔各等分，捣成糊状，加醋热炒，熨于痛处，每次1小时，每天3~4次。

七、痢疾

（一）湿热痢

适应证：腹痛窘迫，痛而拒按，里急后重，下痢赤白脓血，赤多白少，或纯下赤冻。舌质红，苔黄腻，脉滑数或大而数。

组成：牙皂6g，细辛20g，神曲10g，大葱100g，田螺2个。

功效：清热解毒，调气行血。

用法：将牙皂、细辛、神曲研为细末，再加大葱、田螺捣烂成糊状，以软膏为基质，用纱布包裹，敷于神阙、天枢穴，胶布固定，药干即换，病愈停用。

（二）寒湿痢

适应证：腹痛拘急，里急后重，痢下赤白黏冻，白多赤少，或纯为白冻。舌质淡，苔白腻，脉濡缓。

组成：生姜、白葱、大蒜各30g，木鳖仁、穿山甲各5g，乳香、没药各4g，丁香1g。

功效：温化寒湿，调气和血。

用法：将生姜、白葱、大蒜、木鳖仁、穿山甲用麻油熬，再加入乳香、没药、丁香，捣烂敷于关元穴，胶布固定，每天6小时，每日1次。

（三）虚寒痢

适应证：腹部隐痛，下痢稀薄，带有白冻，甚则滑脱不禁。舌质淡，苔白滑，脉沉细而弱。

组成：丁香、肉桂、诃子肉各5g，胡椒、绿豆各3g。

功效：温补脾肾，收涩固脱。

用法：将以上药物研为细末，用适量大枣肉调成膏状，纱布包裹，敷于神阙、脾俞穴，翌日换敷。

（四）血痢

适应证：腹痛如针刺，痛有定处，下痢鲜血黏稠。舌暗有瘀斑，脉涩。

组成：白术、厚朴、陈皮各30g，木香、槟榔、桃仁、党参、黄连、茯苓、当归、生姜各15g。

功效：活血化瘀，清肠止痢。

用法：以上药物研为细末，用温水调成糊状，敷于神阙、止泻、脾俞穴，胶布固定，每日更换。

八、反胃

胃虚上逆证

适应证：朝时暮吐或暮食朝吐，神疲少华，脘腹胀满。舌质苔白，脉濡弱。

组成：胡椒10g，神曲3个，葱白10茎。

功效：温中健脾，和胃降逆。

用法：将胡椒、神曲、葱白研成细末，加温水调成糊状，加黄酒炒热，外敷于膻中、中脘、脾俞、行间。隔日一敷，每次12小时。

九、嗳气

胃虚痰阻证

适应证：心下痞硬，噫气不除，或反胃呃逆，吐涎沫。舌质淡，苔白腻，脉弦而数。

组成：旋覆花、代赭石各10g。

功效：降逆化痰，益气和胃。

用法：将旋覆花、代赭石各等分研成细末，加醋调成糊状，外敷于中脘、胃俞，每天3~4次。

【注意事项】

◆ 禁忌

孕妇、皮肤破损或过敏者禁用，经期忌用。

◆ 注意

（1）所贴患部一定要严格消毒。

（2）患处因贴药而发生水疱、溃烂，可将药贴取下，涂以碘伏。大的水疱应以消毒针挑破，流尽液体，再涂碘伏。溃破的水疱应涂以消炎软膏，外用无菌纱布包扎，应防感染。

（3）贴敷药物要均匀，若皮肤过干，可先涂香油令皮肤湿润。

（4）药液、药包、葱、姜等热敷时，注意药物温度不宜过高。

（5）贴敷药物后，要覆盖固定，以防脱落或药物流失。

（6）敷贴药勿内服。

（7）小儿贴敷药物时，勿令其抓破或撕掉，由于小儿皮肤嫩薄，贴敷时间不宜过长，一般只贴1~2小时，以免引起毒性作用。

（陶　瑞）

第六章　临证验案精选

医案是中医理、法、方、药的连续记录、生动范例，是中医理论与临床实践紧密结合的具体反映形式，是开阔视野、启迪思路行之有效的途径，所谓"医之有案，如弈者之谱，可按而覆也"。本章列举临证中典型病案，详说细解，记叙明畅，理法方药一应齐备，以期展现诊治过程及临证思路。

验案一　功能性消化不良（痞满）

患者姓名：李某　　　　　性别：女　　　出生日期：1965年7月
就诊日期：2017年7月18日　　初诊　　　发病节气：小暑

[主　　诉] 间断胃脘胀满5年余，加重10天。

[现 病 史] 患者近5年来因工作压力较大，每于情志失调时出现胃脘胀满，嗳气，纳食不馨。自诉近5年来多次查电子胃镜，均示浅表性胃炎。间断服用复方阿嗪米特肠溶片、奥美拉唑肠溶片以及健脾消食丸等，症状时轻时重。10天前因工作劳累及情绪波动较大胃脘胀满加重，自服上述药物症状无缓解。刻下见：胃脘胀满，嗳气，每于进餐后和情志不畅时症状加重，不敢多食，心烦，寐可，晨起口苦，大便黏腻不爽，1~2天一行，小便调。

[既 往 史] 平素健康状况良好，否认肝炎、结核或其他传染病史，预防接种史不详。否认外伤史。否认输血史。

[过 敏 史] 否认食物及药物过敏史。

[体格检查] 发育正常，营养中等，神志清楚，查体合作。全身皮肤黏

膜未见黄染及出血点，周身浅表淋巴结未触及异常肿大。咽部无充血，双侧扁桃体不大。胸廓对称无畸形，双肺呼吸音清，未闻及干湿性啰音，叩心界不大，心率每分钟75次，律齐，心音正常，各瓣膜听诊区未闻及病理性杂音。腹部欠柔软，叩鼓音，剑突下轻压痛，肝脾肋缘下未触及，无腹肌紧张及反跳痛，墨菲征阴性，麦氏点无压痛，肝区无叩痛，肠鸣音正常存在。舌红，苔黄腻，脉弦略滑。

[辅助检查]电子胃镜示胃窦部黏膜充血水肿，黏液浑浊，量多，余未见明显异常。

[中医诊断]痞满。

[证候诊断]肝郁气滞，湿热中阻。

[西医诊断]功能性消化不良。

[治　　法]疏肝解郁，清热化湿。

[处　　方]

柴胡6g	黄芩6g	石菖蒲12g	郁金9g
白芍15g	当归10g	佛手15g	香附12g
枳实12g	茯苓12g	炒白术6g	芦根15g
蒲公英12g	砂仁6g（后下）	合欢花15g	陈皮6g

7剂，日1剂，水煎取汁300mL，分早晚饭后2小时温服。

二诊　2017年7月25日，患者诉服药后胃胀、嗳气、口苦均缓解，时有心烦，仍不思饮食，寐安，大便每日1次，质黏腻，小便调。舌红，苔薄黄腻，脉弦细。肝郁有疏散、湿热有分离之势，然久郁之火仍积于中焦，上方加连翘15g、炒麦芽12g。7剂，日1剂，煎服法同前。

三诊　2017年8月2日，患者诸症得减，未尽除，自诉夜间时有心烦、口干，纳增，寐安，大便黏腻不爽较前明显改善，小便调。舌红，苔薄黄，脉弦细。肝胃郁火渐消，脾胃湿热渐化，余邪未尽，留恋伤阴。上方去佛手、枳实，加百合15g、石斛12g。7剂，日1剂，煎服法同前。

四诊　2017年8月7日，患者诉症状基本消失，仍感大便不爽，舌脉如前，于上方中加荷叶10g，继服7剂，遂可停药。嘱其规律作息，忌辛辣、油腻之品，保持心情舒畅。

●**按语：** 功能性消化不良为临床常见的功能性胃肠病，症状常持续或反复发作，病因繁杂，其中情志因素作为发病诱因较为常见，精神心理异常可通过脑-肠轴传递，破坏自主神经系统的平衡，减缓胃肠收缩的频率和传导速度，从而导致消化不良症状。本案患者虽有胃脘胀满、早饱、嗳气等症状，但胃镜显示胃黏膜无明显炎症，缺乏器质性疾病的证据，且病程超过半年，故诊断为功能性消化不良。根据症状，中医诊断为痞满。该患者肝郁气滞，横逆犯胃，木郁土壅，脾胃升降失常，进则影响脾胃之运化，日久则生湿浊、热郁。

治疗当疏肝理气，兼清热化湿，中焦气机升降如常，上下无碍，则痞满可消。《素问·脏气法时论》云："肝欲散，急食辛以散之。"故投以柴胡、佛手、香附、枳实、陈皮、合欢花辛香之品，既能疏肝理气解郁，又能调理脾胃气机。配伍石菖蒲、蒲公英、芦根、砂仁清热化湿和胃，茯苓、白术健脾和胃，固后天之本；郁金、当归行血以助气行，养血以助气生；白芍酸甘敛阴，散中有收，制辛香耗气劫阴之弊。纵观处方，多见两两对药，其中柴胡、黄芩一辛一苦，既疏利气滞，亦清泻湿热；石菖蒲、郁金相合可除胃腑气血郁滞，降胃气，振清阳；枳实、白术一消一补，相互为用，既能破气除痞，又能甘温补中。

二诊时于方中入连翘苦寒性降，除"心家客热"；加炒麦芽以开胃气，除痞闷。三诊时患者诉口干，结合余症，调整处方，减理气药的用量，实乃辛温理气、辛香化湿之品多伤阴之忧，不可过用，并入百合、石斛滋养阴津，以免阴伤为甚而生他变。然百合还具清心解郁安神之用，现代药理研究显示：百合皂苷能提高胃泌素、P物质等脑肠肽的含量，改善由情志因素引起的胃肠不适症状。四诊时考虑发病乃暑湿之际，湿性弥漫，热性熏蒸，当应时令之气，加之荷叶以清暑利湿，宣通中焦；另荷叶色青，味香质浮，入脾、胃、肝经，善鼓舞脾胃清阳，能引申少阳清气，小量运用亦有报使之效。诸药参伍，将疏、通、清、化、补寓于一体，肝脾同治，气血共调，寒温并用，并倡导平衡饮食，怡情怡兴，协调气机，以除顽痞，复运中州。

验案二　难治性胃食管反流病（吐酸病）

患者姓名：高某某　　　　性别：男　　出生日期：1965年7月

就诊日期：2016年5月19日　　初诊　　发病节气：小满

[**主　　诉**]间断烧心、反酸2年。

[**现 病 史**]患者2年前缘于过量饮酒后出现烧心，反酸，胃脘憋闷不适，查电子胃镜示反流性食管炎（B）级，慢性非萎缩性胃炎，Hp（−）。遂予雷贝拉唑20mg，每日1次，2个月后症状稍好转，仍时有烧心、反酸。其后一直服用兰索拉唑、泮托拉唑、胶体果胶铋等药物，症状时轻时重。刻下症见：烧心，反酸，进食后或夜间加重，无咽部不适感，胃脘部憋闷不适，嗳气，口干，口苦，无恶心、呕吐，纳少，寐欠安，大便干，1~2日一行，小便黄。

[**既 往 史**]平素健康状况良好，否认肝炎、结核或其他传染病史，预防接种史不详。否认外伤史。否认输血史。

[**过 敏 史**]否认食物及药物过敏史。

[**体格检查**]发育正常，营养中等，神志清楚，查体合作。全身皮肤黏膜未见黄染及出血点，周身浅表淋巴结未触及异常肿大。咽部无充血，双侧扁桃体不大。胸廓对称无畸形，双肺呼吸音清，未闻及干湿性啰音，叩心界不大，心率每分钟70次，律齐，心音正常，各瓣膜听诊区未闻及病理性杂音。腹平坦，全腹触之柔软，剑突下轻压痛，肝脾肋缘下未触及，无腹肌紧张及反跳痛，墨菲征阴性，麦氏点无压痛，肝区无叩痛，肠鸣音正常存在。舌暗红，苔黄腻，脉弦滑。

[**辅助检查**]2014年8月查电子胃镜示反流性食管炎（B）级，慢性非萎缩性胃炎，Hp（−）。

[**中医诊断**]吐酸病。

[**证候诊断**]湿热中阻证。

[**西医诊断**]反流性食管炎（B）级，慢性非萎缩性胃炎。

[**治　　法**]清热化湿，和胃降逆。

[处　方]

石菖蒲20g	郁金12g	茵陈6g	柴胡6g
黄芩6g	芦根15g	白茅根15g	茯苓15g
白术9g	麸炒枳实15g	八月札15g	紫苏叶6g
生牡蛎30g（先煎）	煅瓦楞15g（先煎）	连翘15g	

7剂，日1剂，水煎取汁300mL，分早晚饭后2小时温服。

二诊　2016年5月26日，患者烧心，反酸较前缓解，胃脘部仍憋闷不适，嗳气稍减轻，口干，无口苦，纳少，寐欠安，大便干，2日1次。舌暗红，苔薄黄腻，脉弦滑。根据病情调整处方，芦根改为20g，加荔枝核15g，陈皮15g。14剂，日1剂，煎服法同前。

三诊　2016年6月10日，患者烧心，反酸，症状明显改善，嗳气减轻，胃脘不适明显好转，纳一般，寐转安，二便调。舌暗红，苔薄黄，脉弦滑。上方加炒麦芽、炒莱菔子各15g。14剂，日1剂，煎服法同前。

后随症加减治疗，症状明显改善，无烧心、反酸症状，无胃脘部不适。随访1年，患者未再出现明显不适。2017年6月15日查电子胃镜示慢性非萎缩性胃炎。

●**按语**：难治性胃食管反流病是指经标准剂量质子泵抑制剂（PPI）治疗8周后，胃食管反流病症状仅部分缓解或完全无缓解。西医学认为本病可能与胃酸抑制不充分、非酸反流或弱酸反流、食管高敏感性等多种因素有关，发病机制尚不明确。该病久治不愈，目前治疗仍是临床中的难点。其病机关键是"气"与"热"，并将刘完素治疗外感热病的"火热论"学术思想应用于难治性胃食管反流病治疗，临证用药注重宣畅气机，通降胃火。本案患者中年男性，因过量饮酒以致脾失健运，湿邪阻于中焦，郁而化火，火性上炎，胃气上逆，发为反流。治当清热化湿，和胃降逆。

方中石菖蒲、郁金、芦根、白茅根以清热化湿为主，茯苓、白术合用益气健脾化湿，佐以枳实、八月札理气和胃助运，"气行则湿化"，脾喜燥恶湿，湿去则脾自安。临证时常用辛开苦降之法，但与仲景之法不同的是，黄连、干姜等大辛大苦大寒药物很少应用，辛开药物喜用八月札、枳实等，苦降药物喜用黄芩、茵陈、连翘等，辛苦相合，既能调畅气机，清热除湿，又能祛邪而不伤正。生牡蛎与煅瓦楞子共用抑酸护胃，减轻烧心反酸症状；患者胃脘憋闷不适，嗳气，用苏叶宣肺理气，肺胃同治。

　　二诊时加陈皮、荔枝核以增强前方和胃降逆之功。三诊时以炒麦芽、炒莱菔子理气和胃，改善食欲。诸药合用，清热化湿，和胃降逆，诸症得减，反流自除。本病的预防调护同样必不可少，临床中应嘱患者保持心情舒畅；饮食有节，少食辛辣、油腻、甜食、浓茶、咖啡等，禁烟、酒；饭后避免坐、卧以及剧烈运动等，可有效缓解不适症状，减少复发。

验案三　慢性萎缩性胃炎（胃凉）

　　患者姓名：王某　　　　　性别：女　　出生日期：1967年6月
　　就诊日期：2018年7月10日　　初诊　　发病节气：小暑

　　[主　　诉]胃凉半年。

　　[现 病 史]患者半年前进食自煮的山楂水后出现胃凉、伴反酸，当时未引起重视，后因胃凉、反酸症状逐渐加重，就诊于当地医院，给予中药汤剂治疗，服药后未见明显效果，连续服药几次后仍未见效，且出现咽干、纳差等症。3天前查电子胃镜示慢性萎缩性胃炎。患者仍想服用中药治疗，遂至医院中医科就诊，患者服用3剂后自觉症状加重。刻下症见：胃凉，胃脘部如敷冰块，进食后加重，反酸，咽干，纳差，四肢怕冷，出汗，寐差，大便每日2次，排便不畅。时值小暑时节，当日气温达30℃，患者仍身穿两层秋衣，一件长袖外套，腹部围一个小棉褥子。

　　[既 往 史]患者自诉有慢性胃炎病史多年，否认肝炎、结核或其他传染病史，预防接种史不详。否认外伤史。否认输血史。

　　[过 敏 史]否认食物及药物过敏史。

　　[体格检查]发育正常，营养中等，全身皮肤黏膜未见黄染及出血点，周身浅表淋巴结未触及异常肿大。咽部无充血，双侧扁桃体不大。胸廓对称无畸形，双肺呼吸音清，未闻及干湿性啰音，叩心界不大，心率每分钟72次，律齐，心音正常，各瓣膜听诊区未闻及病理性杂音。腹平坦，全腹触之柔软，腹部触诊皮温偏低，无压痛、反跳痛，肝脾肋缘下未触及，无腹肌紧张，墨菲征阴性，麦氏点无压痛，肝区无叩痛，肠鸣音正常存在。舌红，苔黄厚腻，脉弦滑。

［**辅助检查**］电子胃镜示慢性萎缩性胃炎。

［**中医诊断**］胃凉。

［**证候诊断**］湿热蕴结，阳郁不达。

［**西医诊断**］慢性萎缩性胃炎。

［**治　　法**］清热祛湿，理气开郁。

［**处　　方**］

石菖蒲 20g	郁金 12g	滑石 10g	生薏苡仁 15g
生石膏 20g（先煎）	蒲公英 20g	香橼 15g	佛手 12g
当归 9g	炒麦芽 15g	牡蛎 20g（先煎）	炒枣仁 15g
枳实 12g	柴胡 6g	白芍 15g	甘草 6g

7 剂，日 1 剂，水煎取汁 300mL，分早晚饭后 2 小时温服。

二诊　2018 年 7 月 27 日，患者来诊，上身只穿一件短袖，诉胃凉、反酸均好转，劳累后多汗。前方加防风 6g。7 剂，日 1 剂，煎服法同前。

三诊　2018 年 8 月 3 日，患者自觉胃凉明显好转，反酸缓解，四肢怕冷感减轻，余症也均有好转，效不更方，继服 7 剂，日 1 剂，煎服法同前。

患者共加减治疗 3 个月后，诸症消失。

●**按语**：慢性萎缩性胃炎是胃黏膜上皮遭受反复损害导致固有腺体的减少，伴或不伴纤维替代、肠腺化生和（或）假幽门腺化生的一种慢性胃部疾病。本病临床表现缺乏特异性，具有病程长、病机繁杂、难以治愈的特点。慢性萎缩性胃炎的主要症状为胃痛、胃胀、嗳气，且常常伴有胃凉。许多该病患者为胃凉所苦，甚至有些患者以胃凉为就诊的主症。胃凉是指患者感觉胃脘部发凉，惧怕寒冷刺激或进食生冷之物引起胃脘部胀满或疼痛不适，甚者触之胃脘部局部皮肤温度低于正常。在胃凉患者中，临床多见肝胃气郁、湿阻中焦、胃络瘀阻、胃热炽盛导致的"不通则凉"，故应遵循"通则不凉"的原则，通过理气开郁、化湿和胃、化瘀通络、清胃泄热等治法，使被遏之阳气得以通达，胃凉得解。本案患者中年女性，因饮食不节导致脾胃气机不畅，湿阻中焦，郁而化热，蕴结不通，胃阳被遏，郁而不达，胃失温煦，出现胃凉、反酸，舌暗红，苔黄厚腻，脉弦滑等症。故治疗应以清热祛湿，理气开郁为先。

方中对药石菖蒲与郁金、滑石和薏苡仁，在化湿的同时兼以清热。其中滑石味淡性寒，质重而滑，能渗湿清热、利窍清降，薏苡仁性寒而不伤胃，补中土而不滋腻，为清补淡渗之品，二者合用，使湿渗于下，热清于内，湿不与热合，势必孤矣。生石膏、蒲公英清热泄热，《本草新编》言："蒲公英亦泻胃火之药，但其气甚平，既能泻火，又不损土，可以长服久服而无碍"。张锡纯谓生石膏并非大寒，而属微寒之品，通过此类寒凉药物，"寒因寒用"。合四逆散以透邪解郁；香橼、佛手理气和胃而不伤阴；患者舌暗，提示已有久病入络之象，予当归活血化瘀通络；佐以炒麦芽顾护脾胃，增加患者食欲；并添牡蛎抑酸护胃，炒枣仁安神助眠。诸药合用，湿热除，气郁开，胃凉去。临床中出现胃凉的症状，应根据患者的舌、脉、症，抓住病机的本质，审症求因，辨证施治，切不可见"凉"即投以温热之药，以免失治、误治。

验案四　溃疡性结肠炎（久痢）

患者姓名：李某　　　　　性别：男　　出生日期：1979年7月
就诊日期：2014年11月26日　初诊　　发病节气：小雪

[**主　　诉**]间断黏液脓血便10余年，加重15天。

[**现病史**]患者缘于10年前外地出差饮食不节，加之工作不顺，出现黏液脓血便伴腹痛，肠镜检查示溃疡性结肠炎（乙状结肠），后住院治疗症状得以缓解。10年来坚持服用美沙拉嗪，常因情志不畅、饮食不节而反复发作，症状时轻时重。近15天因天气变化，不适症状加重，遂求中医治疗。就诊时症见：黏液脓血便，大便每日5~6次，腹痛，喜温喜按，下坠感明显，食少纳差，近15天体重下降2.5kg。

[**既往史**]平素健康状况一般，否认肝炎、结核或其他传染病史，预防接种史不详。否认外伤史。否认输血史。

[**过敏史**]否认食物及药物过敏史。

[**体格检查**]发育正常，营养中等，全身皮肤黏膜未见黄染及出血点，周身浅表淋巴结未触及异常肿大。咽部无充血，双侧扁桃体不大。胸廓对称无畸形，双肺呼吸音清，未闻及干湿性啰音，叩心界不大，心率每分钟72次，律齐，心音正常，各瓣膜听诊区未闻及病理性杂音。腹平坦，全腹

触之柔软，左下腹轻压痛，肝脾肋缘下未触及，无腹肌紧张及反跳痛，墨菲征阴性，麦氏点无压痛，肝区无叩痛，肠鸣音亢进。舌淡胖，苔薄白，脉沉细。

[**辅助检查**] 2014年12月5日结肠镜检查示溃疡性结肠炎（乙状结肠）。

[**中医诊断**] 久痢。

[**证候诊断**] 脾肾阳虚。

[**西医诊断**] 溃疡性结肠炎（乙状结肠）。

[**治　　法**] 健脾益肾，理肠止泻。

[**处　　方**]

茯苓20g	白术12g	党参15g	黄芪15g
薏苡仁20g	墨旱莲20g	蒲公英15g	白头翁15g
砂仁9g（后下）	葛根20g	诃子肉15g	柴胡6g
地榆20g	仙鹤草30g	秦皮12g	鹿衔草15g

7剂，日1剂，水煎取汁300mL，分早晚饭后2小时温服。治疗1个月，患者不适症状明显缓解。

二诊　2015年4月15日，患者病情反复，遂来门诊治疗。刻诊：腹泻，大便每日3~4次，伴少量脓血，疲乏易困，偶有腹痛，舌淡胖，苔薄白，脉弦细。前方去黄芪、诃子肉、鹿衔草，加桑叶12g、木香6g、紫苏叶12g、八月札15g，墨旱莲减至15g。

日1剂，水煎2次取汁300mL，分早晚2次温服。治疗1个月，患者病情稳定。

三诊　2015年8月14日，患者症状已明显缓解，因外出食用过量海鲜等食物后不适症状加重。刻诊：腹痛、腹泻，大便每日3~4次，量多、伴黏液脓血，晨起口苦、口酸，头晕乏力，纳差，不欲食，寐欠安，舌淡，苔薄黄，脉弦滑细。前方去党参、桑叶、木香，加香附15g、山茱萸15g、白芍15g、芦根20g、白茅根20g、佩兰15g、三七2g（冲服）、白花蛇舌草15g，墨旱莲加至20g，紫苏叶减至6g。

日1剂，水煎2次取汁300mL，分早、晚2次温服。治疗1个月后，患者无腹痛，大便每日1~2次，无黏液脓血，纳寐可。

●**按语：**溃疡性结肠炎是一种主要侵及结肠黏膜的慢性非特异性炎

性疾病，常始自左半结肠，可向结肠近端乃至全结肠，以连续方式逐渐进展。临床症状轻重不一，可有缓解与发作相交替，患者可仅有结肠症状，也可伴发全身症状。本病可发生于任何年龄，但以青壮年最为多见，男性略多于女性。患者因内伤饮食、情志失调，导致脾胃运化失职，水湿内生，蕴久化热，下注肠腑，气血壅滞，传导失司，发为痢疾。该患者久病脾肾两虚，固摄无力，治当健脾益肾，理肠止泻。本案以节点治疗为思路，根据季节变化和患者自身情况综合调整用药，效果显著。

初诊时患者虚弱之象明显，予白术、茯苓、薏苡仁、砂仁等健脾化湿，党参、黄芪温中补肾，并配秦皮、蒲公英清热解毒，地榆、仙鹤草凉血止血，兼可补虚酸涩止泻。二诊时已为春季，根据季节变化调整处方，于初诊方基础上加用升阳除湿之桑叶、紫苏叶；疏肝理气之八月札、香附、木香，《本草纲目》言木香"乃三焦气分之药，能升降诸气，诸气膹郁，皆属于肺，故上焦气滞用之者，乃金郁则泄之也；中气不运，皆属于脾，故中焦气滞宜之者，脾胃，喜芳香也；大肠气滞则后重，膀胱气不化则癃淋，肝气郁则为痛，故下焦气滞者宜之，乃塞者通之也"。三诊时发病与饮食不节有关。患者过食海鲜以致脾失健运，湿邪郁而化火生热，湿热蕴结大肠致肉腐成痈而便脓血；湿热郁结上焦而致口苦、口酸，夏季暑热当令，燥热伤津，易致头晕乏力。故处方中酌加清热化湿之芦根、白茅根，配以少量佩兰、白花蛇舌草以增清热解毒之力。患者病情反复发作，生活质量差，以节点防病为理论依据，嘱患者适寒温、调情志、慎饮食的同时，在冷热交替明显的节气，且尚未发病之时进服中药治疗，以防疾病复发。

验案五　慢性萎缩性胃炎伴中度肠上皮化生（嗳气）

患者姓名：刘某　　　　**性别：**女　　　**出生日期：**1958年3月
就诊日期：2018年7月5日　　**初诊**　　　**发病节气：**芒种

[**主　　诉**]嗳气1年，加重1个月。

[**现 病 史**]患者主因1年前情志不畅出现嗳气、胃脘部烧灼感，电子胃镜检查诊断为慢性萎缩性胃炎，病理示胃窦部腺体中度肠上皮化生；腹

部彩超示肝、胆、胰、脾未见明显占位性病变。口服西沙必利、多潘立酮、奥美拉唑等药，效果不明显。之后先后服用旋覆代赭汤、柴胡疏肝散、丁香柿蒂散等汤药加减治疗，症状缓解不明显，近1个月来症状加重。就诊时症见：嗳气频发，伴胃脘部烧灼感，心烦易怒，失眠多梦，口干口苦，小便黄，大便偏干，每日1次。

[既往史]平素健康状况良好，否认肝炎、结核或其他传染病史，预防接种史不详。否认外伤史。否认输血史。

[过敏史]否认食物及药物过敏史。

[体格检查]发育正常，营养中等，全身皮肤黏膜未见黄染及出血点，周身浅表淋巴结未触及异常肿大。咽部无充血，双侧扁桃体无肿大。胸廓对称无畸形，双肺呼吸音清，未闻及干湿性啰音，叩心界不大，心率每分钟78次，律齐，心音正常，各瓣膜听诊区未闻及病理性杂音。腹平坦，全腹触之柔软，无压痛，肝脾肋缘下未触及，无腹肌紧张及反跳痛，墨菲征阴性，麦氏点无压痛，肝区无叩痛，肠鸣音正常存在。舌尖红，苔薄黄，脉弦细。

[辅助检查]电子胃镜示慢性萎缩性胃炎；病理示胃窦部腺体中度肠上皮化生；腹部彩超示肝、胆、胰、脾未见明显占位性病变。

[中医诊断]嗳气。

[证候诊断]火土之郁，胃失和降。

[西医诊断]慢性萎缩性胃炎，肠上皮化生（中度）。

[治　法]清心解郁，和胃降逆。

[处　方]

石菖蒲20g	郁金12g	百合20g	乌药6g
香橼15g	炒枳实15g	茯苓20g	白芍20g
合欢皮12g	生地黄20g	香附20g	连翘15g
白茅根15g	豆蔻6g（后下）	淡竹叶9g	

7剂，日1剂，水煎取汁300mL，分早晚饭后2小时温服。同时嘱其忌食过甜、过辣、过咸及油炸类之品。

二诊　2018年7月12日，患者诉嗳气较前缓解，胃脘部烧灼感减轻，大便较前通畅，夜寐转安，仍口干口苦，小便黄，前方加芦根15g，麦冬

9g。7剂，日1剂，煎服法同前。

三诊　2018年7月19日，患者诉嗳气明显减少，无胃脘部烧灼感，口干口苦明显减轻，二便调，夜寐安，遂在前方基础上去生地黄，继服14剂，症状消失。6个月后随访，嗳气未再复发。

●**按语：**慢性萎缩性胃炎常见的临床表现为胃脘部饱胀不适、胃脘痛、嗳气等，嗳气为本病的常见症状之一。嗳气是指胃失和降，胃中浊气上逆，经食管由口排出的一种病症，其声沉长，不似呃逆之声短促。对于嗳气的治疗，多数医家从和降胃气、疏肝理气、宣发肺气等方面进行辨证治疗，我们在临证中发现，慢性萎缩性胃炎以嗳气为主要表现的患者常伴有心烦易怒、焦虑抑郁、夜寐不安等症状，在治疗中从清心火、通心窍、滋心阴等方面入手，收效显著。本案患者老年女性，有明显情志不畅史，气机郁滞，日久化火，火土郁结，胃失和降，发为嗳气。

方中石菖蒲芬芳清扬，开心孔，通九窍，下气开心；郁金芳香宣达，善散郁滞，二药相合，取菖蒲郁金汤之义，开心窍，散邪郁，共为君药。豆蔻芳香醒脾，消谷下气。百合归心肺经，安心益智，滋养阴津；乌药开郁散寒，舒畅经气，二药一静一动，润而不滞。患者心烦易怒，口干口苦，心火旺盛，加连翘泄心经客热，淡竹叶清心降火；失眠多梦加合欢皮解郁安神，配以香橼、香附疏肝行气，枳实和胃消痞。患者久病，火邪伤阴，加生地黄、白芍以滋养阴津，同时配伍白茅根清热而不伤阴。二诊时患者仍有口干口苦、小便黄等症状，故加芦根、麦冬以达清热养阴利尿之功。三诊时诸症明显改善，为防余邪留恋去生地黄。诸药合用，清心解郁，和胃降逆，嗳气自除。

验案六　直肠炎（泄泻）

患者姓名：李某　　　　　　性别：男　　出生日期：1956年6月
就诊日期：2018年7月16日　　初诊　　发病节气：小暑

[**主　　诉**]腹泻14天。

[**现 病 史**]患者既往便秘3年，服用麻仁润肠丸治疗。14天前外出活动，汗出淋浴后出现腹泻，便质稀，呈水样，每日3~5次，无腹痛，无黏

液出血，无呕吐、恶心，伴有咳嗽、咳痰、胸闷、恶寒、发热等症状，查电子胃镜示慢性非萎缩性胃炎，肠镜示直肠黏膜炎症性改变。血常规示各项指标未见异常，心电图示窦性心律，胸片示心肺未见异常。予参苓白术散、蒙脱石散、氢溴酸右美沙芬片口服药物治疗，服药后咳嗽、咳痰、胸闷症状好转，腹泻症状未见明显缓解。现主症：大便溏泻如水，每日3次，腹胀，无腹痛，无黏液脓血，无呕吐、恶心，偶有咳嗽，体重减轻，时感困倦，口渴不欲饮水，纳差，寐一般，小便少。

[既往史] 平素健康状况良好，吸烟20年，每日5支。否认冠心病、高血压、糖尿病病史。否认肝炎、结核或其他传染病史，预防接种史不详。否认外伤史。否认输血史。

[过敏史] 否认食物及药物过敏史。

[体格检查] 发育正常，营养中等，神志清楚，查体合作。全身皮肤黏膜未见黄染及出血点，周身浅表淋巴结未触及异常肿大。咽部无充血，双侧扁桃体不大。胸廓对称无畸形，双肺呼吸音清，未闻及干湿性啰音，叩心界不大，心率每分钟72次，律齐，心音正常，各瓣膜听诊区未闻及病理性杂音。腹平坦，叩鼓音，全腹触之柔软，肝脾肋缘下未触及，无腹肌紧张及反跳痛，墨菲征阴性，麦氏点无压痛，肝区无叩痛，肠鸣音活跃。舌淡，苔白腻，脉浮弦滑。

[辅助检查] 电子胃镜示慢性非萎缩性胃炎；电子肠镜示直肠炎。

[中医诊断] 泄泻。

[证候诊断] 寒邪袭肺，脾湿不运。

[西医诊断] 直肠炎，慢性非萎缩性胃炎。

[治法] 疏表散寒，化湿止泻。

[处方]

紫苏叶12g	桔梗6g	藿香15g	佩兰15g
苍术12g	砂仁6g（后下）	陈皮15g	厚朴9g
炒枳壳12g	葛根15g	炒白术15g	茯苓30g

7剂，日1剂，水煎取汁300mL，分早晚饭后2小时温服。

二诊 2018年11月5日，患者诉服药后症状较前好转，大便仍较稀，每日3次，饮水欲望增强，纳差，寐转佳，小便量增，舌淡红，苔薄白，脉弦。前方加莱菔子12g。

7剂，日1剂，水煎取汁300mL，分早晚饭后2小时温服。

三诊 2018年11月13日，患者诉大便性状基本如常人，每日2次；小便可；舌淡红，苔薄白，脉弦。嘱患者遵前方另服汤药7剂，煎服法同前。并嘱防寒保暖，忌辛辣、油腻之品，保持心情舒畅。

●**按语：** 泄泻是以排便次数增多，粪质稀溏或完谷不化，甚至泻出如水样为主症的病证。多由感受外邪、饮食不节、情志失调、禀赋不足及久病脏腑虚弱等多方面引起脾胃运化功能失调，肠道分清泌浊、传导功能失司而致。凡属消化系统中，如急慢性肠炎、炎症性肠病、腹泻性肠易激综合征等表现以腹泻为主症者，均可归属于中医学"泄泻"范畴。本案患者系中老年男性，有便秘和吸烟史，主因汗出淋浴后腹泻，兼有腹胀、咳嗽、胸闷等症状，生化等检查均提示未见明显异常。发病节气时值小暑，汗出淋浴发病，其病机为寒邪客于肺卫，肺气失于宣降，肺气不畅，通调水道功能异常，从而影响中焦气机的升降，中焦水湿不运，发为飧泄。治在散寒运脾，化湿止泻。

方中紫苏叶、桔梗发散外邪，开宣肺气，通调水道，配合葛根，既加强祛邪的功效，又兼有止泻的作用；藿香、佩兰、苍术有化湿醒脾、运化中焦的功效，配伍砂仁可以起到化湿止泻的效果；陈皮、厚朴、苍术合用，取"平胃散"之意，燥湿兼行气，使湿祛而脾胃和；厚朴、枳壳可调畅胃肠气机，从而起到肺脾同调、母子并治的目的，考虑到患者年龄偏大，且久泻伤气，酌添茯苓、白术补益正气，且有化湿的功效。

验案七 功能性便秘（便秘）

患者姓名：邱某　　　　性别：男　　　出生日期：1985年3月

就诊日期：2018年6月25日　　初诊　　　发病节气：夏至

[**主　　诉**] 间断便秘2年。

[**现 病 史**] 患者2年前过度劳累后出现大便干结、排出不畅，3日一行，自服通便类药物症状缓解，期间陆续出现大便干结不爽、排出困难的症状，自服通便类药物可取得短暂疗效，停药后不久反复，为此患者多

次就诊于多家医疗机构，查胃镜示慢性非萎缩性胃炎，肠镜提示所见结肠未见明显异常。服用相关类药物（当归龙荟胶囊、麻仁润肠丸、多潘立酮片、六磨汤、双歧杆菌乳杆菌三联活菌片等）症状均无明显改善。现主症：排便困难，3~4日一行，量少质干，有解不净感，肛门重坠，气短懒言，容易疲乏，时有腰酸无力，足跟酸痛，腹胀，排气少，纳差，寐一般，小便调。

[既 往 史]平素健康状况良好。否认冠心病、高血压、糖尿病病史。否认肝炎、结核或其他传染病史，预防接种史不详。否认外伤史。否认输血史。

[过 敏 史]否认食物及药物过敏史。

[体格检查]发育正常，营养中等，神志清楚，查体合作。全身皮肤黏膜未见黄染及出血点，周身浅表淋巴结未触及异常肿大。咽部无充血，双侧扁桃体不大。胸廓对称无畸形，双肺呼吸音清，未闻及干湿性啰音，叩心界不大，心率每分钟69次，律齐，心音正常，各瓣膜听诊区未闻及病理性杂音。腹平坦，左下腹可触及条索状硬结，叩鼓音，肝脾肋缘下未触及，无腹肌紧张及反跳痛，墨菲征阴性，麦氏点无压痛，肝区无叩痛，肠鸣音正常存在。舌红，苔薄白，脉沉弱。

[辅助检查]电子胃镜示慢性非萎缩性胃炎。电子肠镜示所见结肠未见明显异常。

[中医诊断]便秘。

[证候诊断]肾气虚弱。

[西医诊断]功能性便秘，慢性非萎缩性胃炎。

[治 法]补肾益气，润肠通便。

[处 方]

黄精6g	肉苁蓉15g	黄芪12g	山萸肉15g
杜仲12g	天冬20g	当归12g	炒杏仁6g
柴胡9g	升麻3g	炒枳壳12g	

7剂，日1剂，水煎取汁300mL，分早晚饭后2小时温服。

二诊 2018年7月2日，患者诉服药后症状较前改善，纳欲增，然近几日睡眠质量欠佳，苔薄白，脉沉。前方加酸枣仁15g。

14剂，日1剂，水煎取汁300mL，分早晚饭后2小时温服。

三诊　2018年11月14日，患者诉症状明显改善，大便1~2日一次，质可。然有咽痛、口干、舌红等症状。前方加泽泻6g、牛膝9g。

10剂，日1剂，水煎取汁300mL，分早晚饭后2小时温服。并嘱规律生活，忌辛辣、油腻之品，保持心情舒畅。

●**按语：**便秘的临床主要表现是大便不通或粪便坚硬、有便意而排出困难；或排便间隔时间延长。便秘是由多种原因引起的，其病位在大肠，与肺、脾、胃、肝、肾等脏腑相关。《内经》认为，大小便的病变与肾关系密切，《素问·金匮真言论》说："北方色黑，入通于肾，开窍于二阴"。张洁古首倡实秘、虚秘之别，《医学启微·六气方治》说："凡治脏腑之秘，不可一例治疗，有虚秘，有实秘"。临床分型亦不外乎虚实两大类，老年人多虚，而青壮年多实。便秘的治法应以通下为主，绝不可单纯应用泻下药，应根据不同的病因辨证采取相应的治法。实秘为邪滞肠胃、壅塞不通所致，故以祛邪为主，予泄热、温散、通导之法，使邪去便通；虚秘为肠失润养、推动无力所致，故以扶正为先，给予益气温阳、滋阴养血之法，使正盛便通。本案患者青年男性，本当体质壮实，元气满丰，但身形偏瘦，脉沉弱，气短懒言，容易疲乏，时有腰酸无力、足跟酸痛的情况，这些都是肾气虚弱的状况。肾司前后二阴，为先天之本，肾者，胃之关也，肾气虚则关门开合失司，而大、小肠皆属于胃，从而影响魄门的启闭，而出现便秘。

方中山萸肉、黄精培补肾元，配伍肉苁蓉、天冬有补肾润肠通便的功效；黄芪、黄精并用，一者补气，一者填精，滋养先天精气；当归、苦杏仁并用增强润肠通便的功能。同时，升麻、炒苦杏仁合用，一者升清，一者降浊，升降相因，调和气机；杜仲培补先天，强壮腰膝；泽泻、牛膝引火下行；于众多补益药中伍枳壳、柴胡，使补肾而不助火，培元而不碍胃，从而达到补而不滞的目的。诸药合用升清降浊，以升为降，补气填精。

便秘之虚实与年龄之长幼有很大的关系，但临床辨证时切不可囿于惯性思维，当详审病机，仔细辨证，辨别阴阳，分清虚实。

验案八 Barrett食管（吐酸病）

患者姓名：魏某某　　　　性别：男　　出生日期：1975年4月

就诊日期：2019年6月3日　　初诊　　发病节气：小满

[**主　　诉**] 间断烧心5年，加重5天。

[**现 病 史**] 患者5年前因争吵后出现烧心，伴有胃脘部胀满不适，查电子胃镜示胆汁反流性胃炎，予泮托拉唑肠溶胶囊口服治疗症状缓解。后症状时有反复，自行口服泮托拉唑、奥美拉唑等药物，症状均可改善。5天前患者因工作压力饮酒后出现烧心、胃脘胀满，自服泮托拉唑胶囊后无明显改善，查电子胃镜示Barrett食管，慢性非萎缩性胃炎；病理示食管黏膜慢性炎，复鳞上皮乳头瘤样增生，其下见少许柱状。刻下症见：烧心，空腹时明显，胃脘胀满不适，嗳气，无反酸，两胁胀痛，生气、情绪抑郁或激动时加重，无口干及口苦，纳少，夜寐欠安，二便调。

[**既 往 史**] 平素健康状况良好。否认冠心病、高血压、糖尿病病史。否认肝炎、结核或其他传染病史，预防接种史不详。否认外伤史。否认输血史。

[**过 敏 史**] 否认食物及药物过敏史。

[**体格检查**] 发育正常，营养中等，神志清楚，查体合作。全身皮肤黏膜未见黄染及出血点，周身浅表淋巴结未触及异常肿大。咽部无充血，双侧扁桃体不大。胸廓对称无畸形，双肺呼吸音清，未闻及干湿性啰音，叩心界不大，心率每分钟95次，律齐，心音正常，各瓣膜听诊区未闻及病理性杂音。腹平坦，全腹触之柔软，叩鼓音，无压痛，肝脾肋缘下未触及，无腹肌紧张及反跳痛，墨菲征阴性，麦氏点无压痛，肝区无叩痛，肠鸣音正常存在。舌红，苔薄黄腻，脉弦数。

[**辅助检查**] 电子胃镜示Barrett食管，慢性非萎缩性胃炎；病理示食管黏膜慢性炎，复鳞上皮乳头瘤样增生，其下见少许柱状。

[**中医诊断**] 吐酸病。

[**证候诊断**] 肝胃郁热。

[**西医诊断**] Barrett食管，慢性非萎缩性胃炎。

［治　　法］清热疏肝，理气和胃。

［处　　方］

柴胡12g	黄芩9g	枳实15g	青皮12g
香附20g	川楝子9g	薄荷6g（后下）	石见穿12g
白芍20g	元胡12g	郁金12g	合欢皮15g
冬凌草15g	炒僵蚕12g		

7剂，日1剂，水煎取汁300mL，分早晚饭后2小时温服。

二诊　2019年6月10日，患者烧心较之前减轻，仍有胃脘胀满，时有两胁胀痛，夜寐欠安，二便调，舌红，苔薄黄，脉弦。前方加八月札15g，炒酸枣仁20g。

14剂，日1剂，水煎取汁300mL，分早晚饭后2小时温服。

三诊　2019年6月24日，患者烧心较前明显减轻，无胃脘胀闷不适，纳一般，夜寐安，二便调，舌红，苔薄白，脉弦。前方去炒酸枣仁，加炒麦芽15g。

14剂，日1剂，水煎取汁300mL，分早晚饭后2小时温服。

四诊　2019年7月8日，患者诉无明显不适，应患者需要嘱其遵前方继服10服中药，改中成药继服以巩固治疗。嘱患者规律饮食，忌饱食，忌辛辣油腻刺激之品，避免紧张情绪，保持心情舒畅。

●**按语**：Barrett食管是指食管下段的复层鳞状上皮被化生单层柱状上皮所替代的一种消化系统疾病。该案患者以烧心、反酸为主症，并伴有胃胀、嗳气、两胁胀痛、咽部不适等症，并与情绪变化关系密切，中医诊断为吐酸病，证属肝胃郁热型，故治疗当以清热疏肝、理气和胃为要。

药用柴胡、黄芩取"小柴胡汤"之义，具有和解少阳、调畅枢机之功。《本草经解》记载："薄荷气温，禀天春升之木气，入足厥阴肝经……薄荷入肝，温能行，辛能散，则恶气消而胀满平也。"《玉楸药解》中说："苦楝子清肝泄热，利水杀虫。"石见穿、八月札、冬凌草清热解毒，消肿散结，与炒僵蚕合用增强通络散结之功，与薄荷、川楝子两药并用具有清热解毒、理气散结之效。现代临床研究也证实，清热解毒和软坚散结类中药有抗癌抑癌的作用。元胡"能行血中气滞，气中血滞，专治一身上下诸痛"；郁金功擅疏肝行气、活血止痛；白芍敛阴柔肝、缓急止痛，三药并用共奏疏肝行气、活血止痛之功。枳实行气除痞、消积导滞；青皮疏肝破气、散结消滞；香附能疏肝解郁、理气调中，三药合用能起到调节肝胃气机的作用。"胃不合则卧不安"，炒麦芽、合欢皮、炒酸枣仁具有消食开胃、解郁安神的效果。因患者属肝胃郁热证，故嘱患者忌饱食、忌辛辣刺激之品，避免紧张情绪，保持心情舒畅。

验案九　感染后咳嗽（咳嗽）

患者姓名：于某　　　　性别：男　　出生日期：1950年4月
就诊日期：2018年12月3日　　初诊　　发病节气：小雪

[主　诉] 阵发性咳嗽4个月。

[现 病 史] 患者4个月前因淋雨出现咳嗽、发热、恶寒、鼻塞等症状，自服伤风感冒胶囊效果不显著，就诊于当地卫生院，血常规示未见异常。口服四季抗病毒合剂、苏黄止咳胶囊后好转，但仍见咳嗽症状，此后遇风寒或进食辛辣刺激食物后咳嗽加重。后查X线胸片提示心肺膈未见明显异常；血常规检查显示未见异常。现主症：咳嗽，呈阵发性，咳痰，量少色白不易咳出，无咽痒，无喘息，咽干、口干、口苦，纳尚可，寐欠安，小便黄，大便干。

[既 往 史] 平素健康状况良好。否认冠心病、高血压、糖尿病病史。否认肝炎、结核或其他传染病史，预防接种史不详。否认外伤史。否认输血史。

[过 敏 史] 否认食物及药物过敏史。

[体格检查] 发育正常，营养中等，神志清楚，查体合作。全身皮肤黏膜未见黄染及出血点，周身浅表淋巴结未触及异常肿大。咽部无充血，双侧扁桃体不大。胸廓对称无畸形，双肺呼吸音清，未闻及干湿性啰音，叩心界不大，心率每分钟92次，律齐，心音正常，各瓣膜听诊区未闻及病理性杂音。腹软，无压痛，肝脾肋缘下未触及，无腹肌紧张及反跳痛，墨菲征阴性，麦氏点无压痛，肝区无叩痛，肠鸣音正常存在。舌暗红，苔黄，脉细数。

[辅助检查] X线胸片示心肺膈未见明显异常；血常规未见异常。

[中医诊断] 咳嗽。

[**证候诊断**] 郁热内蕴，肺络不通。

[**西医诊断**] 感染后咳嗽。

[**治　　法**] 透表清热，养阴通络。

[**处　　方**]

桑叶 15g	紫苏叶 15g	柴胡 6g	黄芩 6g
徐长卿 15g	连翘 15g	白茅根 15g	芦根 15g
北沙参 15g	当归 6g	牡丹皮 15g	僵蚕 12g
蝉蜕 6g	麦芽 15g	陈皮 15g	

7剂，每日1剂，水煎分两次温服。同时嘱其避风寒，适起居，忌食辛辣刺激食物。

二诊　2018年12月10日。咳嗽较前缓解，咳痰较前顺畅，色偏白，口干，胃纳改善，夜寐欠安，二便调，舌暗红、苔白，脉细数。前方去柴胡、黄芩，加山萸肉15g、炒麦芽15g、炒酸枣仁20g，白茅根、芦根加至20g，北沙参加至20g。

14剂，每日1剂，水煎分两次温服。

三诊　2018年12月25日。偶有咳嗽，无咳痰，偶感口干，胃纳可，夜寐可，二便调，舌红、苔白，脉细。前方去炒酸枣仁，加麦冬15g。

14剂，每日1剂，水煎分两次温服。后电话随访3个月无复发。

●**按语：** 感染后咳嗽是指上呼吸道感染急性期症状消失后，咳嗽仍迁延不愈的病证。咳嗽时间一般为3~8周，部分患者可能持续时间更长，X线胸片检查常见无异常，细菌、病毒、支原体和衣原体等均可引起发病。上呼吸道感染患者中，感染后咳嗽的发生率为11%~25%。感染后咳嗽临床表现为咳嗽不已，病势缠绵，属中医学"久咳""顽咳"范畴。中医学认为，咳嗽病位在肺，且与五脏六腑密切相关。《素问·咳论》云："五脏六腑，皆令人咳，非独肺也。"《河间六书·咳嗽论》曰："寒、暑、湿、燥、风、火六气，皆令人咳。"感染后咳嗽多由外感六淫引起，风邪为其主要致病因素。临床上感染后咳嗽常表现为咳嗽急迫、挛急、突发顿咳、咽痒，符合风邪的致病特点。风邪夹杂其他邪气侵袭人体，外感表证虽已除，但余邪未尽，留恋于体内。风寒、风热、风燥日久不愈，入里化热，热易伤津化燥，感染后咳嗽以刺激性干咳或咳少量白黏痰为临床特征，与中医燥咳症状吻合。感染后咳嗽病机繁杂，病性属本虚标实，虚实夹杂。其标为外邪袭表，肺失宣降，肺气上逆。其本为肺之气阴亏虚，肺伤络瘀。肺阴不足，阴虚火炎，灼津为痰，余邪入络，留恋难除，多发为阵咳。本病病机不外气（肺失宣降）、热（郁热蕴肺）、虚（气阴亏虚）、瘀（瘀阻肺络）四端。治疗应标本兼顾，以宣肺养阴、清热通络为治法，并循宣（宣肺祛邪）、清（清解郁热）、养（益气养阴）、通（活血通络）、护（顾护脾胃）的治疗原则，把握疾病的发展阶段，分期治疗，顺时用药，令邪有出路，肺宣降功能恢复正常，咳嗽即止。本例患者为老年男性，有外感风寒病史，表邪虽基本已除，但肺卫气虚，余邪留滞体内，入里化热，耗伤气阴，久病入络，肺失宣肃，肺气上逆而咳。临证时根据病程长短、患者体质等情况，制定方药时或一、二法合用或五法同施，依据病之阶段不同而有所侧重。

用药的总体思路是扶正祛邪，很少使用敛肺止咳之品，以防"闭门留寇"；也很少使用大寒大热之品，以防夺气耗阴，损伤肺络。方中桑叶、紫苏叶、徐长卿宣肺祛邪；柴胡、黄芩合用和解表里；连翘清热透表，"火郁发之"；芦根、白茅根合用，气血同治，清热不伤津。患者咽干、口干、痰少不易咳出，加北沙参滋阴润肺。患者舌暗，提示已有久病入络之征象，加当归、牡丹皮活血化瘀通络，佐以僵蚕、蝉蜕增强入络之力。陈皮、麦芽健脾和胃，调理气机，补而不滞。二诊时患者咳嗽较前缓解，此时应重于"清、养"，故去柴胡、黄芩，芦根、白茅根、北沙参加量，并加山萸肉增强原方益气养阴功效，综观全方，标本兼顾，清热透表，活血通络，宣肺止咳。

验案十 慢性萎缩性胃炎合并反流性食管炎
（胃痛、吐酸病）

患者姓名：李某某　　　　性别：男　　出生日期：1960年4月
就诊日期：2018年9月10日　　初诊　　发病节气：白露

[主　　诉] 间断胃脘隐痛、反酸2年。

[现 病 史] 患者2016年因工作压力较大，出现间断性胃脘隐痛、反

酸，未予重视。后于2018年4月20日常规体检胃镜示慢性萎缩性胃炎伴中度不典型增生、不除外癌变，建议1个月内复查胃镜。肠镜示结肠息肉，病理示（肝区）结肠黏膜慢性炎，原有膜内淋巴组织增生。2018年5月15日复查胃镜示胃底黏膜糜烂性质待定、反流性食管炎LA-B、慢性萎缩性胃炎，病理示胃（底）交界型黏膜慢性炎，部分腺体肠化、不典型增生。刻下症见：胃脘隐痛，焦虑紧张时加重，无他处放射痛，反酸，空腹时明显，无烧心，嗳气，无口干口苦，纳可，寐欠安，大便正常。

[既 往 史] 平素健康状况一般，既往脂肪肝10年，前列腺增生5年，均未服用相关药物。否认冠心病、高血压、脑血管病史。否认肝炎、结核或其他传染病史，预防接种史不详，否认外伤史。否认手术史，否认输血史。

[过 敏 史] 否认食物及药物过敏史。

[体格检查] 发育正常，营养中等。双肺呼吸音清，未闻及干湿性啰音，叩心界不大，心率每分钟76次，律齐，心音正常，各瓣膜听诊区未闻及病理性杂音。腹平软，无压痛，肝脾肋缘下未触及，无腹肌紧张及反跳痛，墨菲征阴性，麦氏点无压痛，肝区无叩痛，肠鸣音正常存在。生理反射正常存在，病理反射未引出。舌暗红，苔黄腻，脉弦滑。

[辅助检查] 电子胃镜示胃底黏膜糜烂性质待定、反流性食管炎LA-B、萎缩性胃炎；病理示胃（底）交界型黏膜慢性炎，部分腺体肠化、不典型增生。

[中医诊断] 胃痛，吐酸病。

[证候诊断] 湿热中阻，肝胃不和。

[西医诊断] 慢性萎缩性胃炎、肠上皮化生、不典型增生；反流性食管炎；脂肪肝；前列腺增生。

[治　　法] 清热化湿，疏肝和胃。

[处　　方]

黄芩6g	蒲公英15g	茯苓20g	砂仁9g（后下）
石菖蒲12g	郁金9g	柴胡6g	木香6g
香橼15g	醋延胡索15g	当归12g	白芍20g
浙贝母15g	炒僵蚕12g	藤梨根20g	炒酸枣仁15g

中药28剂，每日1剂，分早晚饭后2小时服用。

二诊 2018年10月15日。症见偶有烧心，反酸，寐欠安，舌暗，苔黄腻，脉弦滑，余无明显不适。在前方基础上加合欢皮12g，浙贝母加至20g。

中药28剂，每日1剂，分早晚饭后2小时服用。

三诊 2018年11月9日。诸症减，偶有口咽干燥，余无明显不适，舌暗红，苔黄，脉弦细。前方去柴胡、黄芩，加石斛15g，天冬15g。

中药28剂，每日1剂，分早晚饭后2小时服用。

四诊 2018年12月17日。患者诉2018年12月14日复查胃镜示胃底黏膜粗糙性质待定、非萎缩性胃炎伴糜烂、反流性食管炎LA-A；病理示胃（底）交界型黏膜慢性炎，部分腺体肠化、增生，局部腺体呈低级别上皮内瘤变。现症见：偶有嗳气，反酸，头痛头晕，睡眠欠佳，舌暗红，苔薄黄，脉弦。患者自诉可能与最近压力较大、生活不规律有关。前方去石斛、天冬，加炒蒺藜15g，天麻15g，冬凌草15g。中药28剂，每日1剂，分早晚饭后2小时服用。

五诊 2019年7月19日。患者诉因近期有事未能就诊，守前方于当地自服中药4个月，并于2019年7月18日复查胃镜示非萎缩性胃炎伴糜烂、反流性食管炎LA-A。现症见：偶烧心、反酸，舌暗红，苔黄，脉弦滑。余无不适症状。前方去炒蒺藜、天麻、炒酸枣仁、合欢皮，加煅牡蛎15g（先煎）。

中药28剂，每日1剂，分早晚饭后2小时服用。

●**按语**：肠上皮化生是指胃黏膜遭受长期慢性炎性刺激，导致正常的上皮细胞被肠型上皮细胞所取代的一种病理形态学改变。不典型增生是指胃黏膜上皮和腺体的一类偏离正常分化，形态和功能上呈异型性表现的增生性病变。反流性食管炎是由胃、十二指肠内容物反流入食管引起的食管炎症性病变，内镜下表现为食管黏膜的糜烂和（或）溃疡。本案患者系慢性萎缩性胃炎、肠上皮化生、异型增生和反流性食管炎合并发病患者，归属于中医学"胃痛""吐酸病"等病证范畴。该类病证发病因素多与气滞、湿阻、热蕴、血瘀、阴虚有关，遣方用药上，既注重辨病与辨证相结合，又根据现代药理研究，选择针对性强的特色药物，从而能改善患者临床症状，取得较好的治疗效果。本案患者为中年男性，平素工作压力大，思虑过度，致使气郁不畅，胃失和降，脾胃运化失常，水湿停留中焦，久稽化热，致使湿热中阻，肝胃不和。湿热气郁，不通则痛而见胃脘疼痛；肝气犯胃，胃气不降而见反酸、嗳气；"胃不和则卧不安"故胃病患者多见睡眠质量低下。舌暗、苔黄腻、脉弦滑均为湿热气郁的表现。治疗过程既要兼顾胃底部腺体的肠化、不典型增生又要治疗食管部位的炎症，既要清化中焦之湿热，又要疏解肝胃之枢机。

本方中石菖蒲、砂仁、公英、冬凌草、藤梨根等清热解毒化湿；木香、香橼、郁金、元胡、当归、白芍疏调气机，和营止痛；柴胡、黄芩二药相伍，既可疏调气机，又可清泻湿热；合欢皮、酸枣仁解郁养血安神；煅牡蛎、浙贝母、炒僵蚕制酸止痛兼有散结通络之功；患者因压力过大头晕头痛，予天麻、炒蒺藜清利头目；时有口咽干燥，予石斛、天冬益胃阴，滋肾阴。诸药合用，兼顾和胃疏肝、清热化湿之功。

（李　浩、刘　阳）

跋

　　纵观中医历史长河，历代医家重视脾胃的思想不谋而合，脾胃相关论著浩如烟海，内容宏富。《黄帝内经》详尽论述脾胃之生理、病理，奠定脾胃学说理论之基；仲景《伤寒杂病论》明确提出顾护脾胃的重要性，泽被后世，功深至巨；东垣《脾胃论》《内外伤辨惑论》创脾胃内伤说，重脾胃升降论，制甘温除热等法，自此脾胃学说自成一系；叶桂《临证指南医案》阐述脾胃分治之理，立胃阴学说，使脾胃学说更趋完善。

　　脾胃同居中焦，为气血生化之源，气机升降之枢，其五行属土，土生万物，有腐熟水谷、运化精微、和调于五脏、洒陈于六腑之功能。脾胃与五脏六腑互为相使，脾胃和则他脏（腑）受荫，脾胃失和而百病丛生。如《素问·通评虚实论》云"头痛耳鸣，九窍不利，脾胃之所生也。"《灵枢·本神篇》："脾气虚则四肢不用，五脏不安，虚则腹胀，经溲不利。"东垣在《脾胃论》中记述："恐惧忧思、劳役饥饱、损伤脾胃、百病由生""胃虚则脏腑经络皆无以受气而俱病"。明确指出因脾胃内伤，气血生化乏源，正气既虚，邪气必凑，诸病由此而生的观点。古书凝聚千年精华，承载百世良方，刘启泉教授饱览古书华彩之余，于临证中求索脾胃，析其奥旨，凝其临证之心得，先后编著《刘启泉胃病临证录》《刘启泉医案医话集》《刘启泉"一降、二调、三结合"治胃病》等书，扬中医特色，展中医优势，助中医脾胃学说薪火流传。

　　刘启泉教授不仅擅长治疗脾胃病，对其他疾病的诊疗也颇具造诣。他强调调理脾胃不仅可治疗脾胃病变，亦可间接治疗脾胃相关病变，明晰病机，辨证用药，兼顾脾胃，常获桴鼓之效。例如：治疗肺系疾患伍用健脾益胃之品，肺胃同治，即所谓"培土生金"之理。对于肾性水肿，辨证为脾阳不足、运化不及、水液停聚者，取"培土制水"之法，投温中健脾药物以温中阳、化水湿、消水肿。因脾虚失于统血而发紫癜或慢性反复出血者，以健脾摄血为法，使离经之血归于常道，以达止血目的。诸多肿瘤疾患，病性实者，当消之、散之、攻之，然临证须时时顾护脾胃，以免克伐正气。于慢性病、疑难症而言，有胃气则生，无胃气则死，脾胃不虚，则虽重无虞，若脾胃衰败，生化乏源，病虽轻而难复。随着现代科学研究的深入，不乏学者从实验研究的途径，通过构建脾虚证动物模型，开展相关药效和机制探讨，研究发现四君子汤、参苓白术散、补中益气汤等健脾益气方能够有效调节机体免疫。

现将首届全国名中医刘启泉教授论治脾胃病方药特色、临证经验整理集结，编纂成书，以供同道学习。由于本书篇幅有限，部分内容未能涉及，希日后再作详述，与诸君共同探讨。

张　纨

2020年6月